無國界醫生的世界

Hope in Hell

Inside the World of Doctors Without Borders

柏托洛帝（Dan Bortolotti）◎著
林欣頤◎譯

貓頭鷹

各界感動好評

從本書中你會發現，這些在他鄉異國、窮鄉僻壤提供最基本醫療服務的這群人，在高貴情操的背後，還是有其平凡的一面。只要想清這點，就能勇敢跨出第一步，其實你我也可為這世界做點事。

——林進修（聯合晚報醫藥及科技記者、《白袍下的熱血》作者）

本書將無國界醫生組織成員的親身經歷，以生動文字表達，並描述所遭遇之困境，該組織無私及堅持中立之救援精神，是對於關切人道援助事務及愛好和平者必讀之好書。

——黎燮培（國合會人道救援處處長）

無國界醫生們吃盡苦頭，冒著危險到全世界如地獄般的戰爭或災難現場進行醫療救援，他們不代表任何國家或宗教，宛如天使般地完成使命。是否，這早已超越「大愛」於最極致的無形？這本無國界醫生的奮鬥故事將帶給我們答案！

——譚艾珍（資深演藝人員）

這本書可以同時令你心碎，也令你對人性充滿希望。書中的故事和照片同時揭露了我們人類所能給彼此最壞的惡與最美的善。

——英格拉姆圖書服務商

作者對無國界醫生團隊成員情感面的細膩描寫，使得本書發光發熱。志願工作者的辛辣故事，結合有關無國界醫生組織內部運作方式的露骨描繪，使這本書富含知識且動人。

——《新英格蘭醫學期刊》

柏托洛帝的報導內容多半是報章雜誌遺漏的頭條，也因此這篇教人眼界大開的敘述文字更教人膽戰心驚，無國界醫生的努力成果也更讓人注目。

——《書單雜誌》

這本極為通順易讀的書籍細微刻劃這個成為大眾浪漫想像的組織，並幫助我們了解許多無國界醫生組織的專案有多深遠的影響力，以及在執行專案的過程裡，許多志願者發揮的人道精神。

——《圖森市民報》

本書絕不令你失望，書中陳述許多扣人心弦的故事……它無疑會引起廣大讀者的興趣。

——《紙與筆書評雜誌》

書頁雖滿載人類血腥，但更重要的是對人道強烈的信念，令人不忍釋卷。

——《時光日報》

推薦序
知道有人在受苦

知風草文教服務協會創辦人　**楊蔚齡**

第一次接觸「無國界醫生組織（ＭＳＦ）」的醫療團隊，是在一九九〇年夏天。那一次，在泰國東部邊境「西圖難民營」，我目睹一個剛被地雷炸傷的難民，被其他難民朋友以樹枝抬進醫院，當時緊急呼叫求救的聲音，驚動了所有醫護人員，就連在門口訪問個案的我，也跟著好奇地趨前一探究竟。ＭＳＦ這個由竹子搭建的簡陋醫院，由於已經使用了十數年，顯得老舊、歪斜且佈滿灰塵；醫院裡面的病床，雖然也是採用竹子及木料的簡易設備，但病床上仍鋪著乾淨的綠床單。

當傷患被放上急救病床、打開水布*的剎那，血水和肉泥染糊了床單，也震懾了旁邊的醫護人員和我。眼前的傷患，不僅雙手雙腳都已被地雷截去，連臉部也是一團模糊，幾乎已無法辨識五官，然而這個只剩一團肉球的受傷軀體內，卻仍有急促的呼吸。ＭＳＦ醫護人員發覺病患還有生命脈象時，便立即分工、默契十足的展開急救。時光匆匆二十餘年，那個雷傷患者的沉重呼吸，尤其是那幾位「搶救生命」的醫師，雖然面對一團血肉模糊的傷患，只因為他還有一口氣在，便毫不猶豫地全力搶救，那種鎮定、不懷疑、勇往直前的擔當，直至今日仍令我難忘。

不過，您或許不知道，除了救人的鎮定和擔當，許多機構在執行救援任務時，還必須具有「冒著個人危險服務他人」的心理準備。「充滿危險」雖然已是大多數人道救助工作者的共同認知，但這些「風險」並不會阻礙真正有熱情的參與者。對MSF組織而言，前線任務的「職業傷害」除了可能罹患瘧疾、傷寒、愛滋病，更可能要面對地雷、流彈、墜機、綁架、自殺炸彈等。這些有形和無形的傷害威脅，也是我個人從事救助工作以來，最大的挑戰。記得二〇〇五年時，我前往海地勘災，回程從海地搭機到多明尼加，眾目睽睽下，從候機室的落地玻璃牆看到跑道上一架二十人座的航機，在準備離開地面前機尾與機身赫然斷裂成兩半。此時，機場的地勤人員竟然可以不慌不忙地，過去將掉落的飛機尾端扶正並接上機身，機長並悠然重新啟動引擎，飛機揚長而去。當時，在機場等待下一班機的我、MSF醫師、聯合國維和部隊（UNTAC）等人，都只能以「不可思議」來調侃和彼此祝福，並希望前一班飛機和我們的下一班機都能夠「Happy Landing」。老天幫忙，那一次我們都順利

---

*柬埔寨人慣用的一種寬圍巾，可用來遮陽擋雨、沐浴蔽體、購物盛糧，甚至還可以當成育兒的搖床。

完成任務，並平安回家。不過，並不是所有人都能夠那麼幸運。

柬埔寨戰後和平初期，我曾見過聯合國難民高專人員（ＵＮＨＣＲ）的車輛壓過地雷，炸傷美籍專員的一條腿；知風草行遍大小村莊的助學工作中，協會車子輪胎飛走、引擎起火、傾落斜坡等等，都算經歷過的小事。如同本書中所紀錄的，根據《英國醫學期刊》二〇〇〇年所發表的調查研究所顯示，一九八五至一九九八的十多年間，高達三百七十五位救助工作者喪命，而這項數字僅屬有紀錄者。這些紀錄，當然也包括ＭＳＦ人員，他們在阿富汗遭到驅逐者的攻擊，在尼加拉瓜的地震、宏都拉斯的颶風救援行動中、在海地地震後的瓦礫堆中受難等等，儘管面對災禍充斥的環境，儘管許多志工在參與服務之前，會被要求簽署「棄權聲明書」，但仍有許多懷抱「拯救生命」情懷的志士，願意參與奉獻，親赴人道危機現場。

由於服務工作，我曾數次在各國的救援現場與ＭＳＦ人員接觸，這項工作雖然吸引了許多懷抱救人情懷的工作者，有人認為：「那和你過往所做的完全不同，你會發現自己在做從前不知道自己能辦到的事情。」然而，理想和現實畢竟有差距，救助工作除了靠熱情支持，生活中還必須處理自己的「情緒」問題，才能夠安定下來。很多組織在異地，由於工作環境惡劣、貧窮落後、資訊不便等因素，造成人員的高流動率，相當困擾。有些助人工作者，雖然長期待了下來，卻養成以旅遊或情愛或酒精，來轉移自己的情緒壓抑，這種從事人道救助過程中，必須解決和消化的人性衝突，實非一般人所能理解。

MSF從一九七一年發展至今，成立將近三十年了，雖然組織的運作也有缺失和難處，但數千名志工和數百萬名資助者，在財務和道德上的支持，成就了MSF的無國界行動。秉持著「行動是為了幫助身陷危機的人」，並堅信：「必須願意越界去照料受苦的人」。因為知道有人在受苦，所以必須看見受苦者；因為看見受苦者，所以願意越界去照料受苦的人，這樣的行動和實踐精神，不只是我們需要的，更是地球人類共通的精神價值。

楊蔚齡　本為華航空服員，因在工作途中目睹中南半島難民的生活窘況，毅然辭去工作，前往泰國難民營服務，之後更創立了「知風草文教服務協會」。本著「一點露培育一枝草」的理念，協助柬埔寨的戰爭孤兒和貧困婦女，柬埔寨政府曾三度頒贈勳章肯定楊蔚齡對柬國人民的付出，前教育部長郭平更稱她為「柬埔寨的女兒」。因為她無私的奉獻，獲得香港讀者文摘「二〇一〇亞洲英雄」榮譽提名獎等殊榮。

目次

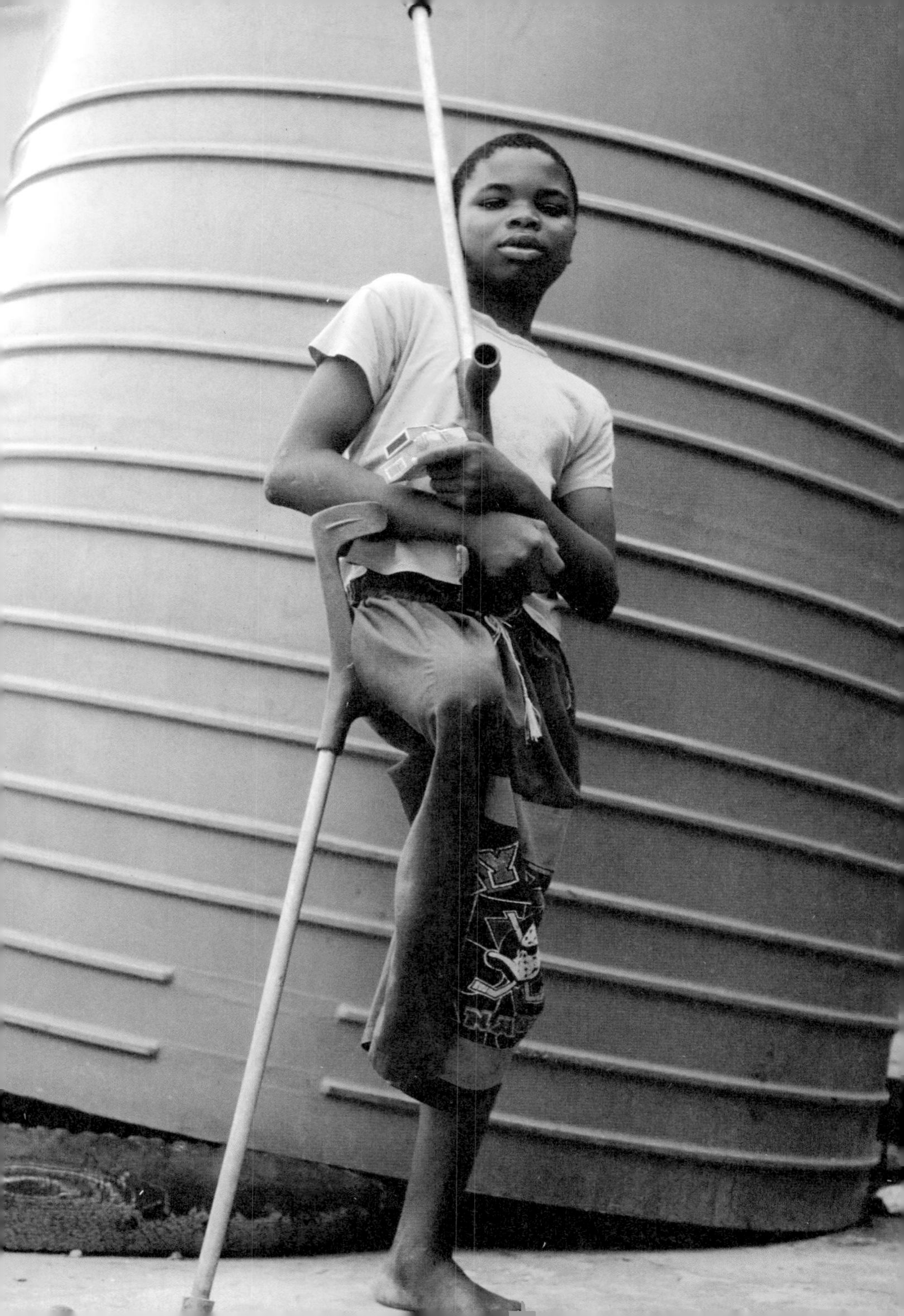

導論
療癒人類

他們不是上帝，雖然他們希望自己是；他們只是凡人，試圖療癒凡人。
——安．塞克斯頓（醫師）

和所有偉大的文化一樣，無國界醫生（Médecins Sans Frontières，簡稱MSF，在北美洲亦稱為Doctors Without Borders）也有自己的起源神話。這個故事以史實為基礎，但當時的參與者各有不同的闡述和記憶。根據官方版本，一九六八年，一群年輕的法國醫師前往奈及利亞鬧獨立的比亞夫拉省紅十字會醫院工作，深受眼前的景象震懾：數十萬名兒童由於營養不良而瀕臨死亡，他們相信自己正在見證一場大屠殺。儘管紅十字會強烈要求志願者謹言慎行，但這群由具有領袖魅力的伯納．庫希內所領導的法國醫師再也無法默不作聲，他們憤怒扯下袖子上的紅十字會臂章，公開抨擊奈及利亞政府。返回法國後，他們組織了一個委員會，呼籲世人關注這場種族屠殺，後來便出現了一群醫師獻身提供緊急醫療援助。大約在同一時期，巴黎的一份醫學期刊也號召志願醫師協助地震與水患的受難者。這兩個團體最後在一九七一年結合成為「無國界醫生」。二十九年之後，這個組織獲頒諾貝爾和平獎，以表彰其「一反緊急援助的傳統，在國際人道救援工作上別開蹊徑、大放異彩」。報導過全球各地戰亂危機的記者大衛．雷夫，在他二〇〇二年出版的《安寢夜床》一書中，稱這個組織為「世界上最重要的人道救援非政府組織」。

無國界醫生是全球最大的獨立醫療人道組織。二〇〇八年，它在六十五個國家執行專案，所需人員超過兩萬六千名。MSF以在戰亂地區、難民營、為饑荒所苦的國家高調執行專案而聞名，也在媒體焦點之外的地方執行規模較小的專案，例如：支援農村醫療站、為愛滋病患提供反轉錄病毒治療、為偏遠村落引進新鮮的水及衛生設備。

想要了解MSF的工作，首要的是釐清應用於援助團體的某些術語。首先，援助團體對「發展」與「救援」有清楚的區隔。有句古老諺語說：「送人一條魚，可以讓他飽一天；教人抓魚，可以讓他餵飽自己一輩子。」發展機構以後者為目標：它們的專案通常是長期的，始終以永續的觀點專注於提升當地民眾的能力。許多發展專案都是由西方政府資助的外國援助專案，協助地方發展的非政府組織則可能有宗教傾向（如世界展望會、福音派聯盟難民基金會），但也有許多不具宗教傾向（如樂施會、兒童救助會）。

相反地，救援組織主要專注在救助身陷嚴重危機的民眾，如戰爭、饑荒、傳染病或天然災害。ＭＳＦ一直隸屬這類救援組織，為有需要的人提供醫療援助。組織成員可能在單一地區工作數年，但他們的任務不包括處理造成緊急災禍發生的根本原因。舉例來說，ＭＳＦ為挨餓的群眾經營餵食中心，但不提供耕種作物所需的鏟子和種子；它為貧困地區提供醫療服務，但不嘗試消弭貧窮。

人道組織與人權組織之間還有一個基本差異，也是大眾經常忽略的區別。這兩種組織都奉行國際法（如《日內瓦公約》、《世界人權宣言》等規定），但人權組織通常比較活躍，會針對其核心工作進行遊說（國際特赦組織是最耳熟能詳的例子）。另一方面，為了接觸各方的受害者，人道機構則必須維持中立。ＭＳＦ是首屈一指的人道組織，規章裡明白記載其中立性，不過他們自草創時期就對中立原則多所斟酌，因為他們意識到，面對極度的殘暴和壓迫，維持中立可能等同共犯。儘管本身不是人權團體，ＭＳＦ也常進行遊說。

一九七一年，ＭＳＦ在法國成立，過往從來沒有類似的組織；當然還是有其他救援機構——兒童救助會已經成立超過五十年，樂施會也有將近三十年的歷史，而國際紅十字會是唯一為世界各地的戰爭及自然災害受害者提供特殊醫療救援的團體。當一九七〇年代後期的戰亂造成數百萬人流離失所，ＭＳＦ這個新的私人組織迅速深入東南亞、非洲、中南美洲的難民營。

打從一開始，ＭＳＦ對進駐國家的實質影響力就不如傳聞。它早期的緊急專案規模都很小，且往往缺乏協調、成效不大；但在好大喜功、擅長運用媒體的庫希內掌舵下，MSF贏得了在其他援助機構撤離時卻前進最危險區域的美名。報紙刊登的照片中，無所畏懼的英勇醫師騎著驢子進入被蘇聯占領的阿富汗、在剛宣布獨立的安哥拉艱苦穿越叢林、照料紅色高棉陰影籠罩下的柬埔寨人。在法國新聞界和公眾眼中，無國界醫生成了醫療獨行俠、緊急援助的牛仔，這種名聲一直伴隨這個組織至今，有好處也有壞處。

然而，在組織內部，創立者與愈來愈厭倦庫希內耍弄媒體的年輕世代醫師之間關係日漸緊繃。一九七八年末，數千名船民逃離越南，庫希內宣布將派遣救難船（及電視工作人員）前往中國海，大多數年紀較輕的MSF成員都認為這個專案幼稚無用。激烈爭執接踵而來，短短幾個月內，庫希內及其盟友被迫離開他們建立的組織。

八〇年代，MSF於比利時、瑞士、荷蘭、西班牙、盧森堡增設辦公室，各自擁有相當大的自主權。組織的聲望持續提升，發言也愈來愈坦率：一九八〇年，MSF批評柬埔寨的波布政權；一九八五年，MSF因公開譴責獨裁者門格斯圖上校，被逐出衣索比亞。如今，獲得聯合國機構、歐洲政府、私人捐贈者充分資助的MSF，以其後勤及節約運用資源而受到讚揚。隨著MSF團隊行動迅速、有效地藉由飛機、標準代步車、獨木舟、徒步等方式，將醫療援助送達地球上最危險、偏遠的地區，它產生了矛盾的形象：一方面，這些非正式行動背後的思辨文化使其避免有勇無謀；另一方面又因行事果斷獲得喝采。這個組織的成員虛張聲勢、有技術專才，發言時既厚顏又老練。

八〇年代堪稱人道主義的黃金時期，西方政府當時還未將人道援助當成工具在占領國家「贏得民心」。一九八三年的衣索比亞大饑荒，催生了「四海一家」演唱會及無數募款活動，捐款湧入援助機構的金庫，援助工作者開始獲得肯定；八〇年代末期，當法國人民在尋覓理想工作時，有三分之一的人想要成為無國界醫生。「無國界」意謂撞破大門般的大無畏氣魄，深深吸引那些對聯合國的怯懦，甚至是紅十字會的中立性感到厭煩的人。

九〇年代，MSF成為全球性組織，在美國、加拿大、日本、香港、澳洲增設分部，不過值此同時，援助團體進入空前的自省時期，取代了人道主義的黃金年代。大眾察覺到援助造成的衝擊，明白援助可能導致依賴，甚至加劇衝突。那段時期的危機戲劇性地揭露了救援和干預在道德上的曖昧：在波士尼亞，聯合國維和部隊無力阻擋發生在斯雷布列尼察的七千人大屠殺；在盧安達，胡圖族才剛發動過二次大戰以來最嚴重的種族屠殺，卻能得到源源不絕的援助；在科索夫，一九九九年誕生了有悖常情的名詞「人道轟炸」。同年，無國界醫生獲得諾貝爾和平獎，主要源於在這段艱困時期，它在援助團體間發揮領導精神。

新千禧年之後的十年間，新的挑戰出現，從九一一事件發生後的「反恐戰爭」、達佛及其鄰國查德的恐怖暴行，到尼日的饑荒。MSF持續發展組織：在回教優勢國家增加新的合作分部、擴展南美洲、非洲、亞洲的辦公室、賦予地方團隊愈來愈多的責任。

自始至終，MSF的醫師、護士及其他工作人員持續引發公眾的想像空間，戰地手術的戲碼、富裕的專業人士捨棄舒適生活前往資源匱乏之地域的理念令人著迷。這是MSF部分的故事，但要綜觀全局則遠遠複雜得多——也幸好是如此；微妙的描繪遠比諷刺漫畫更具說服力。

第一章
站著就生產

溫蒂．賴醫師已經看慣婦女在不尋常的地方生產。自二〇〇八年九月抵達太子港以來，這位三十三歲的家庭醫師見過孕婦在樓梯間、浴室、茱迪安婦幼醫院外的空地分娩——茱迪安是MSF荷蘭分部經營的醫院。然而，當十月下旬的某個星期五，守衛來找她，說有名婦女在「十字路口」分娩時，就連賴醫師都感到驚訝。

在路人的招手催促下，賴醫師和守衛匆忙走在德馬斯街上。這裡是海地首都最熱鬧的街道，他們盡力閃避那些供作大眾運輸、彩繪鮮艷的出租汽車和巴士。忽然間，他們看到那名產婦在一輛老休旅車後座，它就直接停在繁忙的十字路口。由於嬰兒看起來強壯健康，賴醫師夾住並剪斷臍帶，用毯子包住嬰兒，和咧嘴笑著的孩子父親一同走回茱迪安醫院，後面尾隨的休旅車則載著太子港最新升格的母親。

大約五個月後，賴醫師和MSF的同僚在太子港近郊貝松市唯一的義大利餐廳吃一頓遲來的正餐時，酒保掛著大大的笑容和一張女嬰的照片來到桌邊。他給賴醫師看那張照片，問她是否記得那個孩子。這名男子顯然認出賴醫師來自孩子出生的醫院，賴醫師不想失禮，但每個月有上千名嬰兒誕生於茱迪安醫院，她怎麼可能記得那個孩子？但這個父親不罷休，他說：妳一定記得，她在一輛車上出生，「在十字路口」。回憶浮現時，賴醫師臉上露出微笑，這件事深刻提醒她MSF在這個受災國家貢獻的價值。「看到茱迪安醫院的寶寶後來活得好好的，讓人真開心。」她在日誌中寫道：「十月時，我們忙得不可開交，完全處於生產線的狀態。因為沒在一旁追蹤，有時我們忘了孩子會成長發育、擁有未來；但不消說，孩子會長大，而孩子的父母不會忘記。」

前往海地之前，溫蒂・賴在多倫多一間醫院從事低風險的接生工作，那意謂在設施完備的機構處理不複雜的陰道分娩，隨時有婦科醫師支援及許多經驗豐富的助產士協助；她在海地的工作則有天壤之別。那名在十字路口分娩的母親算是幸運，至少她與免費的優質醫療照護只隔著短暫步行可達的距離，在這個九百萬人口的加勒比海國家中實屬稀罕。不論怎麼看，海地的醫療照護都是一場災難，尤其對於婦女和孩童而言。這個國家的嬰兒死亡率、產婦死亡率屬西半球最高，在這裡出生的寶寶，每一千個中就有六十個活不到一歲（美國、加拿大、英國則是五、六個），而約有五個產婦會死亡，比例是已開發國家的五十倍以上。少數富人負擔得起太子港眾多私人診所、醫院的優質照護，卻有多達百分七十的人口完全無法獲得醫療照護。可想而知，現今出生在海地的嬰兒平均壽命不到六十一歲，在全球二百二十四個國家中排名第一百八十一。這些都是MSF希望改善的數據。

海地的產婦照護應該是免費的。二〇〇八年三月，這個國家的保健部門實施了名為「免費產科照護」的計畫，提供每名孕婦四次產前檢查、在公立醫院生產（必要時也包含剖腹產）、一次產後回診及所有必需用藥。根據這個計畫，公立醫院應該提供免費照護，然後向世界衛生組織申請補助。計畫實施一年後，MSF發現許多婦女確實可以免費生產，但院方仍要求她們支付藥費，而在如海地這麼貧困的國家中，連五美元的月子餐都遠遠難以負擔。

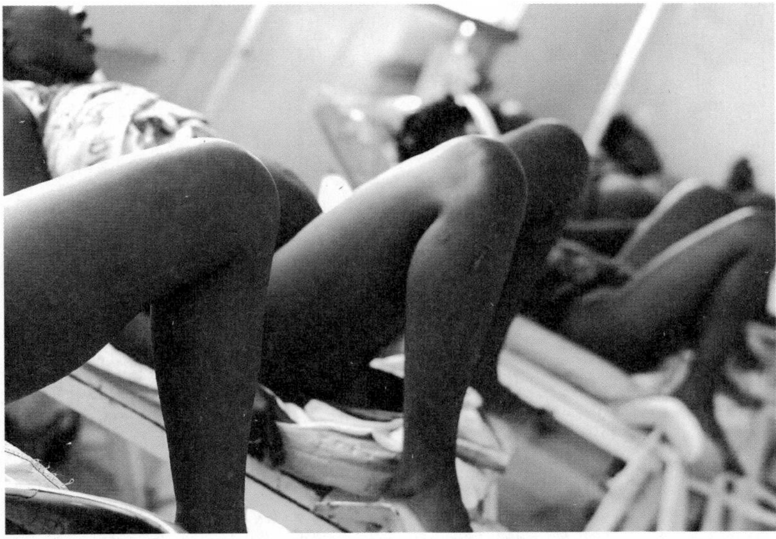

MSF設在太子港的茱迪安醫院經常人滿為患，產婦不得不躺在地上等候病床。儘管情勢艱難，這間醫院卻算提供了全市最好的婦產科照護。

於是，當二〇〇六年三月茱迪安醫院一開張便湧入大量孕婦，也就不怎麼讓人意外了。兩年半後，賴醫師報到時，這間擁有六十五張病床的醫院，每天平均處理超過五十次分娩，最忙碌的日子則接近八十次。這種人滿為患的情況在二〇〇八年十月尤其嚴重；在那個要命的月份，五間政府設立的醫院有三間罷工，其中包括伊薩耶讓蒂公立婦幼醫院。「有一天我前往工作途中，司機開著收音機，」賴醫師說，「我聽見衛生部部長告訴民眾不要前往公立醫院，因為基本上醫院裡沒人上班。我還記得自己發現婦幼醫院也罷工的那一刻，我們其中一位婦科醫師來找我，因為他那天在為病患的優先處理等級做分類。他說：『伊薩耶讓蒂醫院罷工了，我有病患要轉院，但沒地方可以收容她們，真不知道怎麼辦才好。』他說感覺自己快要心臟病發作了，真可怕。」

造成十月分娩戲劇性增加的另一個原因，和罷工相比顯得比較不俗氣。海地和許多加勒比海國家一樣，會在二月或三月慶祝狂歡節，整整三天縱情於音樂、遊行、扮裝、跳舞、無拘無束的性愛。九個月過後，就會有狂歡節寶寶蜂擁到來。賴醫師第一次聽說海地的生產高峰時，還以為那是都會奇談。但當她用孕期轉盤（根據婦女最後一次月經研判寶寶預定出生日期的工具）來驗證時，卻發現那說得通。「狂歡節期間排卵的女性最後一次月經會落在二月第一周左右，我撥弄孕期轉盤，查看胎兒足月的預產期，瞧，剛好落在十月。二、三月醫院裡相當安靜，四、五月時，我們開始看見自發性流產和嘗試引發流產的人，也會有出現懷孕初期併發症的婦女就診，如子宮外孕。大約夏季期間，我們開始看見早產兒，然後到了十月，醫院四處都有人在分娩。」

海地是溫蒂・賴在無國界醫生接到的第二項任務。她出生於紐芬蘭，擁有蒙特婁麥基爾大學的學士學位，二〇〇三年自西安大略大學醫學院畢業，成為家庭醫師。儘管在麥基爾大學念的是科學，她並不是一開始就想當醫師。「大多數人相當早就決定行醫，許多醫師會說自己從小就想當醫師，但我絕對不是那樣。」賴醫師高中時熱中於社會正義和人權，身為校園報的編輯，也讓她領悟到藉由廣泛傳播故事來替人發聲的力量。「雖然大學時主修生物化學，我卻認為自己會成為人權律師，不過在學期間，我想到自己可以利用醫學達到同樣結果。成為醫師不代表非得到郊區執業、治療高血壓等等，我了解行醫可以是一種有趣的方式，給人提供真實具體的東西，真正徹底了解他們的故事。」

賴知道ＭＳＦ的工作核心包含了醫學專才、對社會公義的熱情、公開訴求的意願，出於好奇，她決定向極為了解ＭＳＦ的人尋求建議。詹姆士・歐賓斯基是ＭＳＦ前國際議會主席，曾代表組織接受一九九九年的諾貝爾和平獎，他在賴醫師實習的多倫多醫院工作。歐賓斯基也是位家庭醫師，於一九九二年加入ＭＳＦ，親赴過世界上最嚴重的幾處人道危機現場：索馬利亞的饑荒及內戰、盧安達的種族屠殺及在鄰國薩伊釀成的難民危機、紐約的九一一恐怖攻擊。「認真考慮是否要這麼做時，」賴醫師說，「我跑去問他：『詹姆士，那到底是什麼感覺？』他很達觀，所以給了我一個好答案。我不確定那是不是我要找的答案，但那樣的回答很精確。他說：『那和妳過往所做的完全不同，妳會發現自己在做從前不知道自己能辦到的事情。』」

MSF通常要求醫師實習之後具備兩年的行醫經驗，但徵募人員對賴醫師很欣賞，接納了僅有一年行醫經驗的她。二〇〇六年八月，她搭船前往隸屬於剛果民主共和國南基伍省的沙本達。約有一萬五千人到兩萬人住在這個森林茂密的偏遠地區，要到達這裡只能搭乘小飛機降落到小小的臨時跑道。一如歐賓斯基所警告，賴醫師經歷了從來不曾有過的體驗。有些MSF任務需要極為專業的技巧，對抗營養不良、應付霍亂爆發或在戰地提供外傷手術；而在沙本達，樣樣都要做。「鎮上有間綜合醫院，我們在那裡做產科醫療、內外科診療，我們有兒童病房、治療結核病、營養不良、愛滋病。我在那裡的時候，發生了麻疹流行疫情，所以我們也宣導接種疫苗。由於同時支援六個主要的醫療診所，因此我們需要派遣行動小組騎著摩托車跋涉數小時深入叢林。」

如同MSF大多數的專案，這個組織在沙本達扮演的角色，不是一手包辦所有事務，而是支援當地官方醫療機構。大眾對人道醫療援助的一大誤解，就是以為組織工作主要是由已開發國家的醫護人員執行。西方人士對這些外來者（或稱外地人）最感興趣，然而實際上，現場工作大多由在當地聘用的醫療專業人士或非專業人士完成，他們稱作「地方雇員」

（二〇〇八年，將近兩萬兩千名全職地方雇員投入MSF的專案，而外地人則僅有兩千名左右）。在某些情況下，外地醫護人員鮮少實際診療，而是專注於監督、訓練、管理。

的確，專案會成功通常來自地方雇員的素質；即使在醫療訓練令人存疑的國家，當地的醫療人員也是組織最大的資產。「地方雇員不只知道當地政治如何運作，也懂得怎麼執行醫療業務。」賴醫師說，「我無疑從剛果的地方雇員身上學到很多。在世界的那個角落，瘧疾盛行，而我對瘧疾有什麼認識？不多。我有基本概念，但碰上瘧疾可能顯現的各種症狀，我完全沒經驗。結核病、傷寒、痲疹也是一樣，地方雇員比我更擅長診斷、治療這些疾病。」

許多MSF成員也承認，文化、技術等級、態度的差異可能導致外地醫師和地方雇員之間產生嫌隙，有時甚至危及整個專案。在非洲和海地，漫長的殖民歷史使民眾對外地人存疑，因為他們表現得好像自己最懂一切，想要改變當地慣例。「剛果也很明顯存在這種緊張狀態。我常覺得不能太強勢或意見太多，因為他們不想聽，不願重視我的觀點。」賴醫師說。

在她的沙本達專案中，大多數醫院雇員是由剛果衛生部聘用，MSF提供薪水加給。「這其中存在著權力不平衡。因為我們帶來藥物，努力堅守規章，還有新殖民主義的疑慮。我能體諒，但這讓工作變得窒礙難行。其中一項難題就是，我得設法讓護士完整測量病人的生命徵象，一天兩到三次。他們會量體溫，但其他什麼都不量——脈搏、血壓、呼吸頻率，一概免談。我知道血壓比較難量，因為你得要有血壓帶，但是脈搏呢？我束手無策，在那裡待了九個月，依舊拿不到完整的生命徵象測量值。離開時，我沒什麼成就感，覺得既疲憊又緊繃，好像經歷了這輩子最困難的事，卻不知道那裡到底有什麼改變。」

她在太子港工作期間，外地人和當地雇員的互動狀態則大不相同。賴醫師發現海地的醫療人員受過良好教育，充分接納西方醫學。「如果我對海地的醫師提到『實證應用』，他們會明白我在說什麼。我們可以談論研究，雖然有點障礙，但我們可以溝通。」

二〇〇八年時，所有人都看得出來，茱迪安醫院實在太混亂了，無法發揮婦幼醫院的功能。不僅由於這裡太過擁擠，更因為海地最常見的懷孕併發症是妊娠毒血症，而院內約有四分之一的產婦有這種症狀。醫治這種可能危害母親與嬰兒的症狀，需要在安詳、寧靜的環境休養。這間醫院坐落在繁忙街道上，周圍的汽車喇叭聲絡繹不絕，又要靠隆隆作響的發電機供電，很難符合靜養的條件。MSF顯然需要一間新醫院，於是他們將希望寄託在萊斯莉・貝爾身上。

MSF的駐地工作人員只有不到四分之一是醫師，有將近半數不具醫療背景，包括專案協調、財務協調及管理人員。然後還有後勤專家——溫蒂・賴指出在英文中這個詞與「魔術師」韻腳相同，這些人習於接受不可能的任務。在一天之中，大家可能期待他們修理發電機、安裝衛星電話、搜尋罕見用藥，或者，對萊斯莉．貝爾來說，要將空蕩蕩的倉庫變成功能完備的醫院。

貝爾是海地專案的後勤協調員，對設立醫院有概念，不過她的職業生涯和大多數MSF後勤專家不同。她在百慕達出生、成長，待過美國和加拿大，後來搬到澳洲，目前她就住在那裡（貝爾在MSF老手中顯得特殊的原因，還包括她有兩個十幾歲的孩子，出任務期間，她透過電子郵件和Skype與他們保持聯絡）。她擁有藝術學位，當過十年專業攝影師，是位傑出的野生動物畫家，曾與守望地球協會、綠色和平組織簽約合作。「我在澳洲為綠色和平組織著手一件繪畫工作時，開始接觸後勤工作，並且意識到自己真有兩下子。」也曾為樂施會工作的貝爾說。她在剛果民主共和國的第一件MSF任務包括監督興建新的醫療中心，也曾在剛果的布拉薩市設立一個霍亂治療中心，來到海地之前，才剛在巴布亞紐幾內亞協助啟動一個家庭與性暴力專案。不過，啟動新專案是一回事，要遷移擠滿孱弱病人的現有醫院可就是另一回事；實在困難得多。

「他們告訴我這次是一間緊急產科醫院的專案，那裡非常擁擠，而我需要找地方多容納二十張病床。」貝爾在太子港的MSF房舍趁抽菸的空檔回憶道，「所以，從機場到這兒的路上，我在醫院停下來，只為了看一眼。剛開始，我無法穿過大門，因為有數百名病患和家屬站在外頭。然後我進入候診室，那其實是架了鐵皮屋頂的戶外空間，那裡完全是一團亂

——正在分娩的產婦尖叫嘶吼著。就在我面前，有個女人用手接住剛出生的嬰兒；她本來坐在長凳上，然後她站起來，接著她手中就有了小孩，真不敢相信！地上、樓梯間、到處都有嬰兒誕生，我甚至沒辦法走上樓梯去看看其他樓層。護士四處奔走，病床全都緊緊靠在一起，護士伸長身子越過三張病床餵牆邊的病患吃藥。我領悟到自己不可能在那棟建築物裡找到地方多容納二十張病床，所以

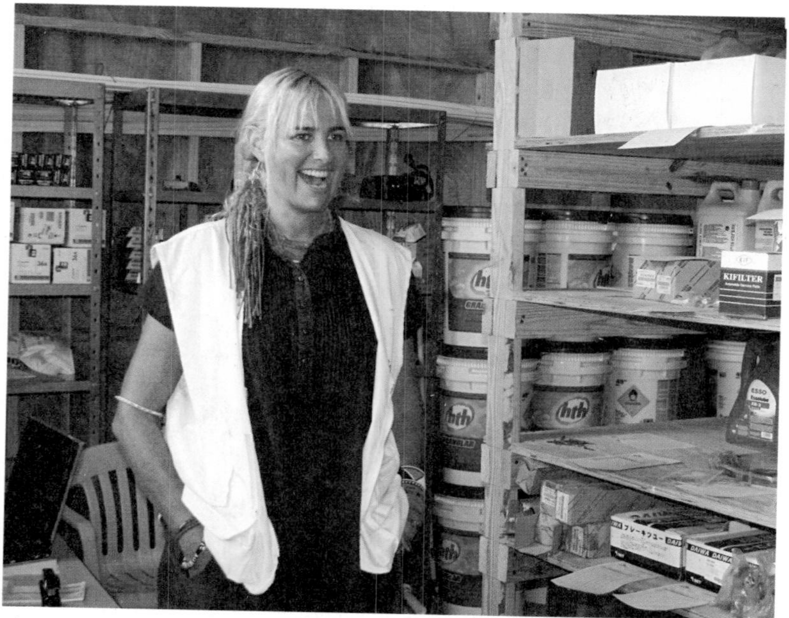

澳洲籍的萊斯莉·貝爾扮演關鍵角色，協助將太子港舊的聯合國倉庫改造成新的婦幼醫院。像貝爾這樣的後勤專家會廣泛應用各種實作及個人技能，以便在艱困狀態下完成工作。

決定朝其他建築物下手。」

起初，沒什麼人支持這個從零開始的點子。「每個人都說根本不用白費力氣。」貝爾說，「大家已經找適合建築找了很多年，從來沒找到過。但我無論如何還是想試試，於是在報紙上登廣告，告訴所有人我們組織在找建物。後來有一天，一名男子來到我們辦公室，說自己有一棟建物，之前用來當聯合國的倉庫，他認為那裡可以設醫院。」當MSF團隊前往勘查時，他們的第一個念頭是那棟建物太大了。「但是溫蒂．賴和我帶著試算表坐下來開始模擬，想像將各個不同部門安置到各樓層，等所有該有的都排進去後，也已經沒有多餘的空間，而且感覺有人性多了。」

一月時，建物完成翻修，接下來就要想出辦法遷移整家醫院。「我說讓茱迪安醫院關閉四十八小時，把所有東西搬上卡車運到新醫院——兩地車程只有六分鐘左右，然後啟用新建物。」貝爾回憶道，「醫療團隊卻說：『妳知道有多少人會在那四十八小時中死去嗎？』我們的急診病人沒有其他地方可以轉送，所以在開過許多次會議之後，我們擬出時間表及進行方式。」整個計畫是在搬遷前幾天大幅減少醫院收容的病患。「我們從嚴把關，所以病人比平常少，而且我們只收狀況最危急的轉院病人，慢慢將空下的病床搬到新醫院。」

過程中無可避免會有挫折：五台冰箱中一度有四台壞了，造成儲藏的藥品失效，但相對而言，搬遷過程出奇平順。二〇〇九年二月的前兩周，MSF團隊穿梭於兩家醫院之間，十三日星期五（可能不太吉利），最後一位病人離開茱迪安醫院。第二天，團隊人員正式打開命名為「產婦之家」的新建物大門。「各位先生女士，」溫蒂．賴在日誌中寫道，「我想我們成功生出一間醫院了。」

茱迪安醫院的人滿為患突顯出MSF的一項重要原則：組織必須小心避免複製進駐國家的醫療照護系統。因為茱迪安醫院連狀況最正常的產婦都收容，MSF有可能削弱太子港公立醫院的服務。二〇〇九年三月，正值產婦之家全力運作時，MSF決定增加限制，只收容狀況緊急和高風險的產婦。結果，這間新醫院如今每個月約有四百名嬰兒誕生，不到茱迪安醫院在生產高峰期處理分娩次數的四分之一。「如果產婦沒有馬上分娩，我們認為可以把她送到五分鐘路程外的公立婦幼醫院。」溫蒂．賴說，「即使是來自貧民窟的產婦，我們也會轉送，除非狀況複雜。我常發現自己對工作人員說：『聽好，她需要醫療照護，但不是由我們來做。』」

賴醫師承認，病人和家屬不喜歡這種決定。「有些人會生氣、發飆。有時我們轉送病人後，他們會自己回來，因為他們真的想待下來。但那樣做也是為了顧全大局，為了我們進駐當地的長期目標。我知道，假如我們什麼病人都收，很快就又會每個月處理一千兩百次分娩，而那不是我們進駐當地的原因。MSF一直受到批評——我認為所有從事援助工作的人都有義務接受批評，因為我們的做法有可能妨礙一個差強人意的系統繼續發展。不過那樣做可能要付出辛苦代價。」

兩個月之後，某個五月的早晨，時間剛過早上七點，產婦之家的鐵絲網圍牆外還有公雞在啼叫。薇若妮卡．賽班卡頓醫師才剛問候過她的海地同事，其中有些人剛值完夜班。賽班卡頓是出生於德國的婦科學家，這是她在MSF接的第二次任務，她接替了溫蒂．賴的職

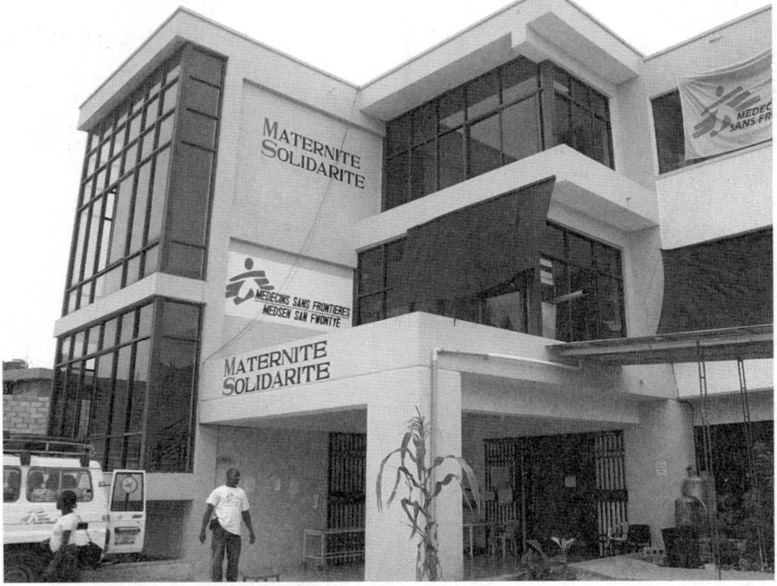

太子港的MSF產婦之家於二〇〇九年二月啟用，每個月約為四百名婦女提供緊急生產照護。不到一年後，在那場幾乎將海地首都夷為平地的地震中，這棟建築物嚴重受損。

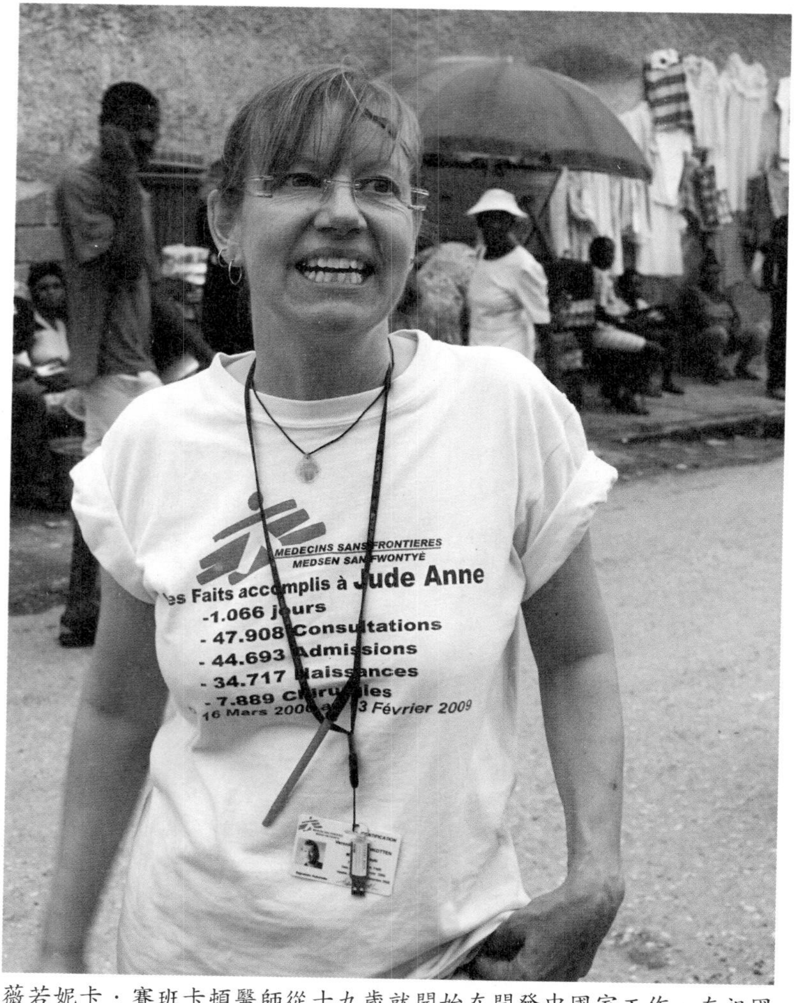

薇若妮卡・賽班卡頓醫師從十九歲就開始在開發中國家工作，在祖國德國修完產科及婦科醫學後，她在MSF的第一次任務是到賴比瑞亞，而後前往產婦之家任職。

位，而這天早上的工作，讓她稍微了解團隊人員每天處理的是怎樣高風險的孕婦。

賽班卡頓走近一名婦女，她的血壓異常高，收縮壓兩百四十，舒張壓一百六十，是典型的妊娠毒血症。不知何故，幾乎沒有其他地方像海地這麼普遍且嚴重地出現這種病症。妊娠毒血症發生於懷孕晚期，可能造成嚴重頭痛、視力模糊、水腫、血壓危險飆高。如果放任不管，有可能引發痙攣（子癇症），或稱為HELLP症候群的另一種危險狀況，影響肝臟、腎臟的血液凝固；這兩種併發症都可能致命。處理妊娠毒血症唯一有效的方法就是儘速取出胎兒，不論是催生或施行剖腹產。醫療團隊向賽班卡頓解釋，胎兒已死（那一夜稍晚會產下死胎），產婦口齒不清，無法移動雙腿，兩項症狀都顯示她可能中風了。「我們見過幾名婦女失去視力了幾天，甚至一個禮拜，你會認為可能是高血壓造成的，而且永遠不會好轉。」然而，賽班卡頓學過，神經症狀有時會在幾天後改善。但是如果情況沒有好轉，海地婦女根本不可能接受專家治療並長期追蹤，除非是富人。「醫師有時要我們將這些病患轉給眼科醫師，可是這麼做有什麼好處？如果下了診斷卻不能做任何治療，這麼做又有什麼意義？」

幾張病床之外，有位前一晚流產的婦女在療養。醫療團隊相信她罹患部分葡萄胎，胚胎組織無法發展成可存活的胎兒。在大多數案例中，葡萄胎雖然不會立即危害生命，卻可能導致併發症，繼而產生癌症。「未來她需要回來追蹤，因為我們需要檢查她兩年。我們必須做子宮刮除術，確保清乾淨一切。」賽班卡頓解釋。但狀況又是一樣，資源如此稀少的婦女似乎不太可能走完這些步驟。「她會回診嗎？她知道自己的狀況嗎？如果腫瘤轉變成惡性的，誰來負擔醫藥費？能夠及時發現嗎？」

賽班卡頓循著一名嬰兒的輕柔哭聲轉頭去看，發現一對看起來都很健康的母親和嬰兒。結果，其實這名母親有愛滋病。MSF不在產婦之家做愛滋病療程，但這些帶原母親都集中在新的加強管制區內。「讓這些母親有機會安全分娩，將降低嬰兒受母親垂直感染的機率。我們在分娩前或期間給予母親反轉錄病毒治療，也可以給新生兒投藥，至少是第一劑，並盡力確保母親會參加一項還有名額的追蹤療程。」賽班卡頓說，最糟的情況下，百分之四十以上的愛滋媽媽會將病毒傳給孩子，但她估計在產婦之家，比率不到百分之十。

嚴重貧血是這間醫院的另一個長期問題。血紅素富含鐵，負責運送血液中的氧氣，女性每公升血液中的血紅素正常值約為一百二十到一百六十克；相較之下，血紅素四十幾克以下的病患在產婦之家並不罕見。賽班卡頓見識到，自己原先認為孕婦無法承受的積極性治療，例如施打高劑量的利尿劑以避免心臟衰竭、肺水腫，有時在血源不足的醫院是必要的。

賽班卡頓接下來探視的婦女已經懷孕二十七周，因為前置胎盤導致嚴重出血。這種情況發生於胎盤在子宮下段形成，覆蓋子宮頸；隨著懷孕周數增加，胎盤會剝離，造成出血。「如果這名婦女在德國，我們會要她在醫院待幾個月。」賽班卡頓說，「在這裡，如果出血停止，而且再發生的機率不高，我們會交代她們休息，別做粗重工作。但她們究竟要怎麼辦到？誰來替她們提水或做其他家事？我不知道。」

在現代的西方醫院，有前置胎盤的孕婦可以接受緊急剖腹產，即使提早了幾周出世，寶寶通常不會有什麼大礙。但在太子港，大部分的婦女無法利用新生兒保溫箱或加強照護，即使是在產婦之家，那裡的小兒科病房也小得令人心碎，護士能為小病人做的很少。「他們給孩子氧氣、靜脈注射，但這些孩子受到感染，無法應付，因為他們的器官還太不成熟。最後，只有最強壯的孩子會活下來。這成了父母

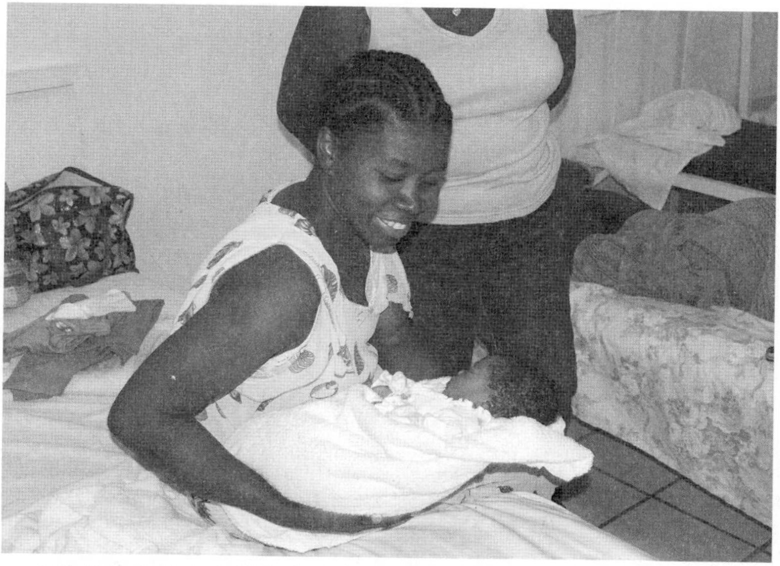

一名驕傲的母親在產婦之家的產後照護房中抱著自己剛出世的孩子。儘管海地政府應該提供免費的生產照護，許多孕婦仍發現必須為藥物及其他服務付費。

親的大問題：他們拒絕這些孩子。父母親不想帶孩子回家，因為他們每兩個小時就必須花二十分鐘注射餵食，而許多婦女沒有能力那樣做；為了生存，她們必須為其他事情奮鬥。」賽班卡頓說，這些母親往往不替寶寶取名，直到孩子確定脫離險境；她在非洲工作時也發現同樣的現象。小兒科病房是醫院內最冷清的地方。「有時我會想走進病房，坐到那些寶寶身旁陪陪他們，但是不行，你必須讓自己保持距離。」

每個月有數百名嬰兒在產婦之家吸進人生的第一口氣，也有許多嬰兒在這裡嚥下最後一口氣。MSF的工作並沒有在產房結束，他們還透過心理保健計畫支持悲痛的婦女，在門上用克里奧語寫著「心理」的一樓小辦公室進行。

心理社會計畫相當晚近才被納入MSF的系列活動中。九〇年代中期，這個組織的醫療團隊開始出現心理學家和諮商師。在太子港，心理保健計畫由莫妮卡・奧斯瓦德森負責，這是她第一次的MSF任務。在祖國瑞典念完心理學後，二〇〇〇年，她到南非工作。「當規則與價值徹底改變後，我好奇那個社會在心理上會怎麼樣。」奧斯瓦德森的英語完美無缺，帶有瑞典口音和受到前男友影響的令人愉快的愛爾蘭腔。她在瑞典的工作著重於意外事故受害者、自殺未遂者及其他長期諮商，而在產婦之家，她的角色是監督兩位年輕的海地諮商員潔內和迪蘭諾，支持剛失去寶寶或經歷分娩創傷的婦女。

「在這裡，我們帶領這些婦女談談她們的經歷及對那段經歷的想法、感覺；將事情經過

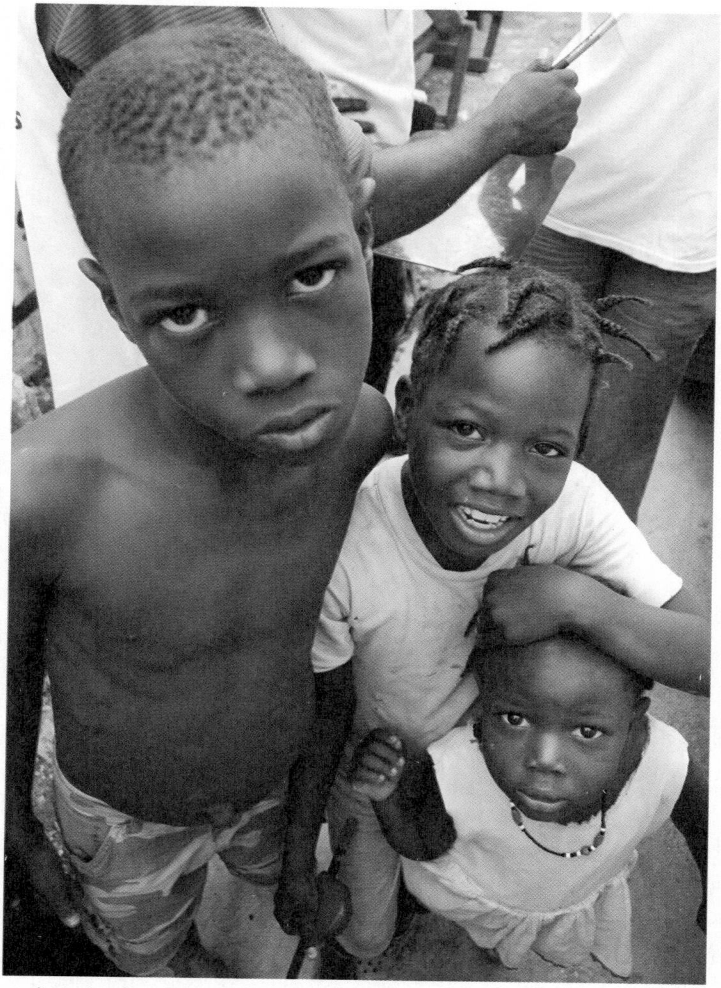

孩童在鄰近太子港的沙林區MSF保健診所外面等候，一名助產士每周造訪保健中心數次，與懷孕婦女商談。該中心也為愛滋及梅毒帶原婦女提供自願檢測及諮詢。

說出來往往帶給人很大的安慰。有些事情她們完全不知道，例如妊娠毒血症有什麼影響，我們可以解釋給她們聽，增進她們的理解。」奧斯瓦德森坦言，這對許多病患來說並不順利。「我們照顧的人教育水準低落；她們住在貧民窟，不習慣受照顧，不習慣有人問她們一堆私人問題，尤其還是白人。所以很多婦女不願吐露自己的感覺，即使在其他方面很放得開；她們友善、愉快地和你交談，分享許多事情，但明顯有設限，我們必須努力營造安全、信賴的感覺。這與尊重病人的限度有關，是發生在兩個人之間的複雜過程；如果她們認為我對她們說的話有正面回應，就會覺得可以信任我，多冒點險。」

有些病患會說法語，但克里奧語才是她們的母語，而奧斯瓦德森在此地需要仰賴她的海地同僚。「我非常倚重迪蘭諾和潔內，因為她們能讀懂所有我不明白的細微信號。諮商過程中會出現某些信號，代表我們應該略過或者施壓。」她也意識到批評當地習慣的風險，即使這些習慣可能帶來危險後果。例如，許多婦女在懷孕期間服用的草藥可能危及胎兒。「我不是非常精通海地文化，所以需要迪蘭諾和潔內幫忙，用不會冒犯她們的方式說明。如果你是外地人，討論起來會很困難，因為她們把你視為外來者，不屬於這裡，現在你卻告訴她們不應該這麼做，而這是她們的文化。」

其他文化差異更加棘手。「我遇過有婦女說丈夫對自己開槍，還告訴我們要怎麼做才能維繫婚姻；我不認為在瑞典遭到丈夫向自己開槍的婦女，還會有人把心思放在該如何改善關係上。」有時候婦女會在寶寶死後遭丈夫拋棄，任由她們為同時失去孩子和婚姻而痛心。奧斯瓦德森的病人還包括孩子的孩子：她諮商過最年輕的母親是十一歲。

奧斯瓦德森坦言，這些女孩和婦女需要的不只是諮商。「我想要給身處貧民窟的她們乾淨的水、污水處理系統、住的地方、工作，跟她們說話做什麼呢？但我明白我們在幫助這裡的人，我明白我們給了她們某些東西，紓解某些傷痛；你可以與病人建立關係。

茱迪安醫院在太子港開張時，MSF已經進駐其他地區，當時這裡還是個殘暴的城市。二〇〇四年的軍事政變後，總統亞里斯第德流亡海外，聯合國派遣巴西領軍的維和部隊穩定海地情勢，於當地部署了七千名軍人和兩千名警察。這個聯合國駐海地穩定特派團（簡稱MINUSTAH）從一開始就充滿爭議，海地民眾指控有軍人於鎮壓集會活動時大量屠殺平民，尤其在太子港惡名昭彰的貧民窟太陽城。二〇〇四年十二月至二〇〇五年四月之間，首都三個MSF醫療中心收容的病患，有將近三分之一是來接受槍擊或刀傷治療。

兩年後，海地終於舉行選舉，要決定亞里斯第德的繼任者。二〇〇六年二月，投票者選擇蒲雷華擔任新總統，情勢暫時冷卻。但那年夏天，首都暴力再起，七月時，MSF醫治了超過兩百名槍擊傷患。到了二〇〇七年初，聯合國駐海地穩定特派團和海地警方終究設法控制住情勢，同年十二月，MSF將位於太陽城的自家醫院交由當地政府機構經營，組織內部開始討論是否該逐步結束其他海地專案，轉往他處。

然而，一連串事件導致MSF繼續留下來。二〇〇八年初，豆類、稻米、水果及其他主要食物價格暴漲，絕望的飢民吃起太陽烘烤的泥餅。糧食危機在四月到了嚴重關頭，數千名海地人在街頭暴動，焚燒輪胎、洗劫商家、與聯合國部隊交火。MSF比利時分部在首都貧民區馬蒂斯桑經營了一家緊急醫院，那裡的醫師說，當時不論去哪裡都很難避免被憤怒暴民丟石頭。九月時，古斯塔夫、漢娜、伊奇颶風重創

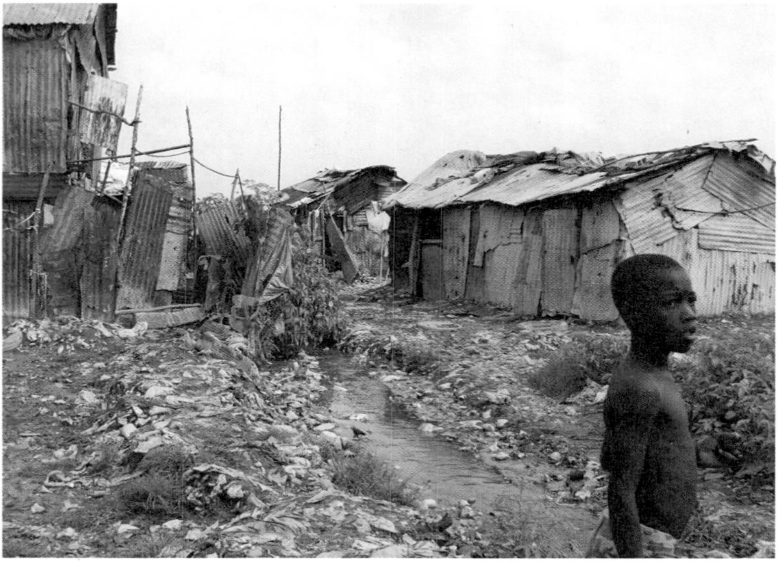

太子城外的貧民窟是疾病淵藪，尤其在雨季期間。受污染的水和昆蟲使居民面臨染上瘧疾、登革熱、呼吸道感染、結膜炎、腹瀉疾病的危險。

西北部的濱海城市戈那伊夫，引發洪水和土石流，超過八百人罹難。接著在十一月七日，貝松市一間三層樓學校崩塌，壓死了至少九十人，其中許多都是孩童，約半數生還者於馬蒂斯桑及首都另一家MSF醫院聖三一創傷中心接受治療。

戈那伊夫的水患讓MSF有機會參與的工作，讓那些組織中喜愛追求刺激者熱血沸騰。災難發生時，馬西米蘭諾．柯西才剛開始擔任MSF比利時分部的負責人，當時比利時分部經營的馬蒂斯桑醫院每個月處理八千名左右的病患。柯西是義大利人，在MSF已有九年工作經驗，身陷過幾次重大壓力環境，包括第二次賴比瑞亞內戰及南蘇丹，曾困在叛軍以俄羅斯步槍脅迫飛行員的小飛機中。而在太子港，他發現自己所擔任的職務是MSF最高階的現場管理工作，確實比較缺乏刺激。「我在辦公室寫報告、打電話……」他愈說愈小聲，搖了搖頭，「接著，三周之後，我來到這裡。戈那伊夫情況緊急，我跳上直升機，再度置身混亂中。太好了，我就喜歡這樣。」

柯西和另外七個人組成的團隊抵達後，發現城內百分之八十的地方水深數公尺。「那些民眾住在屋頂上。大部分地區我們都到不了，因為水太多了，我們無法開車過去，所以改搭直升機。」MSF規畫出三種介入方式：首先派出行動診所（巡迴各地的小型輕裝醫療隊）接觸受困洪水的民眾；也為超過十五萬人提供乾淨的飲用水，協助防範霍亂等水患相關疾病；最後，他們著手設立新醫院，替補完全毀損的舊醫院。「我們使用占地一千八百坪左右的老工廠，用木頭和塑膠布架設內牆，將它變成有手術室、小兒科、門診部、急診室的醫院。」城內的洪水數周後才完全消退，留下了大量泥巴，但二〇〇八年年底，MSF便將醫院交予衛生部。

柯西對進駐地區的民眾無疑深感同情，但他也坦然承認自己喜愛置身於行動中心。「如今當我回到義大利，我的朋友全都結了婚，有了孩子，我和他們的煩惱相差十萬八千里。他們會說：『小馬，你盡做些刺激的事，我卻一直做同樣的工作，生活完全一成不變。』而我會說：『沒錯，你們的生活一成不變，但你們建立了家庭，安定下來，這是我所缺少的。』不過我不嫉妒他們，否則就不會來做這個工作。我的生活不需要安定——我受不了安定，那比砲轟還令我害怕。我想這就是為什麼我還待在MSF，因為它正好滿足我的需求。」

和大多數MSF老手一樣，柯西對組織有許多挑剔，不過即使九年過去，他仍堅持MSF是最「清廉誠實」的非政府組織，尤其是談到重大花費時。針對介入戈那伊夫的那五個月，組織編列了兩百六十萬歐元的預算交由他掌管，當他在製作財務報表時，只有九千五百歐元去向不明——占總預算的百分之〇．三六。柯西說，短缺幾乎全都是因為團隊單純忘了記錄完全合法的開支，但位於布魯塞爾的總部為這個過失而對他發飆。「事情就應該是這樣子，這也是為什麼我喜歡MSF。」

身為專注於拯救生命的人道援助團體，MSF從不希望專案長久延續下去。當然，有些專案持續數年，因為若是MSF離開了，當地民眾將無依無靠。但饑荒會結束、戰爭會平息，情勢通常會恢復正常，此時國家就需要開始運作，由當地來管理醫療體系，而MSF根本無法提供這樣的進程。舉例來說，隨著太子港的殘酷暴行獲得控制，MSF的聖三一創傷中心進入援助團體所稱的「過渡期」。雖然狀況不再緊急，但海地政府顯然沒有意願或能力維持MSF所提供的照護品質。病患繼續來到聖三一醫院，不去應該要有能力照料他們的公立醫院，讓MSF成了實質上的衛生部。然而若是這個組織離去，將資源用到世界其他地方，等於在這裡留下什麼不管？

回想二〇〇九年春天的情況，布萊恩·菲力普·穆勒坦言自己感到沮喪。窗外的發電機隆隆作響，在聖三一醫院的辦公室中，這位MSF法國分部的負責人表情疲憊，他說那一連串的真切災難似乎還在持續。他希望在二〇一〇年年底將醫院移交給政府或其他非政府組織，但不指望移交過程可以平平順順。「總會有狀況發生。我發現今年的太子港充斥著危言聳聽，尤其在我們宣布要結案之後。你會聽到像是：『狂歡節向來暴力，將有數千人上街頭，有人會帶著刀槍，造成六十人死亡，數百人受傷！』結果剛結束的狂歡節情況如何呢？一人死亡，所有傷者都當場立即獲得治療，不成問題。然後到了四月換成：『參議院選舉，會是一場災難！』於是我們做好準備，實際上卻什麼都沒發生。首都以外的地區是有些狀況，但完全沒有出現民眾預期的大災難和暴力事件。現在民眾又開始談論颶風季節。一旦我們開始為不一定會發生的事情做準備，我就認為是時候該質疑我們的適切性和影響力了。」

穆勒並非暗示太子港的醫療需求不再迫切；走一趟聖三一醫院，很快就讓人打消這種想法。術後照護區內，一群嚴重骨折傷患正在療養，其中一位以裝滿沙子的漂白劑瓶當作重物做收縮復健訓練；燒燙傷病房中，一名小男孩臉朝下趴著，露出臀部上怵目驚心的傷口。這些場景令人不安，卻是任何創傷醫院常見的景

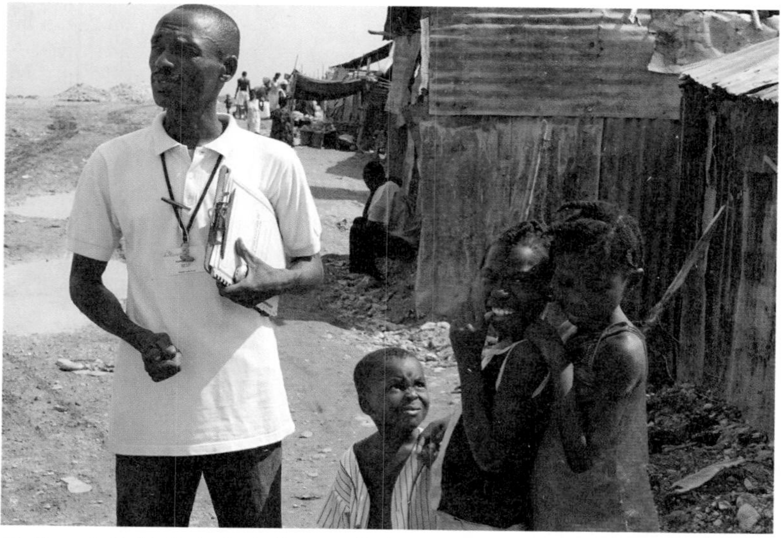

恩佐・山德斯是在當地僱用的「地方代理人」，經常造訪沙林區，和那裡的家庭溝通。身為推廣人員，他的角色是說明MSF在當地的工作，鼓勵懷孕婦女尋求醫院的照顧，並追蹤調查從前的病患。

象，而非嚴重危機的指標。穆勒來自紐西蘭，是受過訓練的創傷護士。二〇〇六年暴力最猖獗的時期，他在海地執行過初期任務，狀況截然不同。「當時真的很緊迫，我們面對的狀況其實就是內戰。醫療團隊連續工作、不眠不休。但現在情勢和緩許多，所以我們的工作也變了。如今我們大約有百分之二十的業務導因於暴力，大部分的外科手術都是因為家庭、勞動意外，再來就是道路事故。我們在做許多必要的事情，卻不是我們真正的使命。我們的急診室有百分之八十五左右的病患都無須住院治療，傷口經縫合、包紮後，人就離開了。所以這些工作內容多半不是拯救性命，任何小診所都做得來，但這些病人來找我們是基於兩個理由：因為品質好，也因為免費。」

產婦之家也有類似的考量；免費產科照護計畫答應讓ＭＳＦ逐步縮減業務，將事情移交給政府。如果公立醫院水準提升，有能力應付這些狀況，組織希望首都未來不需要一間醫院處理緊急產科案件，但團隊人員知道必須逐漸移轉責任。如同其中一位成員所說：「就這麼在二〇一〇年年底結束專案等同犯罪。」

穆勒也有相同的擔憂。「比利時、荷蘭、法國這三個進駐太子港的ＭＳＦ分部，每年合計編列了一千五百萬歐元的預算投注在這裡，把所有經費結合起來，已經可以運作一間公立大型綜合醫院。對我們來說，這種做法不再站得住腳。」但民眾顯然不希望ＭＳＦ離開。「當我們宣布結案時，有人威脅要阻斷通往機場的道路：他們說會製造混亂，那樣我們就得留下來。在這裡，MSF赫赫有名、廣受喜愛，而且備受尊敬，我們離開後，一定會出現真空狀態。如果我們明年離開，該怎麼處置這些病人？他們要去哪裡？」

談到自家醫療中心的病患，穆勒的語氣激動起來。「她二十六歲，四肢癱瘓，需要有人每兩個小時替她翻身、料理大小便、長期照護。唯一可以照顧她的七十五歲阿姨，剛被診斷出有肝癌，預估只能活到年底；阿姨過世後，就沒有其他人能照顧這名年輕女子。她目前住在平民窟的破舊小屋，待在紙箱上，悲哀啊！我希望我們能為這些人找到出路。」

後記

無論MSF必須分階段終結海地專案的哪些計畫，一切都在二〇一〇年一月十二日下午四點五十三分消失了。那一刻，整個島嶼遭受毀滅性的地震搖晃，死亡人數永遠無從確認，最確定的估計數字是超過二十二萬人罹難——可比擬二〇〇四年的南亞海嘯，另有三十萬人受傷，約一千三百萬人無家可歸。

這場地震是MSF歷史上獨一無二的事件。當然，這個組織經常馳援天然災害的受難者，往往一兩天內就到達當地，但他們從未在已經在執行重大專案的進駐地區遭受此等規模的災難襲擊。

早在數個月前，萊斯莉．貝爾已經完成她在太子港擔任後勤協調員的任務。到了一月時，她已經在肯亞拉木的海灘上啜著飲料，直到數天後進入市區才得知地震發生。「我收到一封電子郵件，上面寫著：『妳明天搭得上飛機嗎？』」貝爾立刻中斷假期，在地震後一周左右抵達海地。

溫蒂．賴於二〇〇九年年中離開海地，聽聞這場災難時，她正在多倫多一間醫院的急診部門工作，也覺得自己必須回去。二〇〇八年貝松市的學校崩塌時，賴醫師正在太子港，那場意外奪走了大約九十條人命。她只能想像城內必然損毀，那裡有數千棟建築物，其中許多還是粗製濫造。抵達的第一天，她開車穿過瓦礫堆，得到了答案。「有些建築物就像憑空消失，有些建築物還看得到樓板，但如今看起來是平的。」

貝爾和賴醫師來到產婦之家，一年前兩人和同僚才剛費盡心力設立了這所醫院；她們發現它依然矗立，但已經無法使用。「地震當下有些人員在建築物內，他們說可以感覺到建築物搖搖晃晃，周圍的牆壁四分五裂。」賴醫師說，「沒有人嚴重受傷，很神奇，因為從某些照片中我看到大石頭壓在病人的床上。窗戶爆裂，原本的混凝土外牆如今裂開一個洞，無法遮風擋雨。」許多病患被移到院子裡，等待安全時機才能撤離。「我認為那些病人真的想趕快回自己的家，和家人在一起。」

沿著德馬斯街過去不遠處，MSF聖三一創傷中心的災情就嚴重多了：建築物崩塌，數名病患及兩名當地雇員罹難。團隊人員將倖存的病患移往戶外，盡己所能醫治他們，但很快就開始有大量傷者湧入。作為太子港唯一的緊急外科醫院，壓傷、骨折的傷患終究應該前往聖三一。院內人員盡力處置，在災難發生的頭兩天，露天治療了四百名左右的病人。

沒有外地來的MSF成員死於地震中，但那是個小奇蹟。地震開始時，賴醫師於第一次任務期間居住的房子裡有三個人，其中兩個身處一樓，設法在牆壁碎裂前逃出，但加拿大籍的後勤專家丹妮爾．崔帕尼爾在自己位於二樓的房間休息。隨著建築物崩塌，她跌落地下室，遭到成堆的瓦礫掩埋。數小時過去，同僚都以為崔帕尼爾死了，但第二天一大早，他們聽見她模糊的求救聲。在一名司機的帶領下，四位當地雇員冒著生命危險徒手挖掘，穿過數公尺厚的混凝土和變形金屬。等他們終於救她脫身時，渾身是傷且飽受驚嚇的她已經受困將近二十四小時，但她沒有大礙。

貝爾的職責包括為MSF尋覓落腳地點，要在太子港及鄰近社區設立醫療中心。這項工作在災難發生前就已經夠難了，如今更是幾乎不可能，不僅由於市內大多數建築物已經不穩固。「最大的挑戰是找到空間，因為有太多非政府組織進駐了。」即使當他們找到完好無缺的建築物，病患和工作人員都害怕待在室內。那不太算是非理性的恐懼：一月十二日之後那幾周，那個城市歷經數十次大大小小的餘震，每次都讓受驚的居民逃到街上。最初的地震過後八天，一場規模六．一的餘震擴大了損害，也造成兩個MSF醫療中心無法使用。

MSF的震後專案中最引人注目的就屬聖路易斯醫院，這間充氣帳篷醫院填補了聖三一留下的空洞。自二〇〇五年十月的喀什米爾地震之後，MSF也曾創造過這類工程奇蹟，但聖路易斯是他們目前為止規模最大的野地醫院。災難發生後三天內，法國、比利時的MSF後勤中心派遣一架飛機前往海地，上面裝載了四十五

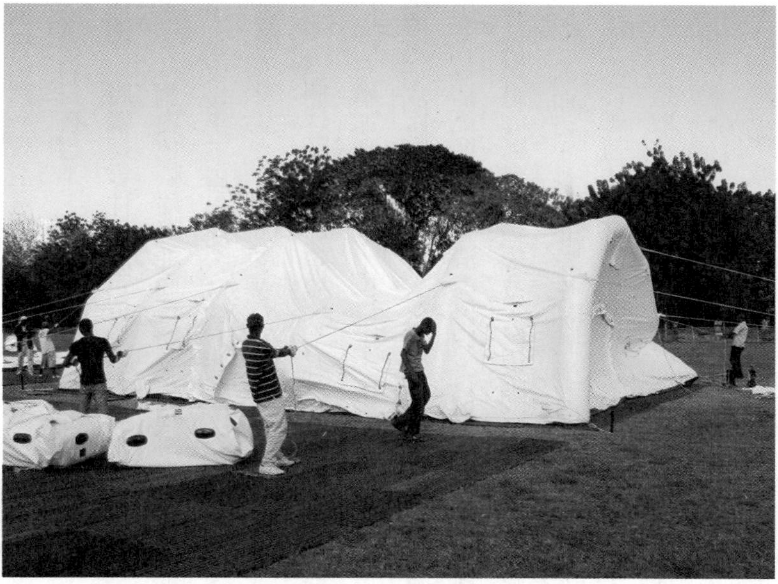

二〇一〇年一月，太子港的MSF創傷醫院在毀滅性的地震中損毀後，組織在足球場建造了占地兩百五十坪的充氣帳篷醫院。新建物僅僅花了兩天就建好並開始營運。

噸的設備。不幸的是，由於太子港機場仍然一片混亂，飛機必須降落多明尼加共和國，在那裡不辭辛勞地將貨板裝上卡車。團隊人員日夜趕工，終於將醫院配備送達一間毀損中學的足球場上。數百名當地雇員攤開塑膠地磚，將帳篷零件搬至定位，掛起發電機和空氣壓縮機。接下來的四十八小時，隨著空氣注入，九個白色帳篷自地面緩緩立起，每個帳篷占地約三十坪。在地震損壞市內所有自家醫療中心後幾乎不滿一周，MSF便經營起一間設備完善的醫院，裡面有兩百張病床，還有兩間無菌手術室、一間加護病房，由自己的電力系統供電。

到了三月中，MSF已經設立二十六個據點，提供超過一千三百張病床，還有四個行動診所。來自國外的工作人員從三十位左右增加到三百五十位以上，由三千名本地人員支援。醫療重點隨著時間演化：頭幾天治療可怕的壓傷、施行緊急外科手術，接著對抗未獲妥善照料的傷口感染。術後照護持續數周，包括更換敷料、清潔傷口、移植皮膚、安裝義肢。到了地震過後八周溫蒂．賴返家時，許多傷患的斷骨已經癒合，醫療團隊也可以移除石膏和外固定器。對於那些還有希望完全復原的人而言，恢復正常生活需要好幾個月的時間，於是MSF準備長期安頓下來。「我們計畫搬進能維持比較久的建物，但選擇不多。」賴醫師說，「我們已經確認某些建築物可以利用，但這取決於很多事情，對於置身水泥建築物內的恐懼占了很大因素，工作人員和病患都一樣害怕。」

由於太多民眾無家可歸，MSF注意到這些城市居民開始出現新疾病。「城市裡有大約一百五十萬人流離失所，在各處搭帳篷棲身。」賴醫師說，「那提高了民眾罹患傳染病的風險：瘧疾病例愈來愈多，我們還看到嚴重的急性營養不良。過去我們發現許多慢性營養不良，但沒有急迫問題，現在卻有了。」雖然較大型的帳篷有茅坑或流動廁所，但城市四周的臨時收容所很多都缺乏衛生設備，到處飄著污物的惡臭。隨著雨季逼近，情況只會愈來愈糟。MSF盡量至少建立基本衛生，發送廚房用品、便器、塑膠布、蚊帳、毯子。

莫妮卡．奧斯瓦德森回到太子港，繼續執行MSF的心理保健計畫，頭兩個月治療了超過兩萬兩千人。有別於輔導懷孕期間經歷困難的母親，如今她協助民眾處理自身見證的可怕事件、失去所愛、肢體殘缺或受了其他令人衰弱的傷之後對未來的期望。

「對MSF來說，這場地震改變了一切。」溫蒂．賴說，「一月十二日之前，這個國家比過去穩定許多，暴力層級降低，政治更加安定，我們甚至在思索是否還應該待在這裡。但如今民眾脆弱多了，在可預見的未來，MSF將繼續在這裡。」

第二章
比亞夫拉和大黃蜂

至少可以確定的是，一九七一年，無國界醫生誕生於巴黎的會議室中，但是是什麼導致組織誕生以及關於一九七九年的分裂事件卻是眾說紛紜。如同一位法國MSF成員的淘氣說法：「每個人都自己重新演繹了這個故事——甚至可能連我都一樣。」

有關MSF的起源，所有人至少都同意一點：剛開始時跟比亞夫拉有關。一九六七年五月，奈及利亞東部一個地區宣布成為獨立的比亞夫拉省，引發內戰。比亞夫拉部隊最初小有成功，但到了次年初，奈及利亞軍方切斷了這個叛亂省份的補給線。挨餓孩童的照片很快就讓非洲饑荒首次登上國際舞台，比亞夫拉等待世人回應，但世人分身乏術。一九六八年，美國有五十萬的部隊在越南，國內民眾愈來愈不歡迎戰爭。八月時，蘇聯坦克隆隆駛進捷克斯拉夫。在巴黎，五月的民眾暴動和全國性大罷工才正在平息。這些事件帶來尋常的法國景象——街頭擺起路障、學生高唱著法國國歌，但對伯納．庫希內而言，這不是革命。

庫希內一九三九年出生於亞維農，那年他二十九歲，是幹勁十足的腸胃學家，英俊、強健、自視甚高，性格還帶有英雄色彩。他曾悲嘆自己生得太晚，來不及參與第二次世界大戰，「來不及阻擋納粹大屠殺」。《經濟學人》曾於一九九九年這麼描述他：「庫希內醫師衝動、富爭議性、活力四射、充滿點子、善於表達、慷慨、勇敢，同時也魯莽、刻薄、缺乏耐心、沒有條理、頑固、易怒。許多人認為他難以共事……有時顯得虛榮、迷戀媒體。」一九六〇年代晚期，這位後來成為MSF關鍵創立者的醫師還沒受到這樣的評價。他是巴黎的社會主義激進份子，認為一九六八年五月的學生抗議行動不切實際。庫希內擁有更為遠大的世界觀，當他聽說那年夏天法國紅十字會要派遣志願者前往比亞夫拉時，馬上報名參加，總計約有五十位醫師同行。

當時世界大國多半和奈國政府同一陣線，包括過去殖民該地的強權英國，蘇聯、美國、埃及也都支持奈國政府，創造出匪夷所思的四國聯盟。唯獨法國同情比亞夫拉叛軍，據說甚至送武器支援他們。庫希內也同情他們，然而因為紅十字會於進駐地區嚴守中立，像庫希內這樣的志願者要簽署允諾謹慎的協議；為了接近受難者，他願意接受噤口令，卻簽得十分不甘願。

到了九月，庫希內啟程前往比亞夫拉，班機趁夜飛行以避免遭擊落。他和同僚乘車來到烏歐瑪瑪村，發現位於幾棟破落建築物的醫院，擠滿數百名受傷的成年男女及孩童。紅十字會的醫師也會到大約兩公里外的餵食中心工作，在那裡救助上千個嚴重營養不良的孩子。

庫希內為眼前景象驚駭，三十五年後他仍記得那些飢餓的孩子「如同終於被澆水的乾枯植物」。但這群法國醫師很快就明白，這些比亞夫拉人不僅身陷戰火中，而且奈國軍方刻意讓他們挨餓，封鎖食物，確保「他們餓得瘦弱無比，全都死在我們手裡。」這群醫師相信自己正在目睹一場大屠殺。

奈國軍方過去已對人道醫療救援表現出蔑視：一群跟隨紅十字會的南斯拉夫醫師在衝突中遭殺害，還有關於醒目的醫療中心受攻擊的可怕故事。「他們什麼人都殺，」一名比亞夫拉人告訴這個法國人，「連醫師、護士、醫院人員都不放過。」

庫希內最後返回歐洲，並且違反他與紅十字會簽署的協議，和志同道合的同僚在巴黎規畫遊行及媒體活動，喚起大眾對比亞夫拉的關切。他遊說國際社群譴責奈國政府，質疑紅十字會拒絕放棄中立，等於讓大屠殺持續下去。「提供醫療照顧並保持緘默，提供醫療照顧並任由孩童死去，在我看來顯然是共犯行為。」他於二〇〇三年如此告訴哈佛公共衛生學院的學生，「中立導致縱容，干預的責任於是產生。」

對他國事物進行人道干預的概念，在法國比起任何地方都更為源遠流長；簡單來說，就是認為一個國家有權干預他國事務，以避免人權受到嚴重侵害，必要時還可訴諸武力。一九七九年，法國學者尚方斯華·何維爾創造出「干預的責任」這個名詞；之後的十年，早已離開MSF的庫希內企盼看到國際法將這個原則奉為圭臬。但在西歐，這個觀念至少可以遠溯至十七世紀。英國、荷蘭、比利時、德國的哲學家全都有志一同，但在自詡為人權發源地的法國，這個概念特別獲得共鳴。

批評者指出，人道干預的問題在於：聽起來高尚，但動機往往憤世嫉俗。長久以來，殖民大國企圖合理化自身的行動，以道德的外衣遮掩野心。不論就法律上或道德上而言，干預他國事務的權力或責任也含糊不清，充滿矛盾；符合外交利益時就援用權力，不符合時則置之不理。一位國際法教授稱之為「一小撮超級強權國家不斷操弄濫用的笑話和騙局」，完全不是基於人道主義。儘管如此，到了二十世紀初，法國法律認可了這個概念，因此，當比亞夫拉引發英美學者對人道干預的爭議時，在法國卻是「既成事實」。這個差異多少可以解釋MSF為何會在法國崛起，而非如英國的其他地方，因為英國偏好長期發展更勝於緊急干預。

一九六〇年代晚期巴黎的思想氛圍，對MSF的創立者也有深遠影響。一九五〇年代開始，法國及其他歐洲列強昔日的殖民地宣布獨立，即使他們的美夢在一九六八年五月幻滅，像庫希內這樣的激進份子仍傾向支持這些新興國家。當時，巴黎街頭出現一幅海報，裡面的人物衣衫襤褸，上頭寫著「國界＝壓迫」，這句標語很快就反映在MSF的命名上。庫希內那個世代夢想新的世界秩序，期望人道主義可以在政治左派失敗的地方成功。

就連法國的醫療體系也讓這個國家成熟到催生MSF這樣的組織。在此之前，緊急醫療服務幾乎不存在——包括現今我們視為理所當然的電召救護車及醫務人員。一九六〇年代，法國建立醫前急救系統（簡稱SAMU），並且針對緊急醫療這個新領域訓練醫師。同樣地，這不是法國所獨有——美國和英國也差不多在同一時期開始發展，但法國堪稱先驅，而幾位無國界醫生組織的創始及早期成員就是曾在SAMU工作的醫師。

當然，MSF的創立者也有自己的私人動機。身為猶太醫師，納粹大屠殺的記憶以及紅十字會沉默面對那個事件的態度，必然深刻影響著庫希內。此外，他也依舊頻繁接觸法國政府及學者圈，不僅閱讀沙特，私底下也認識沙特，這些互動為他的呼籲行動樹立威信。

到了一九七〇年，奈及利亞內戰結束。這群以「比亞夫拉派」聞名的法國醫師，建立了一個非正式組織，在庫希內位於金特利的家聚會，粗略地取名為緊急干預醫療團（簡稱GIMCU），直接槓上紅十字會，主張衝突中的受害者權利比尊重主權更重要。

那年稍晚巴黎出現另一群有志之士，由醫學期刊《張力》的編輯雷蒙．波萊爾領軍。一九七〇年，這份期刊呼籲法國醫師協助天然災害的受難者，首先是伊朗，然後是南斯拉夫和東巴基斯坦。《張力》質疑在這些個案中，國際醫療救援因為官僚體制和政治紛爭而姍姍來遲。波萊爾拿起指揮棒，啟動名為「法國醫療援助」的計畫（簡稱SMF），徵召志願醫師。

這兩個團體不久就決定結合彼此的力量。經過一番挑選，波萊爾想出「無國界醫生」這個稱號。一九七一年十二月二十日，在香菸煙霧繚繞的《張力》辦公室裡，誕生了一個不可能的聯盟，一位MSF成員戲稱其為「一名醫師和一名記者生出的雜種小孩」。

兩個陣營在許多事情上意見一致，但馬上出現裂痕。庫希內和大多數比亞夫拉派要求新組織可以在有需求時公開反對政府；畢竟，他們不就是因此才打破與紅十字會的協議嗎？波萊爾也同樣堅持要保持中立，因為不太可能有政府願意冒著遭羞辱的風險，對恣意開砲的組織敞開大門。當眾人草擬原始的MSF憲

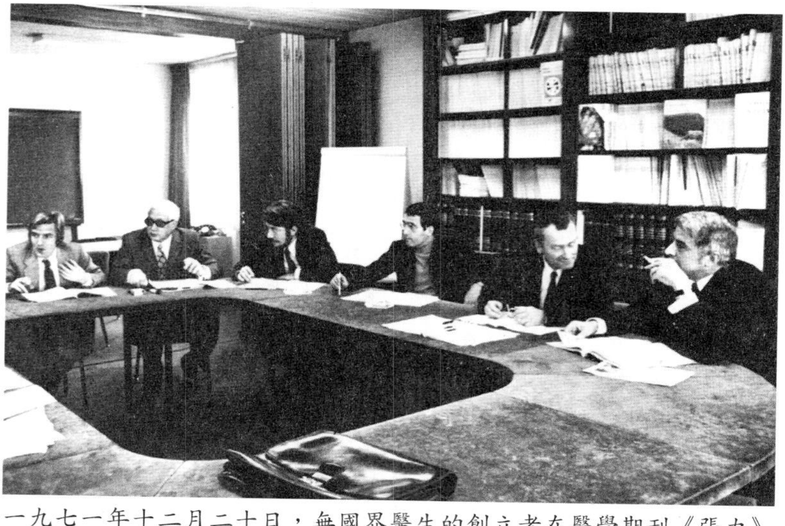

一九七一年十二月二十日，無國界醫生的創立者在醫學期刊《張力》的巴黎辦公室中，簽署了第一份憲章。打從一開始，組織成員對於組織見證的暴行，應該在何時、用什麼方式挺身而出表示反對，就始終意見不一。

章時，庫希內被迫自我克制——給「憲章」拖著跑。如同庫希內三年前與紅十字會的協議，憲章第四條清楚顯示了中立原則勝出：

他們力持專業慎重，對於接受他們援助的事件、國家、領袖，避免批判或公開表示同情或敵視。

那晚有十三個人在場——也許正預告了日後的失和。

無國界醫生頭一年十足低調，他們聲稱有一百四十位志工，但全都忙於日常工作，保險箱裡的法郎也很少。雖然MSF後來以其獨立性和緊急救助快速而聞名，但當時仍然明顯缺乏這兩項特質。羽翼未豐的MSF是某種醫療人力資源機構，派遣醫師和其他援助機構一同前往現場；諷刺的是，有時甚至與紅十字會一起工作。雷蒙．波萊爾的關鍵目標是第一個到達現場，而考驗在MSF一周年後幾天降臨：一場地震幾乎摧毀尼加拉瓜的馬拿瓜，多達一萬人罹難。組織趕忙集結了三支醫療團隊，其中也包含庫希內，派遣他們帶著大約十公噸的醫療補給啟程。一行人抵達時，賑災已經開始了三天。不到兩年之後，當菲菲颶風襲擊宏都拉斯時，他們再度無法搶先抵達。

然而，一項在日後更具重要性的任務，重新開啟了MSF首次開會即發生的意見不合。

一九七四年，一名庫德族使者找上庫希內，要求MSF支持伊拉克北部的庫德族反抗軍，得到庫希內的同意，激怒了波萊爾及其盟友。這群記者提出質疑：不論他們私底下是否同情庫德族人，那畢竟是一場伊拉克境內的紛爭，MSF不能選邊站；他們提起依舊令庫希內激動的憲章第四條。經過冗長的爭論，桀驁不馴的庫希內逕自行動，派遣團隊前往伊拉克，堅稱自己純粹是要提供醫療援助。

一九七五年二月的MSF年會上，挑釁行為再度上演，比亞夫拉派和來自《張力》的成員公然爭吵。投票表決時，波萊爾的一名親信失去董事席次，庫希內和一名同僚卻取得兩個最高階的職務，比亞夫拉派至此掌控組織。

第五年時，MSF還是以極少的資金在運作，因為創立者不願向大眾募款——發函募款之類的方式尚未傳到法國。不過，在庫希內的帶領下，MSF首次嚐到成功滋味。一九七六年，組織派遣五十六人的巡迴醫療隊去支援貝魯特的一家醫院，這是他們第一個重大的戰地任務。那一年，有機構為MSF推出免費宣傳，黑白印刷的廣告，主角是個張大眼睛的孩子，上頭寫著「候診室裡有二十億人」。MSF在法國的聲望開始增長，還擴及海外：《時代雜誌》在談論它進駐貝魯特的報導中，稱之為「非凡組織」。MSF甚至必須回絕某些自告奮勇的年輕醫師。

不過即使安於掌控MSF，比亞夫拉派也高興不了多久。那段時間，他們回絕的對象還包括二十六歲、戴著眼鏡的傑出青年賀尼・布赫曼。根據傳言，當時一名老手審視他的申請書，高傲地笑著說：「我親愛的朋友，你知道我們在貝魯特可是要躲子彈的。」一布赫曼日後讓這些老傢伙也需要躲點他的子彈。

一九七〇年代晚期，世界變了，MSF也跟著改變。為了躲避東南亞、非洲、中南美洲的戰火，一九七六年到一九七九年間，難民數量倍增，逼近六百萬人。在此之前，MSF大多在衝突區或發生自然災害的地區執行任務，但如今新培育的急救醫師找到自己可以擔任

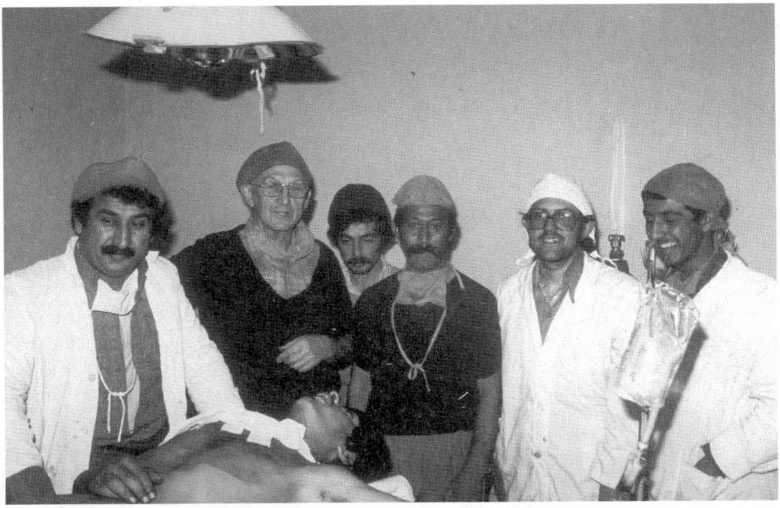

MSF最初的成功包含黎巴嫩內戰早期的一次外科手術任務，他們於一九七六年贏得國際讚譽：《時代雜誌》稱之為「非凡組織」，表彰其對黎巴嫩的貢獻。

的角色：難民營醫師。

克勞德．莫哈瑞是第一批前往泰國的MSF醫師，在那裡照料躲避柬埔寨殺戮戰場的難民。他比庫希內年輕十歲，但已經開始禿髮了，茂密的小鬍子遮蓋上唇。這位二十六歲青年很快因為勇敢勤奮而贏得尊敬。莫哈瑞分秒必爭地為MSF擘畫新願景，包括長期使命和組織改革。他在泰國的團隊可以不受阻礙地取得足夠的醫療補給，卻必須在混亂的倉庫翻開紙箱，尋找所需的東西。他們也缺少人手去張羅食物、居所、車輛，以及協助處理行政事務，好讓醫師可以專心照顧病人。

一九七七年四月，庫希內本人也在MSF年會中稱讚莫哈瑞，這個新人在該場年會獲選為巴黎辦公室負責人。不過幾個月之內，兩人開始起爭執，「比亞夫拉派」和「科尚幫」很快就壁壘分明；後者是與莫哈瑞同一世代的人，以自身就讀的巴黎那所醫學院為暱稱。一九七八年，爭執日趨激烈。科尚幫堅稱如果MSF打算超越業餘的烏合之眾——法國人稱為「湊合」，就必須改善後勤，學會募款。在此同時，創立者則看見一幫狂妄的初生之犢劫持他們的夢想，這些小夥子希望讓組織轉而提供過於注重技術的醫療服務。有關志願者是否應該能夠針對自身任務公開發言的爭論當時也仍然存在，比亞夫拉派已經設法在一九七七年移除那條爭議條款，但莫哈瑞陣營和波萊爾陣營一樣，仍然顧忌在MSF進駐的地區抨擊當地政府。

回顧過往，這聽起來像是微小的分歧，但任何事在MSF都不簡單。「事情過了三十年再來提起，聽起來會比較簡單。」起初就站在莫哈瑞那邊的賀尼．布赫曼說，他於一九八二至一九九四年間擔任MSF法國總部會長，到現在還是組織中的哲思領袖。「我們知道自己『不要』什麼：繼續如此業餘的行醫方式——只帶了裝在塑膠袋裡的些許藥物和少量手術器具到場。我們不是更聰明或更開明，只是不想受創立者的夢想局限。」

董事會議隨即變成可以延續到凌晨三點的對立場面；在會議桌的兩端，庫希內手勢激烈，莫哈瑞則埋首文件，用自己的論點一一反駁對方論點。在其中一場傳奇的法式決鬥前，庫希內替莫哈瑞扶著會議室的門說：「歡迎來到競技場。」帕特力克．亞貝哈德屬於比亞夫拉派，至今仍是庫希內的友人及支持者，他憶起權力迅速落入科尚幫手中。「他們在一個周末內就接管組織，以非常強硬的政治手段介入組織，這在當時非常違反正規。」

失和的氛圍一直醞釀，直到一九七八年的最後幾周終於爆發，此時全世界的電視觀眾目睹到中國海中上演悲劇。自一九七五年西貢淪陷後，數百萬船民逃離越南，只要找到船就搭，無論是否可靠。十一月時，馬來西亞不願再接納更多難民，驅逐了海光號。那艘船上大約載有兩千五百名越南人，擁擠到沒有地方可以躺下，衛生狀況糟得難以形容。相機拍到絕望的乘客在欄杆上拉起布條，上面寫著：「請救救我們！」

那幅布條驅策庫希內行動，在數天內成立名為越南航運的委員會，租下光明島號，想用這艘船將越南難民安全送往新的國度。但當委員會要求MSF負責船上的醫療服務時，組織可想而知自此分裂。反對庫希內的人指出這項任務明顯有缺失，一艘船絕對不夠；單單十一月，就有高達兩萬一千五百人逃離越南。他們認為還有更糟的，那就是這項任務可能鼓勵更多難民冒險面對已經奪去數千條人命的開闊海洋及海盜。

當然，這件事也牽涉個人恩怨，實際上只是催化劑。莫哈瑞和波萊爾逐漸厭倦庫希內的裝模作樣、愛受矚目。一九七八年十一月二十八日，在一場討論出航任務的會議中，爭鬥達到頂點，庫希內、亞貝哈德及他們的支持者知道自己在人數上屈居劣勢，經過一番激烈交鋒之後，憤而離席。

光明島號如期出航，掛的卻不是MSF的旗幟。庫希內和他的團隊把這艘船當成醫療船，照料了四萬名左右的難民。不管MSF如何看待這項出航任務，他們獲頒路易絲魏斯獎，這是法國一年一度的獎項，專門認可對於和平與人群關係的貢獻。此時，科尚幫努力為莫哈瑞尋求支持，處處批評庫希內。一九七九年五月五日的MSF年會，顯然將成為最後的攤牌。那天在巴黎的希爾頓飯店中，莫哈瑞讚揚MSF採取的新方向，包括在難民營的長期任務；庫希內則反駁，MSF反對光明島號這項理應執行的任務，等於已經蒙蔽了理想。「MSF這個標籤不該屬於那些只是戴著徽章的人，而應該屬於一種精神和道德，屬於一份榮耀。」兩人對MSF的願景顯然互相牴觸，後來為此舉辦了投票，結果一百二十票當中有九十票支持莫哈瑞，政變成功。

庫希內及其盟友憎惡地離開年會，從此沒再回來。亞貝哈德跟隨庫希內走出門外，記得自己轉過身去的感覺。「他們背叛了我們。」

一九七九年那段勃發的日子裡，關上的門後面到底發生了什麼，只留存於在場人士選擇性的記憶中。如大家所說，歷史是由勝利者寫的，今日的ＭＳＦ官方版本，讀起來像是務實的現實主義者戰勝一群熱情卻譁眾取寵的天真夢想家。

庫希內離開後，新的領導者

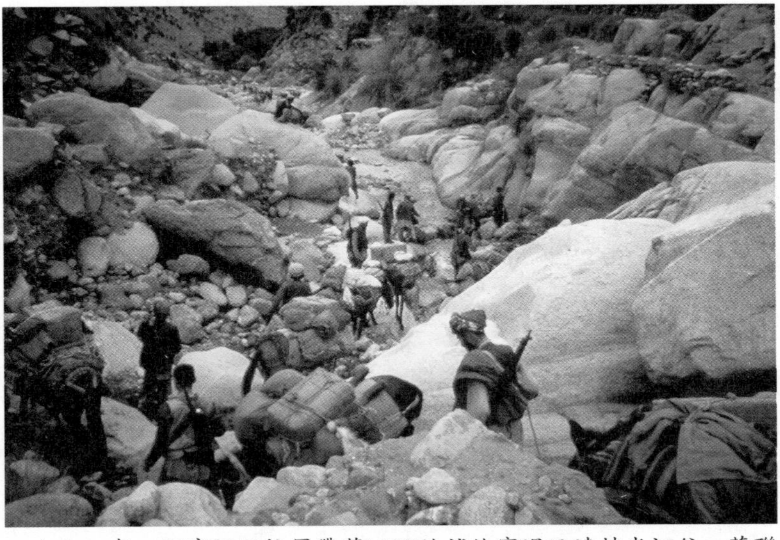

一九八四年，阿富汗反抗軍帶著MSF的補給穿過巴達赫尚河谷。蘇聯占領阿富汗期間，MSF因為將援助送達其他機構不會去的地方而聲譽卓著。

（尤其是莫哈瑞和布赫曼）加緊腳步讓MSF更專業，知道組織不能依賴零散的捐款。一年之內，他們將組織的預算提高到接近三倍，並於一九八二年引進直接發函募款，開始支付小額津貼給執行長期任務的醫師。不過，除了將新的焦點放在技術性知識上，MSF的活動也甚至比分裂前更大膽。新領袖將中立的底線推至最極限，至少等同庫希內的程度，也同樣有其譁眾取寵的作為。

一九七九年十二月蘇聯入侵阿富汗之後，MSF是第一個抵達現場的機構，非法進入該國，讓志願者暴露於重大危險中，絲毫沒有佯裝中立：提供醫療援助給「聖戰士」——阿富汗反抗軍。「從來沒有人爭論MSF該不該進駐喀布爾以保持中立。」布赫曼後來寫道，「如同我們在比亞夫拉的前輩，我們默默選邊站，全都認為有責任讓世界知道這場戰爭的規模。」新的領導階層聽起來和他們才剛攆走的組織建立者一樣，批評庫希內的人哀嘆他太愛媒體噱頭，但MSF首次公開譴責外國政府的遊行卻是由名人領軍，包括歌手瓊．拜雅和演員麗芙．烏曼。一九八〇年二月登場的遊行沒有成功將醫療援助送過泰國—高棉邊界，去救助紅色高棉下水深火熱的受難者。布赫曼也在遊行的行列中，他承認MSF「充分了解他們做出挑釁行為後絕對無法踏入那個國家」。

若質疑莫哈瑞和布赫曼這個世代驅逐MSF的創立者後，馬上回復庫希內的舊點子，這種說法又太過火了。人道救援向來反應靈敏，充分呼應全球的政治氣候。時至今日，許多M

SF的信條都是必須根據周遭環境變化調整的觀念。布赫曼認為，那個時期MSF在難民營的經驗——百分之九十的難民都是想逃離社會主義統治，迫使組織公開反對極權政體。在此同時，MSF也開始克服身為年輕組織所經歷的眾多技術問題，這一點守舊派似乎無法辦到。不過接下來幾年裡，MSF躍上世界舞台的原因不是後勤能力，而是莽撞無畏，前往其他人不會去的地方。

一九八〇年，無國界醫生終於從法國擴展出去，於布魯塞爾增設一間小辦公室，接著又在一九八一年於日內瓦邁出第二步；就連這麼審慎的推展都並非得來全不費功夫。傑克・德米里安諾曾跟隨新的比利時分部出任務，是位荷蘭醫師，一九八三年時來到查德，時值北方的穆斯林與南方的基督教徒交戰期間。二月時，他正跟隨護衛隊行進，前面一輛卡車觸及地雷，有三個人身受重傷，他們全都來自南方。其中一人兩條小腿都被炸斷，德米里安諾盡力用木棍和繩子止血，將斷肢埋進沙子裡。德米里安諾還需要半小時才能把傷患全都安置好時，一位名叫穆薩的穆斯林指揮官告訴他時間到了，護衛隊必須繼續前進。德米里安諾在日誌中回憶那段對話：「『對你們北方人來說，南方人的性命一文不值。』我回答，『但我們是醫師，我們什麼人都醫——不然就誰都不醫，包括這些卡車上來自你們部落的傷患。交給你決定吧！』於是穆薩轉過身命令駕駛等候。」

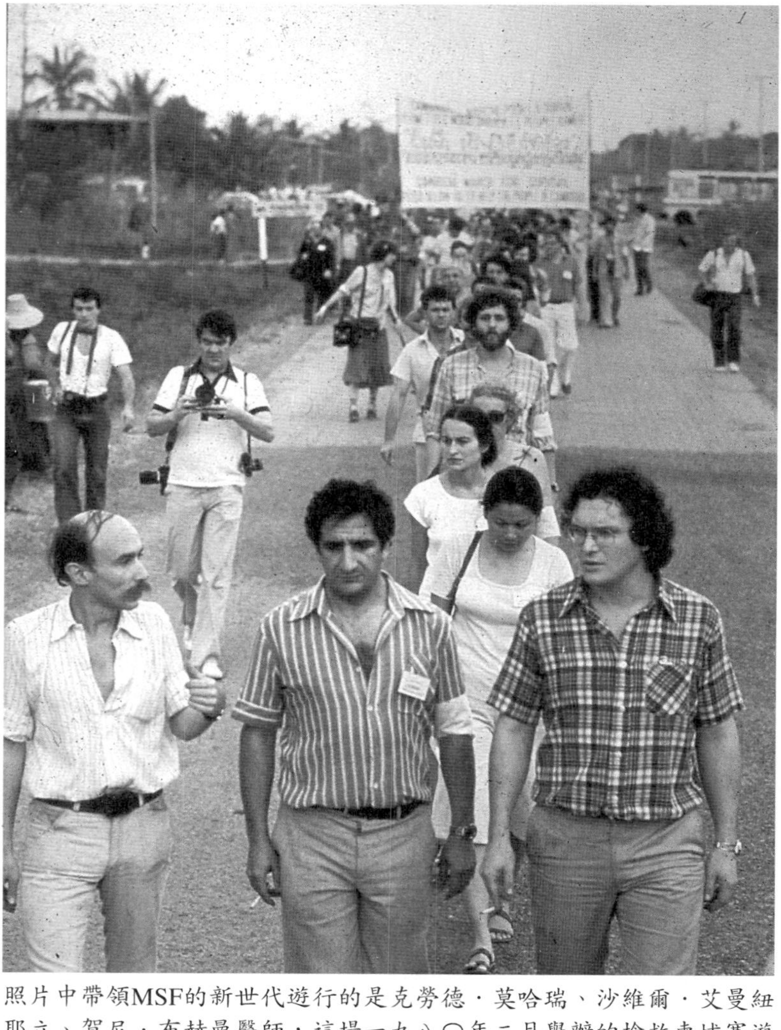

照片中帶領MSF的新世代遊行的是克勞德·莫哈瑞、沙維爾·艾曼紐耶立、賀尼·布赫曼醫師，這場一九八〇年二月舉辦的搶救柬埔寨遊行，是MSF第一次的「公開表態」，或可說倡議活動。

返回荷蘭後，德米里安諾和另外幾位醫師每周四晚上在阿姆斯特丹一間運河屋的地下室聚會，很快擬定計畫要在自己的國家成立MSF分部。比利時人支持，但德米里安諾回憶道：「法國人不喜歡這個點子；這些新團體都使用同一個名稱，怎麼確定它們都依據同樣的原則運作？」

一九八四年九月七日，這群醫師無畏地成立MSF荷蘭分部。幾周過後，法國同意認可，於是這個剛出爐的分部在阿姆斯特丹開設一間辦公室，裡面只有一位全職員工。

次年，在十億觀眾看過電視播映鮑伯．蓋朵夫為拯救饑荒發起的「四海一家」演唱會之後，MSF眼見衣索比亞社會主義獨裁者門格斯圖上校濫用那份援助。有了國際捐贈的車輛、現金及食物，門格斯圖將民眾從乾旱的北方遷移到較富饒的南方。表面上，這個計畫似乎符合邏輯，但不久就可以看出門格斯圖是利用允諾提供食物來逼迫民眾移居，且往往獲得援助組織同意（有些組織受命不得分發食物給飢童，除非孩子的父母同意移居）。這些組織由於想要繼續留在衣索比亞盡一份力，而選擇保持沉默，包括MSF比利時分部。然而，MSF法國分部卻公開譴責門格斯圖政權，立刻於一九八五年十二月遭驅逐出境。這次的表態並非徒勞無功：不久，歐洲共同體和美國堅持，衣索比亞若想繼續獲得國際援助，必須停止驅逐。

而歐洲這裡呢，MSF內部也出現紛擾。一九八四年，布赫曼、莫哈瑞等人創立無國界自由（簡稱ＬＳＦ），這是某種ＭＳＦ的政治支派。當時被法國方面視為附屬的年輕比利時分部疾聲反對，認為此舉威脅到ＭＳＦ的中立。次年，由於對組織在衣索比亞的做法意見不一，兩者關係更趨緊繃。巴黎辦公室提起訴訟，企圖剝奪比利時分部使用ＭＳＦ這個名稱，卻敗訴了，之後不久ＬＳＦ便解散，而布赫曼如今稱那場官司為「重大錯誤」。

直到今天，仍有評論家將ＭＳＦ形容成緊急救援牛仔，這個標籤是組織並不樂見的。然而，在一九八〇年代，這種說法完全恰當。那個時期的某些故事令人匪夷所思，包括彼得・達格利許在《赤子之勇》中的描述。達格利許創辦了國際拯救街童組織，日後也是建立ＭＳＦ加拿大分部的關鍵人物。一九八七年三月，他在丁卡族明顯占優勢的南蘇丹瓦烏，為聯合國兒童基金會工作。當時他已與德米里安諾交好，並建議ＭＳＦ荷蘭分部為瓦烏的醫院提供醫療支援，因為聯合國兒童基金會認為這個任務太過危險。ＭＳＦ應允並派了兩位荷蘭醫師過去，達格利許稱兩人是哈利和馬耶克。

當團隊抵達時，瓦烏極度孤立且不穩定，因此達格利許表示應該就此放棄，但哈利和馬耶克堅持留下來。鎮上警察為他們示範如何使用手槍，然後驚奇地站在後方，看著哈利將五顆子彈射中靶心；哈利沒有告訴ＭＳＦ招募人員自己過去曾是荷蘭軍方的突擊隊員。不論如何，兩位醫師明白需要時，他們總能隨著一位載補給入城的大膽飛行員一起撤退。

兩周後，那名飛行員於飛往烏瓦途中遭擊落；這下子沒有人進得去，哈利和馬耶克也出不來了。整整兩周，他們音訊全無，直到一名信差騎著腳踏車越過兩百公里，送來一張紙條解釋醫師的通訊設備失竊了。他警告說有位名叫阿布古倫的失控軍事指揮官，正在殘酷獵殺瓦烏附近的丁卡族人。

九個月後，聯合國兒童基金會的飛機終於接出哈利和馬耶克，這時哈利已明顯遭受創傷。阿布古倫和他的軍隊蹂躪殘殺丁卡族人，難以想像地冷血。他們割除生殖器官、強迫孩童殺害親生父母、以機關槍掃射數百人、將丁卡族人趕至儲藏室並施放一氧化碳。有一天，哈利撞見八名孩童的身子遭長矛刺穿；另一晚，他應邀到那名指揮官家中用晚餐，吃到滷肉時，他認出骨頭中有人類的關節，再也承受不了：

他打算邀請阿布古倫到自己住處用餐，回報對方的招待。這頓晚餐需要小心張羅：這位MSF醫師計畫在上菜前幾分鐘注射……活的霍亂培養菌到食物中。哈利有治療霍亂所需的藥品，會服藥保護自己不受疾病影響。他預期阿布古倫用過義大利麵晚餐後，會在第二天早餐前痛苦掙扎，死狀將悲慘得恰如其分。

飛機在他還未執行計畫之前抵達。

哈利和馬耶克在南蘇丹的經驗屬於極端，並非當時及其他任何時期MSF典型的活動。

MSF不鼓勵過去的軍方人員加入，並且從不允許成員攜帶武器，更不用說是哈利的私刑烹調。但這讓我們約略了解，MSF在那個年代確實投身其他機構迴避的狀況。MSF至今仍活躍於南蘇丹，但以目前的標準看，兩名外地醫師缺乏自己的交通工具，只憑藉超高頻無線電對外聯繫，唯一的支援團隊遠在將近一千公里外的喀土穆，瓦烏對他們來說太危險了。

「經過這些年，」達格利許依然可以在一九九八年寫道，「MSF的成員已經習慣，就在自己抵達世界各地的機場，準備開始執行緊急工作的那一刻，看到聯合國的職員及其家人帶著行李箱大排長龍等候離境。」如今，這個組織仍然在缺乏其他醫療救援的偏遠地帶工作，前往危險地區。但假如情況不穩定到讓其他救援機構撤出，MSF通常會一起離開，至少是暫時，直到有關當局可以確保他們的安全。這份謹慎不是制度上的懦弱，純粹是前往某些地區援助的現實面，在那些地區，傲慢態度會讓人喪命。

到了一九八〇年代晚期，MSF的聲望遍及歐洲。一九八六年，西班牙和盧森堡開設辦公室，國家分部達到了六個，組織標誌如今變化出配上荷蘭文版和西班牙文版的名稱。一九八九年，一群民調專家要求法國民眾列舉自己的夢幻工作，最熱門的答案（占了百分之三十二）是替MSF工作。

然而，這個組織在英語系國家仍然低調，而且在接下來的十年中情況依舊；MSF似乎還是不急著走出歐洲。一九八九年四月，加拿大醫師理查・安佐飛到巴黎，與MSF法國分部一位負責人法蘭西斯・沙宏會面。「我想和法國方面討論，試著將這個團體引進國內。」安佐回憶道，「當我抵達時，頂著一頭白髮的沙宏站在那兒抽著古巴雪茄。他甚至不記得邀請我去，看到我很驚訝。我說：『我們必須這麼做，加拿大正合適，我們是法國人，也是英國人，我們有這種信念。』他基本上就是斷然拒絕我，接著抽了一口大雪茄，對我使眼色道：『不過有志者……』我只需要聽到這句話就夠了。」

美國方面比安佐搶先一步，在一九九〇年開設紐約辦公室，加拿大也於次年加入行列，外界通常將這兩個分部泛稱為Doctors Without Borders（實際上組織內每個人如今都避免使用英文名稱）。到了一九九五年，MSF已於澳洲、英國、德國、奧地利、義大利、丹麥、瑞典、挪威、日本、香港、希臘設有分部。二〇〇四年以來，他們擴展到拉丁美洲（墨西哥、阿根廷、巴西）、非洲、中東（南非、阿拉伯聯合大公國）、印度、俄羅斯。

今日，位於巴黎、布魯塞爾、阿姆斯特丹、日內瓦、巴塞隆納的辦公室是MSF的營運中心，每項駐地任務都由這五個營運中心之一管理。其他國家分部都是某個營運中心的成員：美國分部歸屬巴黎、加拿大分部歸屬阿姆斯特丹、北歐分部歸屬布魯塞爾、阿根廷分部歸屬巴塞隆納等等。非營運中心的分部在過去主要負責募款、招募新成員，現在其中許多也在最少的監督下管理駐地專案。

五大歐洲分部各有文化、風格、特色，這些差異五花八門。「你得看看分部間的紛爭才會明白MSF是怎麼一回事。」一位曾和其中三個分部合作過的老手醫師說。或許包含了刻板印象，但你一再聽到的資深MSF成員說法，往往都一樣：法國人熱情但傲慢沒條理（愛滋運動人士史帝芬·路易士曾將他們描述成「和藹可親的瘋狂」）、荷蘭人是技術專家、比利時人則介於兩者之間。一名護士總結道：「假如和荷蘭人出去，你就知道將有開不完的會；假如和法國人出去，你就知道可以嘗到美味乳酪和美酒。」

MSF高層傾向忽略這些差異，或將之視為過往遺跡。近幾年來，MSF確實多少變得更有凝聚力，即使同時變得更國際化。隨著愈來愈多來自非歐洲國家的工作者加入，這些分部愈來愈不像本身國家文化的鏡子。舉例來說，二〇〇九年MSF荷蘭分部駐海地的任務總指揮是荷蘭人，但醫師是加拿大人和德國人，後勤專家則是澳洲人；MSF法國分部在當地的專案由紐西蘭人負責，指揮MSF比利時分部的則是義大利人。

許多MSF成員很高興告別了國家沙文主義。「我不是生長在法國、比利時或荷蘭，」一位美國後勤專家說，他對任務期間看到分部互相爭執感到不耐，「對我來說，看見他們這樣浪費精力就是讓人氣餒。『法國人怎麼怎麼、荷蘭人怎麼怎麼、比利時人又怎麼怎麼』，誰在意這些啊？」這個組織保有根深柢固的思辨文化，重新審視一切所作所為。「我們依舊拚命爭論，」一九九九至二〇〇四年間擔任MSF荷蘭分部執行幹事的奧斯丁·戴維斯說，

「不過現在為比較小的事情爭論。」

MSF的全球總部位於日內瓦，其協調單位稱為國際議會，由各分部的負責人組成，外加一位國際主席。這個議會能發揮多少影響力端看對象是誰，但它絕對不會對營運中心發號施令；各營運中心目前擁有很大的自主權，而且可能永遠都將如此。「我們已經設法擺脫過去的族群文化，」一位資深人力資源經理說，「但還是深深抗拒過度中央集權。我們確實設了國際辦公室，有許多國際性職位，但他們多半沒什麼最後決策權，要靠基礎共識運作的事情還是多得要命。」

駐地的MSF成員仍然以歐洲人為主——二〇〇八年歐洲大陸供應了接近三分之二的駐外人員，其中大多來自法國或比利時，不過這個狀態也正在改變。如今MSF駐外人員約有八分之一為非洲裔，許多都是醫師，但有些剛開始是自己國家的地方雇員，後來申請到國外工作，如MSF近來所鼓勵的。這種趨勢大致有益，但也並非完全沒問題。在西方，幾乎沒有人將人道救援工作看成賺錢的機會：第一次跟隨MSF出任務的人底薪約為每個月一千歐元（一千四百美金），外加津貼和全額健康保險。居於最高薪職務（某個國家的負責人或專案的醫療調度者）、有十年年資的資深人員，年薪可能略高於五萬美金。許多執行長期任務的MSF成員，如果到聯合國或私人單位工作，至少可以領到兩倍的薪水。但對奈及利亞醫師或哥倫比亞助產士而言，情況就大不相同了。相較於在家鄉的待遇，來自開發中國家的醫療工作者在MSF的薪水相當好，絕對足夠寄錢回家支撐他們的家庭；這代表招募人員需要確定，申請進入MSF工作的人有正當的理由。

MSF的架構看似效率不彰——五個半自主的營運中心，各自擁有幾個自行管理專案的夥伴，而且往往都在同一個國家。但各分部都小心避免疊床架屋，而這種模式讓MSF具備創造力。「人道行動最主要的挑戰包括接近受難者。」奧斯丁．戴維斯說，「這個組織非常有企業家精神，而且把所有雞蛋放在一個籃子裡、建立單一架構，效益不如遊走在危機之間，以大量的小團體、小團隊頻繁接觸，做不同的嘗試。」在某些情況下，有關當局可能不喜愛某個分部，卻歡迎另一個分部繼續執行工作。

「以空氣動力學來看，大黃蜂不應該有飛行能力，」有句耳熟能詳的智語說，「但大黃蜂不懂空氣動力學，所以牠還是儘管去飛。」結果這成了都會傳奇，卻歷久不衰，因為我們喜歡明知不可為而為之的矛盾。MSF正是這種大黃蜂——以能夠迅速行動而聞名，卻沒有明顯的中央權力單位。唐．德索夏是醫師，曾任比利時分部總幹事，他承認沒人會從頭開始去設計這樣的組織。「這聽起來沒有道理，除非你認識MSF，發現這真的行得通。」

這隻大黃蜂能夠繼續飛的部分原因是有資金支持。二〇〇八年，MSF獲得將近九億六千萬美金（將近六億五千萬歐元），不過考量到它的營運規模，這樣的預算不算大（比較起來，單是世界展望會美國分會就花去更多經費）。整體而言，MSF只有百分之十左右的資金來自聯合國、歐盟執行委員會人道援助部門（簡稱ECHO）及當地政府——大多數援助機構享有的補助款。MSF聰明募款、開銷節省且倚重低薪雇員，因此光靠每個月來自個別民眾的支票捐款就能遊刃有餘地維持營運；這個組織很早之前就以此為目標：他們認為依賴聯合國及政府捐贈是個陷阱，迫使援助機構變得制度化，過度官僚且不願開罪衣食父母。其他援助團體自然對這個論點的弦外之音不以為然。「有些組織一定覺得MSF惹人厭——MSF也『確實』惹人厭，常常都是如此。」肯尼．葛拉克說，他於MSF荷蘭分部擔任過三年的營運幹事，在那之前也曾跟隨其他援助團體工作，包括國際援救委員會（簡稱IRC）。「這其中帶有些許嫉妒，我在IRC的時候，也非常嫉妒MSF有能力先行動再考慮錢。我們可以抨擊（機關的）捐贈者，他們不能，因為他們拿了對方太多錢。假如政府方面想要抽走給我們的捐款，沒關係，我們還有大眾的支援做基礎，其他組織要不是沒有，就是他們不重視。國際關懷組織（簡稱CARE）擁有大眾的支援，卻沒有用來捍衛他們的獨立性，反而利用自己的根基來獲取更多政府資金，好變得更壯大。我們選擇不那樣做，他們可以嫉妒，但這是他們要成為超大型組織所選擇的策略，而我們也選擇了我們的策略，來維持規模小卻獨立。」

在救援現場，援助組織抱怨MSF有時看似疏離。一位聯合國兒童基金會的雇員憶起曾在某個非洲機場，想要協助一位模樣緊張的年輕MSF成員，對方卻回應：「不用了，謝謝，我不應該接觸其他援助機構。」更值得注意的是，有人指控他們不願意和其他機構協調；MSF負責人大方承認這項指控屬實，但強調這種情形絕不會出現在技術領域，也無關捍衛勢力範圍。MSF想要在圈內，卻不想被綁住。「只要軍方、聯合國難民署或歐盟執委會人道援助辦公室在那裡做得好，我們會和他們並肩作戰；但我們不會投入他們的專案。」奧斯丁．戴維斯說，「他們做的事情我們做不來，我們也希望那些事情發生，但希望保留正面的批判分析，才能在他們搞砸時大聲疾呼。」

這就是大黃蜂的特色——有時候牠們會螫人。

第三章
我們不需要另一位英雄

詹姆士．諾克斯醫師將醫療器具掛在背後，準備走十分鐘前往位於古因巴的迷你醫療中心，該地位於安哥拉北部。一過了市場，那棟建築物就從左方映入眼簾。有電力供應的時候，一顆孤零零的燈泡照著住院病人的病房，裡頭約有十張病床。這天，僅有的光源來自午後的太陽，伴隨著蒼蠅和傳播瘧疾的蚊子，一起從病房那兩扇沒有玻璃的窗框穿進來。微風徒勞無功地吹拂，難以消滅久未清洗軀體的氣味。諾克斯坐在一張空病床上，仔細審視一名幾天前因營養不良而入院的新生兒。嬰兒的母親絕對不超過十八歲，她哺乳有困難，因此從塞拉達康達鎮走了兩天過來，該鎮位於此地東南方五十公里外。當醫師用葡萄牙語解釋寶寶體重增加且已脫離險境時，她看起來鬆了一口氣。

這位二十八歲的澳洲醫師身材高瘦，一頭黑髮，眼神靈動，這是他第一次跟隨MSF出任務，至今已達第三周。諾克斯在新南威爾斯學醫，後來到英國利物浦上了三個月的熱帶醫學課程。通過MSF的審核後，他得知自己要前往安哥拉執行第一次任務，參加葡語速成班，在二〇〇三年年中來到古因巴，照顧將從剛果民主共和國返鄉行經的兩萬五千名民眾，這些人於最近一次的戰爭爆發期間逃離家鄉。

諾克斯知道有些人將援助工作視為英雄行為，彷彿他無私犧牲自己的事業，冒著生命危險協助窮困和受苦的人；現實狀況可沒那麼簡單。MSF成員常被問到為何他們要做援助工作，這個問題令他們大多數人惱火，不僅因為被詢問的頻率高得累人，還因為不容易三言兩語將動機解釋清楚。他們也擔心自己可能讓詢問者失望，因為那些人通常將援助工作視為苦行——自我犧牲的行為。如同一名醫師所說：「大家聽到MSF便說：『你會受封為聖人。』其實完全不是那回事；我認為自己是在追逐私欲。醫治這些人很值得，但我這麼做是因為這樣讓我感覺很好，我喜歡這種感覺。我不是為了他們而做——我的意思是，我的確醫治他們，但我去那裡是因為覺得我喜歡那樣做，不是認為自己在幫助世界。」就某種層面而言，幫助他人的欲望幾乎激勵著MSF的每個人，但在程度上落差很大，甚至對同一個人在不同時期的影響都不盡相同。第一次出任務的動力鮮少和第五、六次造訪救援現場時一樣。

不可否認的是，來到像安哥拉這麼危險的地方執行人道救援可能很危險。MSF列出諾克斯執行任務期間的幾條規則，當中暗示即使是和平時期的古因巴，也會有潛在風險：沒有交通工具及司機隨侍在側時不在外過夜、天黑後不獨自在鄉間行走、總是隨身攜帶五十美元「保命錢」以防遭勒索或綁架。每個人都會接受防雷訓練，司機也會受命要跟著其他車輛的行駛痕跡走，絕不離開主要道路。長途車程中若必須停下來大小便，就在車子後面解決，絕不要去路邊的草叢裡。

遵守這些安全規則也沒辦法保證什麼。二〇〇二年十一月二十九日，兩輛MSF公務車從安哥拉東南部的昆占巴開往馬汶加，離開白天前往注射麻疹疫苗的小村落。他們沿著那天早上開過的路折返，但這回滿載十三個人的第一輛公務車後輪觸動反坦克地雷，七人喪命

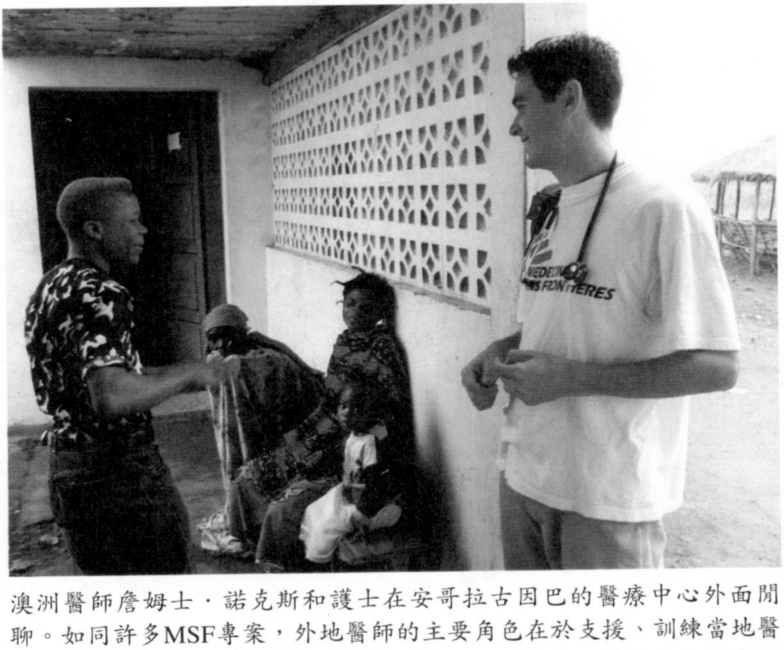

澳洲醫師詹姆士．諾克斯和護士在安哥拉古因巴的醫療中心外面閒聊。如同許多MSF專案，外地醫師的主要角色在於支援、訓練當地醫務人員。病人要步行或騎腳踏車遠從數公里外而來，最嚴重的病患則要開三小時的車到最近的醫院。

——四名安哥拉當地的MSF雇員、兩名衛生部的職員及一名小男嬰。

針對大多數非洲國家，MSF有很明確的道路輸運政策：假如開車撞到人或動物時要繼續開，只有在通報過主管機關後才能折返。別停下來幫忙，即使你是醫師。這種做法聽起來鐵石心腸，但二〇〇三年三月九日的事件顯示出這麼做的必要性。瑞秋．史朵是英國醫師，在馬蘭哲執行MSF的專案，和司機艾德里多．奧古斯都和一名助手從盧安達回程途中，撞死一名年輕女孩。當他們停下來時，一群暴民將奧古斯都拖出駕駛座，殘暴地將他打死。史朵勉強駕車脫身，那名助手則徒步逃離。

諾克斯說話時，一輪滿月高掛東南方，將月光投射到沉睡的村落，很容易讓人覺得與這些可怕的故事相距遙遠。在古因巴這裡，諾克斯與另一位外地醫師住在太陽烘烤的磚塊蓋成的屋子，屋小卻舒適。這裡沒有自來水，電力每晚只供應幾小時，所以他白天將可攜式太陽能燈充電，深夜就可以帶著燈去戶外廁所，那裡配備了MSF發放的標準蹲板。娛樂很簡單：平裝小說、幾片CD。諾克斯帶了吉他來，需要時後勤專家也可以向當地教堂張羅來一面鼓。啤酒是溫的，但鎮上有發電機的那個傢伙可以賣你冰啤酒，額外索價十塊安哥拉匡撒，約十八分美元。

儘管部分任務有潛在危險，MSF成員會告訴你，在安哥拉這樣的地方工作是罕見的禮遇，尤其對於還沒滿三十歲的醫師而言，否則他就會擔任初階醫院職務。「可能有人純粹為了無私的理由而這麼做，」諾克斯說，「但我還沒找到遇過這樣的人。我的意思是，你是在幫助人沒錯，但假如其中也對你自己有好處，就不算真的無私。」

許多MSF成員都記得從事人道工作的念頭在自己心中成形的那一刻。家庭醫師安卓・席特曼曾到瓜地馬拉和賴比瑞亞出任務，對他來說，那一刻發生在大學圖書館裡，他去那裡原本是為了準備學期考試，結果東摸西摸地在打混。「我拿起擺在隔壁桌上的舊書開始瀏覽，結果那是史懷哲的著作，裡頭談到加彭蘭巴雷內的熱帶醫院。那種工作型態正合我意——他是那間醫院裡唯一的醫師，照料不受關注的民眾。那讓我立定志向學醫，也播下我日後希望到海外工作的種子。」

成長於中國文化大革命時期的小兒外科醫師程衛，則受到不同的醫學偶像啟發。程醫師童年時期的英雄是諾曼・白求恩，這位加拿大外科醫師於一九三八年日本侵華期間協助中國人民。次年十一月，白求恩工作時沒戴手套，手指刺傷並感染敗血症。由於缺乏抗生素，他死於感染，獲得英雄式的葬禮，毛澤東還發表頌詞。「我這個世代的人仍然十分欽佩他。」程醫師說，他在二〇〇〇年成為首位和MSF一起工作的香港外科醫師。

文森・伊查夫出生於古巴，這位外科醫師年紀七十出頭，也是在社會主義革命時期成長，他初次面對苦難的經驗就是在自己的祖國。「後來到世界各地跑過之後，我明白了醫師的職責不僅在治病賺錢，還要將時間和知識奉獻給窮人。我深信任何人類都需要撥出時間做人道工作，但醫師尤其需要。」

縱使大多數醫師的感受都和伊查夫相同，MSF最大的挑戰還是在於找到足夠的醫師。進入這個組織需要具備一到兩年看診經驗（由分部決定），所以新手醫師不合格，更不用說醫學院學生了，經常有學生在詢問時才驚覺MSF並非來者不拒。許多年輕醫師因為就學貸款而負債沉重——在美國尤其普遍，歐洲則較少見；對他們來說，人道援助工作可能會是自己無力負擔的奢侈品。對經驗豐富的資深醫師而言，無法找到職務代理人也一樣成為限制。第一次任務通常持續六到九個月，因為新進人員的學習效果最好，之後再參加任務時，待在救援現場的時間則可以較短。

MSF駐外人員的平均年齡為三十七歲，但這個數據容易造成誤解。如果你造訪駐地專案，會發現工作人員大多都相當年輕，特別是非醫療人員，因此整體平均值可能因為年紀較長的醫師執行短期任務而失真。人道援助工作主要吸引單身、沒有孩子的人，所以過了三十五歲以後，那些有意組織家庭的人通常會尋找比較不冒險的工作，或者若是他們繼續參與MSF，也會從救援現場任務轉調為辦公室工作。

無論年齡為何，並非所有跟隨MSF親赴現場的醫師都依循同一種模式。有些醫師每年休診幾周來執行緊急任務；有些則大多從事援助工作，為遭人遺忘的病患盡可能提供舒適的照護。除了和MSF一起工作，家庭醫師萊斯莉・桑克斯曾在加拿大極圈治療結核病、到偏遠的原住民社區工作、照料聯邦監獄受刑人、在多倫多同志社群中心地帶的診所工作。「到標準的市郊診所工作，與病人談論不合適的矯正器具、治療喉嚨痛，對我來說是夢魘，」桑克斯說，「是最糟的惡夢。我十分幸運能身處自己所在的救援現場，因為身為家庭醫師，我有各式各樣的機會做有趣的事情，能確實感覺自己有所貢獻——通常不是很多，但至少有一點點。我就是沒辦法在資源過剩的地方工作，我沒那種耐性。」

至於其他人，驅動力較晚才出現，那時他們已經在日趨專業化的西方醫界執業一段時間，開始尋找新挑戰。因為有太多專科醫師可以託付病人，全科醫師大多數時候會選擇將病人轉診，而非嘗試自己不熟悉的療程；這麼做有益病人，但對醫師就少了許多成就感。就專科醫師而言，可能會期待增加自身經驗的多樣性。「你可以運用的醫療範圍之廣，形成莫大的吸引力。」席特曼說，「我必須做自己真的沒有受過訓練去做的事情，但周圍沒有其他人比我更適合做。我有點像在扮演『馬蓋先』，我就是得用自己受過的訓練和手邊工具去盡最大努力。這種情境挑戰身為醫師的我超越極限，我也因此學到很多。」

MSF試圖將本身的醫療人員和各專案的需求配對，但有時各種狀況會搞亂這些計畫。在席特曼服務的賴比瑞亞醫院，當地外科醫師消失了一個月，留下他孤軍奮戰。他最初的病患包括分娩時胎兒卡住的產婦。「當時沒有其他選擇，只能設法弄出這個寶寶。我做了剖腹產，產婦出現我無法修補的子宮破裂，所以我還得做子宮切除手術，真是一個頭兩個大。六年前實習時，我做過大約十五次剖腹產、大約五次子宮切除手術，但總有資深醫師站在手術枱另一邊，告訴我在何處下刀、該切多深。當時壓力真大，但如果不做，我只能選擇袖手旁觀。那名產婦後來情況良好。」

另外有個因素特別激勵美國醫師：官司。「第一次到海外時，我最大的發現是可以卸下肩頭重擔——西方醫師工作時必須承受的種種誤診威脅，尤其在美國。」一位外科醫師說，「那種持續的威脅，使你每回做決定時都想回頭看看有沒有律師在那裡；威脅消失，我真是如釋重負。」

除了外科醫師之外，許多初次參與的醫師護士驚訝地發現MSF的專案可能鮮少涉及直接治療病人。「我們需要醫療人員了解，自己不會參與太多個別病患的照護。」一位MSF招募員說，「你必須拋開那個想法，因為這不如你想像的那麼親力親為；運用十名當地的醫療照護者，比嘗試全都自己動手要有效率多了。這有點困難，因為你突然陷入管理、電腦、統計數字、報告當中，不是所有醫師都想這樣。」

護士也發現MSF所賦予的責任遠比典型的西方編制還多。「沒有醫師指示，我不能提供泰諾止痛藥。」護士凱絲琳．波斯勒說，前往阿富汗堪達哈之前，她在偏遠的北部加拿大社區工作。「技術上來說，凌晨三點時，假如我的病人需要泰諾，我必須打電話叫醒醫師才行；這真的很荒謬。我們有足夠的知識、受過足夠的訓練，可以做出拯救生命的決定，但我卻沒有權力提供泰諾？這真是令人挫折，必須回到自己的意見總是屈居次要的環境，尤其如果你曾在缺乏醫師的情況下獨立工作，獨力做出某些重要決定。」

非醫療人員也受到可能的挑戰所吸引。一位MSF管理者憶起他的第一次任務是到索馬利亞，說自己必須坐下來和聯合國及軍方開會，每個月掌理大約四萬美元現金，與摩加迪蘇、奈洛比頻繁以無線電聯絡。「對二十五歲上下的人來說，那種工作很棒。每一天都不同，有些日子絕對是不可思議；當時我做了許多從沒想像過自己能辦到的事情。」

馬西米蘭諾．柯西曾在祖國義大利從事營造業，後來又和一個天主教非政府組織到過巴西，然後才在二十出頭時加入MSF；先前那些工作比不上在二〇〇〇年到賴比瑞亞這樣的戰區那麼振奮人心。「那時我們只有一個專案在北方，靠近與幾內亞和獅子山的邊界，而我才剛到不久，我們就必須結束那個專案，因為那裡遭受叛軍攻擊、劫掠。他們帶走所有東西，殺死一兩名當地雇員，強暴數名病人，綁架我們的一名司機。那是我在MSF工作的開端，所以我十分興奮。當年的我比現在年輕多了，對於能夠置身那些只在電影中看過或在書中讀過的種種騷動間，我感到深深著迷。我忽然間發現自己身處其中，為自己感到驕傲。跟隨MSF的頭四年，我會回到歐洲待幾個禮拜，然後又離開去執行另一項任務，因為我真的需要那種生活。我們義大利有句話說：『腳下的土地有火在燒。』這就是我的寫照。我在賴比瑞亞待了一年，日子過得很艱難——整整一年離開自己的文化、自己的家庭、自己的朋友，對個人形成很大的衝擊；然而我火速轉赴另一項任務，因為那為我帶來更大的情感衝擊。」

柯西說的第二項任務是到南蘇丹，他在那裡擔任前線附近一項基礎照護專案的現場協調員。「我們照料戰爭傷患——槍傷、炸傷、地雷，還有不全然與戰爭有關的社區疾病。」他在那裡有機會真正體驗「無國界」是如何運作。「你得非法越界進入蘇丹。先到肯亞的奈洛比聽取任務指示，接著穿越與蘇丹接壤的洛

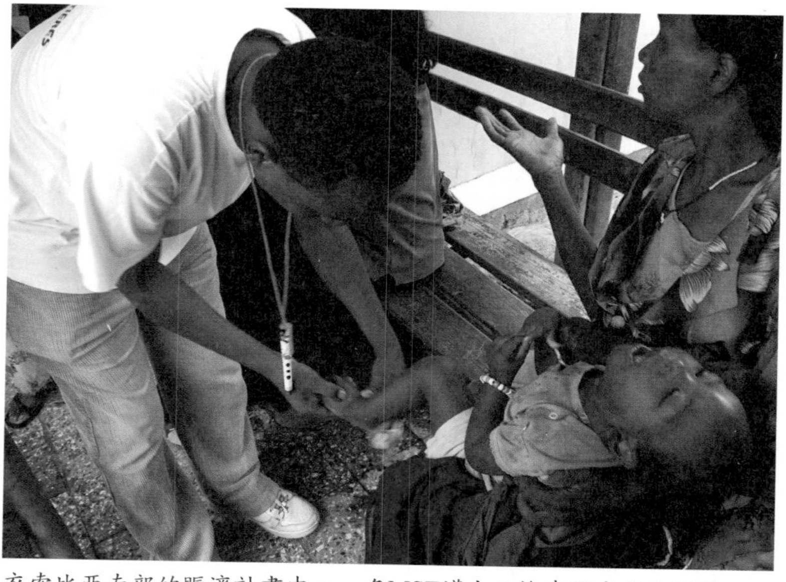

衣索比亞南部的賑濟計畫中，一名MSF護士正檢查孩童的水腫情況，屬於嚴重營養不良的紅孩兒症病徵。

基丘吉歐。最後，在連續聽取一周的任務指示後，出發前往救援現場。我們和私人公司一同搭乘小型運輸機，坐在一箱箱藥品上。兩個半小時過後，我們降落在鳥不生蛋的大草原，而蘇丹人說：『好啦，我們到城裡了。』我走出去晃了晃說：『城鎮在哪兒？這裡沒有城鎮，只有幾間小屋。』那裡的人近乎光著身子四處走動，臉上塗著灰以保護他們防禦蚊子和酷熱。然後你去到MSF營地，那裡有用泥巴和牛糞蓋成的小屋，室內外溫度相差十度左右：室外攝氏五十度，室內大約四十度，感覺簡直是清新的空氣。那真的很特別——你不會相信二〇〇一年還有人可以在那種環境下生活。」

MSF還在數小時路程外運作了另一個專案，柯西抵達的前一天，那組團隊必須逃離政府支持的阿拉伯民兵團。「阿拉伯民兵團已經到了那裡，但因為當時雨季剛結束，他們不能騎馬渡河，所以決定在另一岸紮營。民眾發現他們，來到MSF營地說：『阿拉伯民兵團來了，我們得馬上離開。』團隊人員當晚就離開，為了避免被看見而選在太陽下山後啟程，並且藏身灌木叢中。他們在那裡過夜，第二天早上還必須在日出時分離開。阿拉伯民兵團找到通道渡河，攻擊我們的營地，放火燒醫院，徹底摧毀它，殺了一名護士、一名守衛及一名清掃醫院的婦人和她的孩子。那名婦人抱著孩子逃跑，子彈射穿她的背部，同時殺死了嬰兒。」次日，那組逃亡的團隊來到柯西駐紮的地點，道出他們的故事。「我們的團隊來到我的營地，說阿拉伯民兵團緊追在後，蘇丹民眾則對我們說：『我們會阻止他們，別擔心，我們會殺了他們，他們絕不會來到這兒，你們和我們在一起很安全。』接下來民眾開始架設機關槍。這種情況對我來說尤其難以應付，因為我才剛到——那是我的第一天。」

後來在同一任務中，柯西的工作還包括每十天搭飛機造訪一個偏遠專案，確認其運作狀況。「他們會給我們二十分鐘卸下所有東西，然後飛機必須離開，降落到安全地點。兩三個小時之後，飛機會折返，再給我們二十分鐘裝載所有東西並登機；如果你來不及，他們會把你留在那兒。有一回，我和一名醫師和一名護士去探視幾名病患，飛機回頭來載我們時，飛行員說：『走了，走了，我們得離開了！』在那一刻，我們聽到聲響，我抬頭看見一架安托諾夫運輸機飛過來；這種運輸機沒有配備機槍，卻可以投擲炸彈到停在臨時跑道的飛機上。一旦我們起飛就沒事，但飛機在地面上時很脆弱。我們拋下所有行李上了飛機，當我要去關閉滑門時，一名婦人帶著小嬰兒站在門邊說：『拜託，帶我的寶寶走。』我說：『聽好，我不能帶妳的寶寶走，我能帶去哪裡呢？寶寶需要媽媽。』飛行員說燃料只夠再飛二十到二十五分鐘，也不夠多載一名乘客，所以我們不能帶那位母親走。他走過來鎖上門，說他不想蹚這種混水。

「我們又聽到安托諾夫的聲響，於是真的感到害怕。醫師沒吭聲，護士沒吭聲，加上我們還得帶幾名中槍傷患回醫院。飛行員正打算發動引擎時，一名反抗軍忽然走到駕駛艙前方，用卡拉什尼科夫衝鋒槍瞄準他。因為窗戶敞開著，我們可以聽見那名軍人說：『你要是離開這裡，我會開槍。』而飛行員說：『老兄你聽好，我要發動引擎，如果你不閃開，螺旋槳會把你切成碎片；假如你要開槍，無所謂，因為若是不離開這裡，反正我們也死定了。』他說得斬釘截鐵，所以那名軍人不知道該怎麼辦才好。最後對方決定讓出跑道，飛行員啟動螺旋槳，我們就起飛了。我還記得飛行員說『反正我們也死定了』時的靜默，那次我真的怕了。」

儘管今日無國界醫生自豪，比起國際關懷組織或世界展望會這類發展型機構，他們可以維持相對小的規模，但它早已不再是一九七〇年代時那樣的下層社會團體。不過它始終努力要貼近基層，最早的行為就表現在八〇年代時法國分部不情願將組織擴張到比利時和荷蘭。時任MSF國際主席的詹姆士．歐賓斯基，甚至在諾貝爾獎的受獎演說中表示：「MSF不是正式機構，如果幸運的話，也永遠不會是。」

一九九九年十月中旬，世界各地都有小卻熱鬧的派對，駐地人員舉杯慶祝MSF獲頒諾貝爾和平獎的消息。歐洲和北美辦公室當然也有慶祝活動，卻同時感到不安。「我記得我們得到諾貝爾獎的那一天，我真的很擔心後續效應。」前MSF法國分部主席尚哈維．布拉多說，「我認為把自己看得太了不起、嘗試在國際議題上真正的大咖面前班門弄斧會有風險。」布拉多擔心MSF會被拱上檯面，被迫針對與人道醫療援助沒有直接關聯的議題發言。「如果你開會討論不是真正切身相關的議題，例如死刑，大家會說：『像MSF這種得到諾貝爾獎的組織，應該對那個議題公開表達立場。』」

布拉多和大多數MSF成員自此與獎項和諧共存——不說別的，將「諾貝爾得主」加註到組織的信紙上成了募款的天賜助力。然而，MSF荷蘭分部的肯尼・葛拉克坦言，得獎對人力招募影響深遠。「由於我們現在又大又有名，加入我們的人不同了：當組織規模小、充滿鬥志又叛逆時，站出來要成為志願者的是另一群人。」

甚至在獲頒諾貝爾獎之前，MSF就力圖確保至少有百分之三十的駐外人員是第一次出任務，提防引來太多自滿的職業援助工作者。葛拉克承認這項政策使得「其他人道主義運動團體都取笑我們」，因為這個政策可能導致過多的責任壓垮新手。不過連第二次出任務的人都認為，什麼都比不上第一次出任務的那種急迫感，在戰區邊緣的醫院初次遭受火燒眉毛的洗禮。「衝擊出現在從明亮乾淨的市郊醫院，轉換到醫院裡有你不曾見過的創傷、醫療照護水準糟透了。那份衝擊驅策著組織，也促使有人告訴像我這種老傢伙：『我才不管你看過二十個比這裡更糟的地方，這裡讓我不舒服，我想要來做點什麼。』這就是我們設法制度化的東西，用來防止自身的憤世嫉俗，對抗我們生出的厚繭。」

作為一個組織——那些和歐賓斯基有相同期望的人寧願自稱「運動團體」，MSF相對缺乏分層（在必須有指揮鍊的援助現場除外）而人人平等。每個人都受邀參加國內協會——

每個設立了MSF分部的國家都有一個，人人在其中都得以票選董事會成員，或競選該董事會中的職位。許多英美慈善機關由社會名流或業界領袖主持，MSF卻不一樣，是由曾赴援助現場工作的人組成董事會，其中許多都是醫師。「我們設法建構組織，好讓它屬於所有人。」奧斯丁・戴維斯說，「這麼一來，如果組織做得不好，就不能只埋怨老闆。每個人都有責任發表意見，說出MSF未來應該怎麼走，對自己正在做的工作有個人歸屬和擔當。」

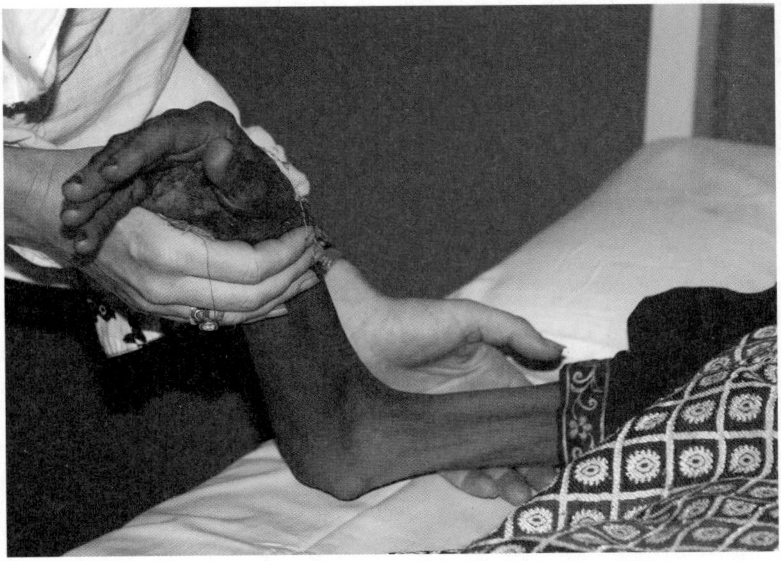

二〇〇九年，MSF啟動計畫治療卡拉達卡的利什曼原蟲病患者，該地位於局勢多變的巴基斯坦西北邊境省份。前往偏遠地區治療陌生疾病的挑戰，是許多MSF醫師的共同動機。

組織發給援助現場工作者微薄的津貼，負擔所有旅行費用及健康保險，但駐外人員要支付自己的餐費及在當地其他大多數的開銷。相較於私人公司，連MSF辦公室員工的薪水都算節制而公平。舉例而言，在MSF的紐約辦公室，最高薪資不超過最低薪資的三倍，而執行幹事的薪水約為十萬美元。不過，在援助現場聘用當地雇員時，MSF給付的薪資通常略高於其他非政府組織的現有行情。

因為即使位居高位也賺得不多，MSF吸引了許多天生不習慣身處西方富裕生活的人。馬丁．吉拉德到哥倫比亞、獅子山、剛果民主共和國出過任務，也為MSF蒙特婁辦公室召募人員。「我絕對不可能到私人機構工作，除非我徹底破產，需要薪水更高的工作。」他說，「但我不迷戀物質生活。我四十歲了，沒有車子，我沒錢買。我父母出錢替我買公寓裡的洗烘衣機，因為我沒錢付。」

「如果明天早上我把履歷寄到聯合國，我可以向你保證我會找到工作，一個月薪水可能有五千美元。」吉拉德接著說，他擁有政治學碩士學位，精通三種語言，去過二十多個國家旅行。「但我知道自己會在大型政治組織中喪失一部分的靈魂，必須在我無法接受的領域做妥協。」

吉拉德沒什麼耐心容忍對人道援助工作抱持浪漫想像的人。「我遇過一兩個雅痞來到我的辦公室說：『我賺夠了錢，擁有大房子，生活卻一團糟；如果和你們一起出任務，我想我會找到人生意義。』我問他們：『如果我派你去種族屠殺現場，你會開心點嗎？你覺得自己回來後每天早上會對著太陽微笑嗎？你以為那是幸福的祕訣嗎？一九九四年我們派去盧安達的駐地人員，到現在還是要每周看一次精神科醫師。』」

沒人真正知道第一次出任務時會怎麼樣。小兒急診醫師裘安．劉記得自己在十三歲時讀了一本關於MSF的書，夢想長大後要從事人道工作。「三十歲時，我第一次出任務——這個夢做得真久。當然，我注定要面對挫折，因為我的期待太高了，根本不敢相信人道援助工作充滿官僚作風，我就是沒法兒理解。」劉醫師的第一次任務是到茅利塔尼亞，那裡的難民正準備返回鄰國馬利。她說那裡的聯合國官員試圖在雨季期間遷移難民，只為了讓自己有面子，因為他讓難民更接近邊界。「當然，他沒有訂購足夠的塑膠布，結果民眾在雨中多生活兩個禮拜，死亡、痢疾、上呼吸道感染的案例都增加了。我難以置信，只因為那個人有事情等著完成，就要拿四萬名難民的健康做賭注。我當年真的很天真，我的上級告訴我：『裘安，醒醒吧，歡迎來到這個世界，甜心。』我記得自己寫信給爸媽和另一半，說我不敢相信有這種事，不敢相信MSF不抗拒。我好沮喪，不認為自己還會再去；我盼了十七年，卻必須應付這種狀況？」

執法四年，又念了企管碩士之後，派崔克．勒繆有自己的夢想——找到可以讓他真正覺得自己在幫助別人的工作。「那個時候我在巴塞隆納，所以我聯絡MSF西班牙分部。一切進展得很快，我面試了兩次，然後就啟程前往科索夫。我負責財務、後勤和管理，而我在那裡的時候，團隊決定結束整個任務。因此，六個月內，我結束了兩個專案，完全不是我所期待的那種感覺良好的工作。在科索夫，我凍得要命，一個人過聖誕節，開除人，爭論合約條款，並將資產變現。我確實享受身處那個地區的經驗，顯然也和當地雇員培養出感情。絕對不乏美好時光，但那和我原本想像的不一樣。」

令人驚訝的不是新手想法天真，而是他們願意堅持下去。經歷過茅利塔尼亞的災難後，劉醫師又跟隨MSF執行了十幾次任務，勒繆出任務的次數也進入二位數。隨著經驗累積，人道援助工作者逐漸了解並接受自身工作的局限，充分意識到他們的專案在大局中看起來有多麼渺小——到戰爭肆虐的國家設幾個迷你醫療中心、饑荒時設立單一餵食中心、在結核病門診分配藥物。幾乎沒有救援現場工作者回來後會極力誇讚他們的任務有多成功——更常見的是他們勉強承認自己幫助了少許人、救了幾條性命。「我覺得自己好沒用，」在浦隆地戰區工作過的護士卡蘿．邁柯麥可說，「我沒造成任何改變。也許改變了一些小事情吧，少數急迫問題；但是在那裡時，我沒辦法改造那些醫療中心。」

這不是虛假的謙虛，而是真正的挫折。援助工作者並沒有因為知道自己在做好事而睡得安穩，反倒比較常因為還沒完成的事情而睡不著。「有些人對我說：『哦，你替MSF工作啊，好有善心。』」一名援助工作者說，她對那種評論的反應是豎起中指。「說真的，你一定無法想像，這並不是發揮善心，是一種『嘗試』的過程。大家說：『當一天結束時，你一定感覺很棒。』而我卻想：『老天爺，你知道今天發生了什麼嗎？』」這也是為何有那麼多老手堅稱自己並非無私。就他們看來，在救援現場弄髒雙手、感覺自己參與其中，比坐在家中觀看電視放送世界各地的危機事件更容易。經歷過打開眼界的第一次任務後，他們再也無法抱持鴕鳥心態。

彼得・勞伯擔任過幾回後勤專家，在任務期間充滿矛盾情緒，他痛恨許多自己看到的事物，卻感覺有股力量無情地牽引他回到那種生活方式。「出任務時，我真正覺得自己活著。」他說，「情緒高昂時就真的飛上天，可怕的事物就真的很嚇人，生活不單調。即使是任務中某些很無聊的部分，也有稀有、特別的事情讓你大有收穫。

「MSF得諾貝爾獎時，我正在奈及利亞，在法國大使寓所靜謐的接待處玩得很開心。我們帶了一群為拉哥斯貧民窟計畫工作的當地婦女同行——我喜歡看著她們盤踞在自助餐枱旁，啃光一隻又一隻雞腿，把骨頭丟到地毯上。我有機會吃到胡椒湯和番薯泥、喝到棕櫚酒和當地產的琴酒，還得了兩次瘧疾。在奈及利亞，墮落升格成為國民娛樂，深夜的舞廳熱得令人發昏，國家自尊強烈，貧窮、犯罪和苦難廣泛得難以想像，少數幸運的富人則獨享齷齪的奢華與財富，四處都有隨風飛揚的垃圾卡在樹枝和流刺鐵絲網上。天啊，我痛恨奈及利亞。天啊，我好想回去那裡。」

二〇〇二年離開ＭＳＦ後，勞伯掙扎著想再感受那種活力。「我不認為自己能像在ＭＳＦ時那樣生活，包括那些恐怖事物。當ＭＳＦ成員深夜聚在一起開派對時，真是最美好的時光。辛苦工作的人一起哭，哭完再一起喝醉，那才叫真正活著。」

有機會造訪遠方並體驗不同文化絕對是最大的誘因。文森．伊查夫憶起在盧安達的外科工作空檔間曾進入山裡，撞見大猩猩家族。「有猩猩寶寶想玩我的網球鞋，公猩猩站起來時好巨大，不可思議。那對我的衝擊是，我在城市中見識到那麼多殘酷暴行——魯亨格里的人互相殘殺，那頭大猩猩卻如此愛好和平。」在斯里蘭卡北部，他看著坦米爾族村民走在火上，經歷他所遇過最古怪的事件。「醫院裡有個男人說自己的肚子好痛，我開始和他交談。他說自己是弄蛇人，我說：『哦，真有趣，做這一行一定很危險。現在你人在醫院，誰來照顧你的蛇？你太太嗎？』結果他說：『不，不，蛇在床底下。』他下床拉出上頭蓋著衣服的籃子，然後拿出笛子，籃子裡鑽出一條眼鏡王蛇。他就當著病房裡所有人面前，開始耍弄那條眼鏡蛇。」

即使身處那些令人困惑的文化中，也會有奇妙的時刻。護士克麗斯汀．納多利於南蘇丹工作期間——許多ＭＳＦ成員說那裡簡直是另一個星球，她記得在丁卡族區經營餵食中心，那裡的文化是以牛群為中心。「很多方面他們根本不會算時間，你卻試圖為三百到六百個孩子推動治療性餵食計畫，嘗試教一群丁卡族雇員每天固定餵食牛奶六次，有計畫地分配給每個孩子，真是瘋狂。但當一天結束，太陽逐漸西沉，火堆逐一閃現，漫長的白晝結束，酷熱開始緩和，婦女排著隊替孩子領配給，光輝燦爛，於是你笑了，這時候好玩的部分才登場。」

想跟隨援助機構出任務的人有許多理由，其中有些是不正當的理由。出版了《通往地獄之路》之後，麥可．麥林在一次訪談中被問到這份工作吸引什麼人時直言不諱。「有些在做援助工作的人真的很棒，但我不得不說——而且我的看法多半出自身為記者的經驗：毫無疑問，有些人是我這輩子遇過最偽善的混蛋，是最糟的一群人，我是指真正的壞人，都為慈善機構和援助組織駐地工作……你走進那裡，對人命握有生殺大權。忽然間，你會看到二十二歲的援助工作者告訴一萬兩千位難民過來這裡，排成一列；這讓你真正感受到權力。」

麥林不是專指MSF，但沒有任何組織的招募紀錄是完美無缺的。如同任何派人到偏遠地區並賦予他們諸多責任的機構一樣，MSF曾經僱用抱持殖民者心態虐待當地雇員的駐外人員、永遠無法適應家鄉社會及純粹為了逃避家中問題的人。一名負責人開玩笑說，每當有新的團隊成員報到時，她會問：『說說看，**你**要逃避什麼？』」

MSF厭倦了自身在援助圈根深柢固的牛仔形象，儘管組織聲明它已經脫離那個階段。「我們非常小心不要招募到所謂的藍波型人物：想到戰地遊覽、空手接子彈的人。」一名人力資源經理說，「對一支團隊來說，那種人最危險。如果你察覺有人是為了追求刺激而來，對方就真的不是你要找的人。」MSF的人資人員尋求熟諳多種語言的人——必定要會法語或英語，因為其中一種會成為救援現場的共通語言；他們還尋找曾到開發中國家工作或旅行的人（「別告訴我們你參加過全包式度假行程，因為那不算數。」）。現場工作者的生活方式需要有彈性，因為他們可能被要求在接獲通知後很快就要離家數周或數個月。

MSF還需要能夠在小組中工作的人。「你參與的團隊決定任務成敗。」派崔克・勒繆說，「你可能到很棒的國家、做很棒的工作，但如果你跟著爛團隊，就一點樂趣都沒有。或者你可能困在圍牆內，連一根手指頭都不能伸出去，但和一群優秀的人在一起，你就能享受任務。」

然而，一般人在救援現場的反應是無法預測的。團隊中的駐外人員可能少至兩人，也可能多達十幾人；所處環境也包羅萬象，從靜謐村落到全面衝突，從有熱水和冰啤酒到與老鼠睡在地上。一位後勤專家於饑荒期間待在南蘇丹，最初三個月都住在半浸在沼澤且充斥蚊子的帳篷裡。「乾旱期太長了，造成饑荒，接著又是暴雨。」他解釋，「我們的生活區在一個地方，補充性餵食中心在另一片土地，然後大約走二十分鐘才會到治療性餵食中心。在雨季高峰，我們要涉過深度及胸的水才能到那裡去，永遠都濕淋淋的，永遠都覺得冷。」然而，等到他們在乾燥地方設立了新據點，摩擦才出現。「過了那頭三個月後，坦白說愈來愈多人脾氣暴躁。當狀況最糟時，你的團隊凝聚得比較好；已經運作了一段時間的計畫其實會有更多團隊互動問題。而且你會碰上個性衝突，這在所有非政府組織都是問題。」

性命堪憂時，團隊成員凝聚得最緊密。卡蘿．邁柯麥可在浦隆地時，城鎮遭到迫擊砲攻擊，使得她和兩名年輕女醫師縮在屋子走廊。「那使得關係更加穩固，因為我們一同經歷了那種事情。」她說，「在其他情況下，我們三個人可能不會成為朋友——我們沒有共同點，她們倆又比我年輕很多；她們二十八歲，

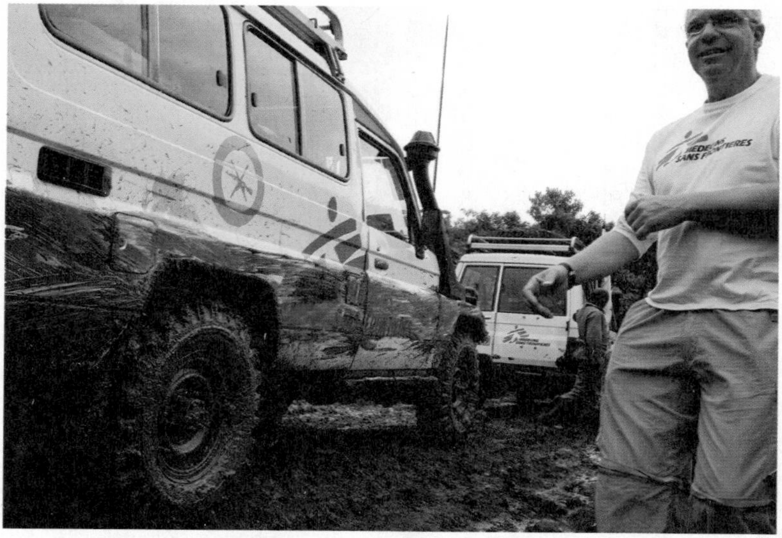

MSF訓練課程讓新手做好準備，以面對他們在救援現場可能遭遇的實際挑戰。照片中這位護士如釋重負地準備重新上路，他的座車才剛被拖出泥沼，地點是剛果民主共和國的北基伏。

我三十九歲。當你們的生活十分親近、承受著壓力、太投入工作或安全沒有保障，可能會發生口角或不合。但後來你們放鬆下來，盡情跳舞跳到凌晨兩點。」友誼通常發生得很快，因為在那裡沒什麼時間讓人依照慣例慢慢脫下外殼，互相擁抱。「當你一向團隊報到，壓力就來了。」一位負責七個任務的管理者開玩笑說，「你最好當下表現出自己待得住。你要嘛就和我們喝一杯啤酒，要嘛你就不喝。如果你不喝的話，一輩子都要背著污名。」

派新手出第一次任務之前，MSF會讓他們參與訓練計畫，向他們介紹組織的哲學，教導他們實務技巧，例如怎麼使用超高頻無線電或替公務車換輪胎（也讓接受招募者心意動搖時有機會離開）。這個預備課程多半聚焦在如何應付救援現場。前往阿富汗之前，護士凱絲琳．波斯勒在阿姆斯特丹受訓。第一晚，她和其他新手發現自己晚上十點置身荷蘭的森林中心。「他們將我們分組，發送地圖，接著要我們擠上公務車，把我們載到樹林放下，給了我們一大塊防水布和幾根木竿。他們說：『好啦，祝你們好運。你們得找到地圖上的這個紅點，在那裡蓋出一間廁所。我們不會告訴你們這是哪裡，不過指南針在這兒。』所有挫敗在早上五點時終結，我們找到紅點，蓋好廁所；整段時間你都在學習如何利用無線電通信。當然，先前他們沒教過要怎麼聯繫；只是讓你知道在救援現場嘗試聯繫別人可能會有多挫折。

「那時候，我們完全不曉得那場任務目的何在，只覺得漫長難受，又受時差所苦。第二天，你坐下來談論團體互動、遇到什麼問題、如何解決問題、認為自己扮演什麼角色。那是活動中最珍貴的部分，因為你和陌生人困在一起，你累了，脾氣不好，而且其實還沒交到朋友。就很多方面來說，那就像在出任務，因為你確實必須與想法完全不同的人一起解決問題。在MSF這樣的組織中，會有很多人習慣了當領袖。把一堆領袖組成一個團體，通常會一團糟。」

如果任務中常出現爭執，和解也會很頻繁。內部的人開玩笑說，MSF這個簡稱其實代表西班牙語的「好幾個月沒做愛」（Meses Sin Follar），也有人說是代表比較不情色但更貼切的「許多單身女性」（Many Single Females）。把一群大多年輕、堅強、獨立的人丟到情緒高張、遠離家鄉的環境，自然會容易配成對。但有那麼多MSF成員在一起，並非只因為機會較多和比較用不著顧慮後果。儘管有些放縱、一夜情、因懷孕而縮短任務的情形，也會有人形成長久關係，往往持續數年或者一輩子。

「不僅僅是你遇到一堆志同道合的人，因為大家會加入有上千種不同的理由。」加拿大籍護士蓮恩．歐森說，她嫁給了一九九四年在波士尼亞相識的荷蘭後勤專家倫克．德蘭吉。「你遇到的人語言不同、文化也不同，存在的差異太多了，真的不應該行得通。但認真對待這份工作、不把它當作有薪假期或純粹是冒險的人，都懷抱著同樣無與倫比的熱情。假如真的將一部分自己投入正在做的事情，你最終會看到人最脆弱的地方。」歐森和德蘭吉一起出過幾次任務，看過彼此最好與最糟的一面。「當狀況變糟時，你會看到人如何應對的真實反應，在短時間內，你對一個人的認識會清楚多了。你可能有朋友相交多年，卻從沒真正了解他們，因為你沒看過他們處於壓力之下，置身這些情境的壓力中。在現實生活中，你有多常處在受挾持或者被槍指著頭的危險關頭？你有多常看到有人在你面前中槍或目睹種族屠殺？跟隨MSF，每樁任務都會發生這類事情，於是你看見自己團隊裡的人怎麼應對。他們會彼此分裂或者凝聚得更緊密？你會看見一個人性格中這種十分原始的層面，這時候你就知道這個人究竟會是怎麼樣，使得進展快多了，不會發生『我們來約會半年，出去吃吃晚餐』這種事。

「我不需要操心，因為如果有一天我的生活出現危機，我清楚知道他會怎麼樣；跟隨MSF，你還沒戴上戒指說『我願意』之前就知道了。我不需要對倫克解釋我看到有關伊拉克戰爭的報導時為何痛罵不已；我不需要解釋，在多倫多一個美麗的午後，當非裔樂團演奏著，每個人都在跳舞時，為何我站在那裡哭泣；我不需要浪費絲毫時間說：『這讓我想起……』

「你們在同一條小船上，你們會一直待在那兒。」

第四章
身處險地的醫師

在安哥拉北部的古因巴醫療中心裡，詹姆士・諾克斯向護士詢問有關住院病房後段空出的病床；那張病床原先屬於一名肝潰瘍的男子，如今他卻不在了。護士說他已自行出院，諾克斯露出無奈的笑容。「這讓人挫折，」他說，「因為有時你訂購了藥物，等到藥送到的時候，病人已經離開，沒有辦法去追蹤他們。」前一天因高血壓而入院的另一位病人也消失無蹤。

諾克斯強烈懷疑這兩樁自行出院的案例和兩天前發生的事件有關，那時他帶一名因瘧疾而病危的嬰兒離開古因巴，前往省府姆班札剛果設備較好的醫院。「當我們回來時，我發現了改變。有些病人沒等療程結束就離開，病房裡的病人很少。」預備替那名嬰兒轉院時，諾克斯必須向嬰兒的家人解釋狀況。「我覺得有義務告知雙親那孩子可能活不了，病房裡其他人都聽見這個消息。」結果，那名嬰兒在那夜稍晚死於姆班札剛果。「當白人醫師對一家人說：『你們的孩子可能活不了。』然後那個孩子轉院，而且真的沒活下去，我不確定大家會有什麼看法。」

所有駐外醫護人員都需要學習了解當地人對疾病的態度。在古因巴，以及大部分罕有健康照顧的地方，病人通常只在病入膏肓時才就醫。病房裡有名男子說他的雙臂又疼又麻已經兩個月了，醫師檢查發現他的腹部有腫瘤，但男子堅稱自己生病是因為家人最近給他喝了不乾淨的飲料。有時候，病人的狀況因為傳統療法而惡化；距離醫療中心只有一小段路的市場裡販賣各種可疑藥品，從閃亮的礦物、貝殼到死老鼠，什麼都有。

甚至連衛生部的標準療法或守則都是需要克服的挑戰。在非洲大多數地區，治療瘧疾的第一線藥物還是氯奎寧，然而在安哥拉，這種藥物對高達百分之八十三的病人沒有療效。MSF在此地及其他所有抗瘧疾計畫區的目標，是實施有效許多的青蒿素類複方療法；諾克斯切身了解那療效有多好——他才剛治好自己的瘧疾，這是他的職業風險。

諾克斯走近正在替喬安娜做檢查的幾位護士，先前他懷疑那名年輕女子得了昏睡病。他們設法進一步了解她的病史，至今得知她不僅咳嗽，而且嘔吐、缺乏食欲。「這開始看起來比較像肺結核了。」醫師說。肺結核理想上要靠胸部X光確認，但在這裡他們只能利用唾液抹片，甚至還要送到姆班札剛果才能化驗。

如今又有一名到院嬰兒出現瘧疾症狀，Paracheck（瘧疾快速血液檢測）的結果也呈現陽性。當護士準備注射奎寧時，諾克斯注意到點滴瓶中盛裝的量遠超出所需——護士打算在注射到足夠的量時關掉點滴，下一次再使用同一個瓶子注射。諾克斯堅持要他們找到乾淨的空瓶盛裝剩餘的藥劑，否則如果沒有人記得及時確認，那孩子可能吸收過多的劑量。

當靜脈留置針刺入時，嬰兒尖叫起來，護士發現自己沒有找到血管，於是又抽出針頭。他試了三、四次都沒成功——這不令人意外，因為就算要為狀況最好的嬰兒插針都不容易了，當小病人脫水時更是難上加難。嬰兒的母親沉默坐在遙遠的一角，但看著孩子受折磨顯然令她痛苦，過了幾分鐘，她走出病房。諾克斯站在一旁，沉著提出建議，拒絕接手工作而破壞護士培訓。半個小時過後，注射管線才就定位。

點滴終於架設好後，其中一名護士豎起輸液管，想移往病床另一側，在過程中不小心將針頭拉出嬰兒的手臂，他們只得重新來過。一度有五名護士共同料理那嬰兒，到了這時候，小病人已經和優秀的醫師一樣默默忍受著。針頭很快再次就定位，但數小時過後，那孩子的手臂脹滿液體——到頭來針頭還是沒有正確插入血管中。

第二天一早，諾克斯決定將另一名生病的嬰兒與喬安娜轉送到姆班札剛果的醫院，他自己也將隨行。兩地僅相距六十多公里，但司機卻開了三小時，因為吉普車要應付巨大的車轍和水坑，乘客要奮力避免讓自己的頭撞到車頂。司機一度在至少有六十公分深的泥濘中掙扎了一、兩分鐘——而此時還是乾季。後來，車子駛經藍色貨卡車的殘骸和燒毀的坦克，兩者都提醒他們這條路曾經埋有地雷。

為了保護其他人，車內的喬安娜戴著口罩，由一位女性親屬陪伴，橫躺在長椅上。在父親懷裡的女嬰面色蒼白，偶爾喘著氣。諾克斯讓人拿來一杯水，試圖將水倒進嬰兒嘴裡，她迅速吐了出來。路途中鮮少有人開口，連幾位剛果人彼此間都沒怎麼交談，但至少沒有人嘔吐。在不習慣這樣乘車遠行的地區，病人通常會嚴重暈車；團隊成員前一周循同一路徑轉送的女病人就嘔吐不止。

車子停靠在姆班札剛果

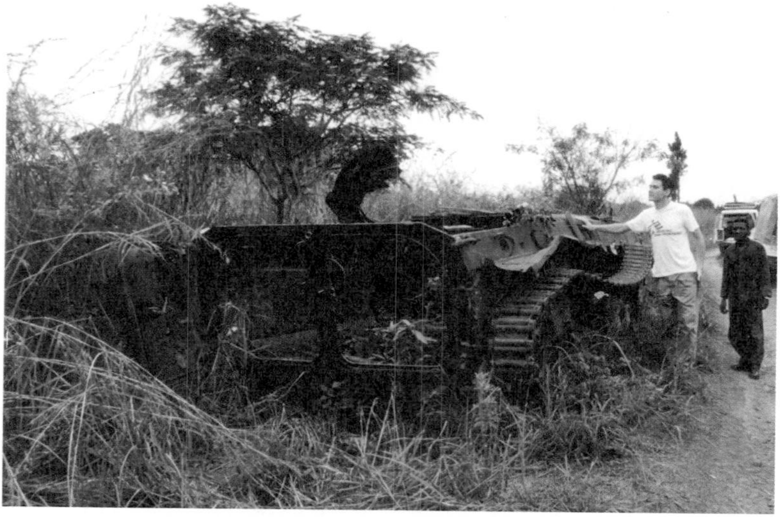

詹姆士·諾克斯醫師檢視安哥拉戰亂期間遭摧毀的坦克殘骸。就在諾克斯於二〇〇三年開始任務的幾個月前，一輛MSF公務車在安哥拉的道路上觸及反坦克地雷，共計七人罹難，其中四人是組織成員。

的市立醫院時已經下午三點，嬰兒及其雙親迅速消失在醫院中，工作人員則把喬安娜送進去。一旁有名年輕男子面帶微笑騎著特製三輪車，用手轉動踏板——他罹患小兒痲痺症而雙腿萎縮，無力地自座椅垂下來。

諾克斯第二天早上會回來查看轉院的病人狀況如何，但接著就要回到古因巴，那裡更需要他。姆班札剛果的醫師會接手照顧他的病人，而後續追蹤並非總行得通；他從未真正知曉病人轉院後的命運。

「這個人踩到傷人地雷。」外科醫師程衛指著電腦螢幕上的影像說。這名傷患大、小腿骨的細胞組織幾乎都不見了，骨頭末端為原本是腳踝的地方，腳的殘肢靠著細長的帶狀皮膚和肌肉連結。

多達三千張數位相片印證了程醫師在安哥拉中部奎托八個月期間所目睹的暴行，現在他展示的殘酷影像只占其中一部分，他邊瀏覽邊說明自己治療的各種傷勢。當時內戰正如火如荼，但他有大群病人都並非軍人，例如此刻螢幕上這名即將接受截肢手術的傷者。奎托是世界上地雷分布最密集的城市，數千顆地雷埋伏在農地上及水源附近，任意奪去民眾的性命及肢體。

二〇〇〇年夏末，程醫師抵達奎托，他的澳洲籍妻子凱倫·摩爾豪斯也同行，負責管理專案的財務。一九九七年一月，戴安娜王妃於過世前七個月造訪奎托，穿著除雷專家的防護盔甲拍照，讓這個城市上了國際新聞。程醫師和摩爾豪斯抵達時，不穩定的和平已經消失，安哥拉再次陷入戰亂。MSF為營養不良的民眾設立餵食中心，在鄰近的營地為流離失所的民眾成立水源與衛生專案，以及一個醫院計畫，程醫師在那間醫院用解剖刀工作，切割並縫合了數千名戰亂受害者。

今日，身穿組織T恤的成員較常出現在沒那麼誇張的專案中，這些專案往往嘉惠更多人或拯救更多性命，但沒什麼比戰地手術更引人注意。「對我來說，」一名醫師說，「置身前線，前往不安全的地區，設法照料那些無法獲得其他醫療照護的人，是我一直以來對MSF的想像，也是整體氛圍：五點鐘宵禁，夜晚槍聲連連；對我來說，這就是MSF，我們置身沒人想待的地方。」

在戰區提供救命援助是這個組織的基本精神，伯納．庫希內及其在比亞夫拉的醫師夥伴都參與了後來所謂的「法國醫師運動」，這個開端催生了MSF。當時，紅十字會是唯一致力於醫療人道援助的中立組織。但在這個概念本身發源的年代，征戰的武器還是刺刀、步槍和大砲，醫師的數量倍增，和理髮師一樣。在那個時候，法國醫師就沒有缺席。

一七九二年，由於法國大革命爆發，名叫多明尼克．拉雷的二十六歲醫師加入萊因河的拿破崙軍隊。身為法國軍隊的助理醫師，他迅速成為戰地醫療的先驅。看著傷患因延誤治療致死令他大感挫折，於是他思考該如何將傷兵從戰場快速送達軍事醫院，並在途中先做治療。他的解決方法是「飛車」，以四輪馬車載運急救物品、醫療團隊、助手以及帶著繃帶的鼓童隆隆駛入戰地。

一七九八年至一八一五年間，拉雷幾乎參與了拿破崙所有的主要戰役，逐漸專精於今日我們所稱的緊急醫療。他的「飛車」很快受到廣泛使用，還有他的檢傷分類制度：這種前所未聞的創舉是訓練醫務兵不只確認誰傷勢最嚴重，也要確認誰真的有可能存活。一如今日的護理人員，當救護車前往醫院時，拉雷的弟子學會在車子後部固定傷患，提供基本治療。

拉雷在其他方面也做了革新；他研究傳染病的爆發，學會隔離病人。他做過數百回截肢手術——包括一八一二年九月波萊丁諾戰役期間一天內就做了兩百回，而從肩關節切除手臂的手術至今仍與他的名字相連結。他偏愛的麻醉劑是灌白蘭地並拿布給傷者咬住，不過在寒冷的俄羅斯，他也學會如何利用低溫來麻痺疼痛。他一視同仁的行醫態度，和他在外科方面的革新同等重要。在挽救被眾人視為自殘以逃避戰役的軍人後，他寫道：「傷口是否為自身造成不是由醫師判定，法官才該扮演那個角色。醫師一定要是自己病人的朋友，不論有罪或無辜的人都必須照料，心力只專注在傷勢上，其餘都不關他的事。」兩個世紀以後的MSF醫師可能也會說出這番話。

拉雷是軍醫，以現今的用語很難稱其為人道主義者；但因不論是否為本國軍人他都醫治，就連敵方也敬佩他。一八一五年，滑鐵盧戰役期間，英軍威靈頓公爵看見拉雷後脫帽致意，然後轉頭對副官說：「傳令下去別朝那個方向開火；至少給這位勇士一些時間集中傷患。」敵方的敬佩最後救了這位醫師一命。拉雷在滑鐵盧中彈後，俘擄他的普魯士軍人想要處決他。但他們的陸軍元帥布呂歇爾認出他幾年前救過自己在戰場上受傷的兒子，於是指派普魯士護衛將拉雷安全送回法國。

程衛和凱倫．摩爾豪斯於奎托拍攝的照片中，這座城市看起來曾是美麗的省府，如今建築物卻滿布彈孔。教堂及許多其他房舍都沒了屋頂，有些則完全坍塌，不過瓦礫已經清除。「這座城市完全毀了，但依然潔淨。」摩爾豪斯說，「民眾仍對自己的城市感到驕傲，外出打掃街道。」這對夫妻擁有三台一組的吉普車迷你模型，是奎托聰穎的孩子們利用配給罐頭的金屬巧手製成，車輪部分則使用油罐的蓋子。程醫師還用乾淨的三明治塑膠袋保留滿滿一袋自己從病人身上取出的子彈。

程醫師在手術室面對的疾病和傷口，使他的技術超越極限：一名男子側臉有開山刀深深畫出的傷口，目的在於示警而非意圖致命；一名女子的壞死性筋膜炎（嗜肉菌）嚴重到胸部實際上已經腐爛；一名男子上臂的傷口爬滿寄生蟲；另一名男子遭刺傷四天了，一截腸子還垂在體外。「我把腸子推回體內縫合，三、四天後他就出院回家了。」

程醫師點開下一張照片，一名男子的腿感染氣性壞疽，這種經常致命的細菌會在皮膚下產生氣體，使皮膚組織狀似破裂如氣泡紙。這位醫師從臀部下方切除腿，替病患注射正常劑量三、四倍的盤尼西林。「一周過後，他已經有了笑容。」

還有孩童的案例。一名嬰兒被子彈射穿下顎；一個較年長的孩子肩膀、手臂有刻意而為的近距離槍傷。另一張影像中，年約十二歲的男孩舉起剛包紮好、仍被血染紅的左手，「這男孩嘗試在街上賣東西賺

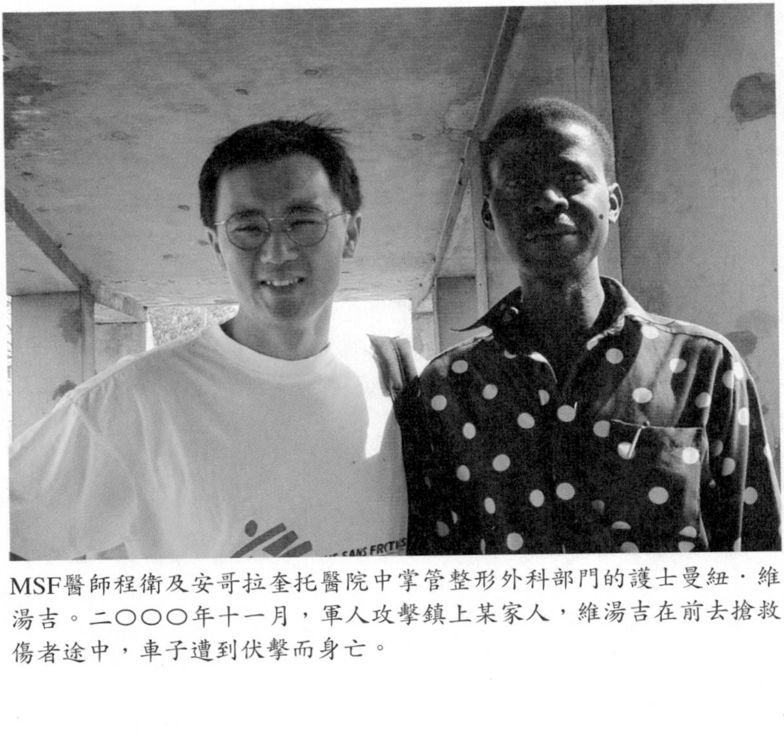

MSF醫師程衛及安哥拉奎托醫院中掌管整形外科部門的護士曼紐・維湯吉。二〇〇〇年十一月，軍人攻擊鎮上某家人，維湯吉在前去搶救傷者途中，車子遭到伏擊而身亡。

點錢，碰上警察向他要錢。」程醫師解釋，「他不給錢，所以警察開槍射穿他的手，我救不回他的手。」對於其他傷患，程醫師的運氣就比較好了。某天，一位父親帶著女兒跋涉將近三十公里來到醫院，她臉色蒼白喘著氣，顯現出休克的跡象，子彈射穿她的胸部，從上背部穿出。那名父親不同意輸血，但她設法活了下來。

十一月，戰事逼近。軍人在鎮上想找婦女強暴，闖進一間屋子，射殺母親和兩個孩子，包括一名嬰兒。那名父親抱起嬰兒跑到醫院，護士長曼紐·維湯吉被

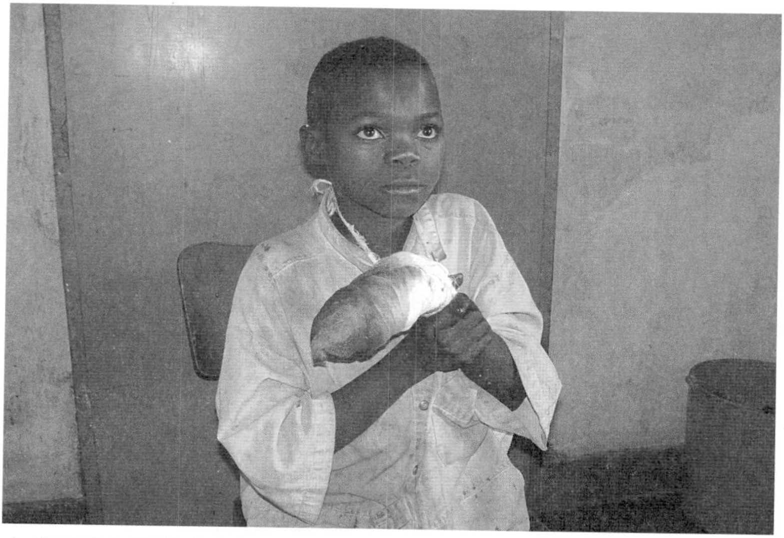

B/W

在受到戰火摧殘的奎托，這個男孩沒錢打發警察，一名警官朝他的左手開槍，造成男孩的左手必須切除。於奎托出任務的八個月間，程衛為地雷、槍傷、刀傷病人做了上百次截肢手術。

派去帶回其他傷者。當他抵達時，軍人伏擊救護車，射殺維湯吉。「我正在手術室努力搶救那名嬰兒，他們進來說我們的同事遭射殺。我設法儘快完成手術，但手術結束時，曼紐已經死了。」

總體而言，程醫師在奎托靠鋼絲鋸做了許多截肢手術；他通常將那個程序委託給助手，因為他不喜歡進行那種破壞行為。他的許多病人可以善用附近由紅十字會經營的修復診所，裝上義肢。程醫師後來認識了一位曾在獅子山待了數年的德國醫師，那裡的叛軍揮舞著開山刀，砍去數千人的手。這位醫師精通克魯肯伯格氏手術，這種技術源自一次世界大戰，術後留下岔開的尺骨和橈骨，塑造出類似龍蝦螯的形狀。這種手術在西方並不盛行，因為他們認為那樣不好看，而且也已經有假手可使用，但在獅子山，這種手術能讓傷者殘而不廢。

對醫務人員來說，這整件事可能耗損大量心神。程醫師在奎托做第一百次截肢手術那天，他和摩爾豪斯跟著光環信託去實地考察，該組織正是四年前曾接待戴安娜的英國排雷組織。「你會就這麼對周遭事物視若無睹，」摩爾豪斯說，「一切變得好稀鬆平常；如今回頭想想，我們當時鐵定頭殼壞了。」

為了降低所有援助組織都面臨的駐外人員替換頻繁，MSF要求程醫師和摩爾豪斯這樣的新手承諾至少會在救援現場待六個月。然而，外科醫師是這項規則的例外，不僅因為不容易徵召他們出任務那麼久，而且有些專案短短數周內就會讓他們精疲力盡。二〇〇二年十二月，MSF致電曾出過幾次短暫任務的美國籍外科醫師布魯斯．法蘭克，詢問他是否願意在象牙海岸過聖誕節。「他們捉襟見肘，沒有會講法語的人，但他們知道我正嘗試在學，所以碰碰運氣派我過去。情況相當有趣——我帶著大黑板進手術室，寫下法文和英文。剛開始很辛苦，後來變得有點好笑。最後他們告訴我，我說的是泰山式法語，而我就是靠這樣過關。不過處於緊急關頭，真的迫切需要什麼時，你無法掌控整個情況，就會出現一些棘手時刻。」

法蘭克抵達象牙海岸首都阿比尚之後，往北開了六小時的車到布瓦蓋。「越過法國軍人剛在那裡設置的停火線，有人會來接你去醫院。布瓦蓋很大，有四、五十萬人，但我在那裡的期間，到院區外的時間不超過半小時。」儘管布瓦蓋在和平時代是個熱鬧的城市，在過去四個月內大約有三分之二的居民都撤離了。「MSF有點算接掌了醫院，管理醫院並支付薪水，因為戰爭爆發時，幾乎所有人都逃走了，醫師、護士、病人都一樣；偌大的醫院只由我們八個人負責。

「整段期間所有人都精疲力竭，根本沒有片刻歇息。」法蘭克說，「我們沒動過任何非急需外科手術，全是急救手術，仍然占去我們所有時間。在五星期的時間裡，我處理了四、五十個衝鋒槍傷患，加上所有的高速車禍傷患。青少年帶著槍走動；在院區，你必須穿梭於他們之間，而且不知道保險是開還是關。我老是疑心自己會中槍，因為處理了太多槍傷，許多還是愚蠢的槍擊意外——民眾酒醉亂開槍，誤傷了別人。我納悶為什麼我們容忍這些人帶著衝鋒槍這麼靠近醫院——他們甚至帶槍進醫院，但我們忙到沒空管太多。我們處於混亂邊緣，這是我出任務以來，第一次發生沒有救活自己認為應該救得活的人，只因為我們忙壞了。」

其中一名死於非命的男子年約二十歲，到院時有大規模肝臟創傷。法蘭克說家鄉的外科醫師一輩

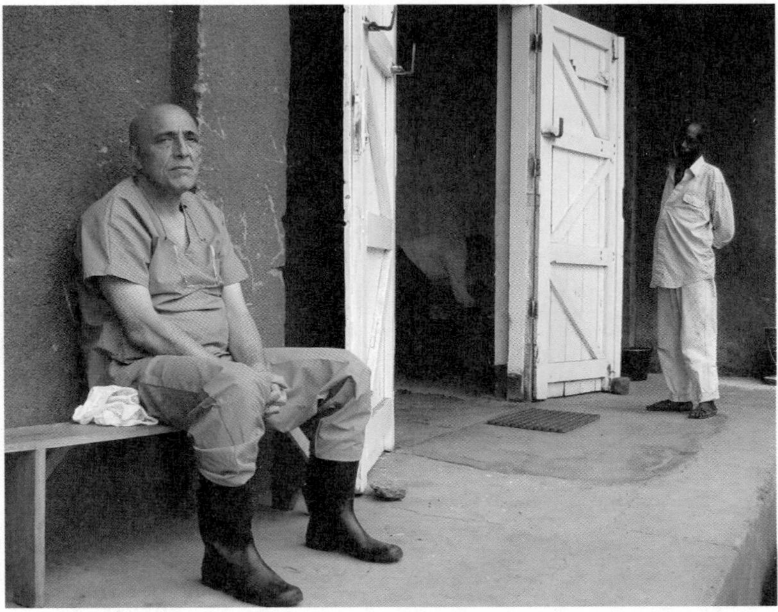

二〇〇三年六月，剛果民主共和國東部的布尼亞MSF駐地醫院外，一名精疲力竭的醫師正在休息。於衝突期間做創傷手術是MSF最吃重的工作。

子可能只見過幾次這種傷勢；在象牙海岸，他每周都會碰上一次。由於無血可輸，這名病人瀕臨失血而死，而法蘭克盡了醫師的職責。「我沒有試圖修復肝臟，反而決定只用紗布包紮傷口後縫合。一、兩天後，我帶他回手術室，劃開他的腹部，取出紗布並修復肝臟；我覺得很自豪——教科書上就是教你這樣處理大規模受創的肝臟，一切看起來順利美好。接著我發現他仍然貧血，之後他在外科病房心搏率很高、血壓還是很低。這孩子身邊有三個朋友，所以我告訴他們：『如果你們沒辦法為他找到血，他就會死。』他們全都同意捐血，結果做檢測時發現其中兩個人呈現HIV陽性，我洩氣極了。男孩那晚就過世，只因為少了幾單位的血。

「另外一個案例中，一名男子出了車禍而肝臟破裂，大腿骨碎了，而且處於休克狀態。我趕忙把他推進手術室，將他開腸破肚，但身旁沒人可以幫我。最後，他們派來負責在手術後清掃的人。真是挫折透了，因為他顯然幫不上忙，最後病人死在手術台上。

「我的任務即將結束時，來了個一歲大左右的孩子，沒人知道他怎麼了。那天我們才忙完十二到十四件病例，每個人都累了。我們只有一批當地雇員，四點鐘沒有下午班人員會來，所以我們還得小心別累翻他們，否則就是拿磚頭砸自己的腳。漫長的一天結束時，我去看那個顯然需要動手術的孩子。我們和其他醫師討論後決定，如果孩子第二天還活著，我們就會做點什麼，因為我不確定他能否捱過手術。那個時候已經接近午夜，三、四個小時過後，那孩子果然被宣告死亡。在其他情況下，我們會替他開刀；至於他能不能活下來，我就不知道了。

「我回到家鄉時，大家會問我情況如何，我只會說緊繃程度教人難以置信。我這輩子從沒過過一個月那樣的日子，夜以繼日，沒有止盡。綜合外科以每周一百二十小時、隔夜值班的培訓著稱；但在這裡，每天都要值班，無法喘息，沒有後援，沒有血庫，只有基本物品，再加上語言藩籬。其他事情也開始消耗你——食物、睡眠不足、干擾入眠的噪音，最後你疲憊不堪，無法充分展現實力。因此我總是將任務限縮在三到四個月，因為之後我需要回到自己的世界一陣子。」

面對不斷湧入的傷者，布魯斯・法蘭克看到生與死之間的界線有多細微。「你感受到達爾文也參與了我們的檢傷程序。」他說。二〇〇二年，綜合外科醫師蓋瑞・邁爾斯第二次前往斯里蘭卡，他也學到成功或失敗可能只相隔數日。「這裡真的十分深入叛軍地盤。」邁爾斯談起他在島國北端佩卓角的任務，「我們照料坦米爾族人，醫院所在的孤立社區已經被封鎖了大約十五年，所以他們真的缺乏醫療照護，而且那裡地雷密布。」

斯里蘭卡是全世界自殺率最高的地方。「他們困在安排好的婚姻中，彼此爭執，女方會把煤油潑在身上自焚。有個女孩到院時燒傷真的很嚴重，百分之六十左右的面積燒傷，面容模糊。大約三周的時間，我們替她植皮了十到十二次，積極照料傷口，成果相當好，她也感激能活下來。你永遠會擔心，幫助自殺未遂者復原是否導致他們過著悲慘生活，或者再次嘗試自殺。然後不到三天，類似的故事又上演；那個男人喝醉了，但我認為是夫妻口角使他自焚。但他兩、三天後便過世，承受不了我們必須對他做的處置。」

二〇〇三年七月，邁爾斯到蒙羅維亞出了一個月的緊急任務；數周之前，內戰再度降臨這個賴比瑞亞首都。迎賓車在那裡等候他。「我到了那兒，取了行李，正在聽取簡報，然後他們進來說：『你可以來替某人做氣管切開術嗎？』我說沒問題，那名傷者是頸部中槍，結果我剛到那兒十分鐘內就做了氣管切開術。

「剛開始兩周，外傷病人占了百分之八十五左右，半數是槍傷，半數是砲傷。其中我最自豪的是大約第三天時，來了一個胸部中槍的十五歲孩子，因此我們帶他進手術房開刀，發現他的心臟被射穿了。我們修復了心臟，而他復原了。這樣的案例總能振奮人心，但這無法證明一位外科醫師的優秀程度，純粹是運氣好。不過好處是這讓我獲得雇員們認可——他們認為我是薩滿之類的。這種狀況早早發生是件幸運的事，因為每個人都對我有了信心。然而這個世界是理性的。第二天，一名病人到院，他的腹壁被迫擊砲炸開。我替他動了三、四小時的手術，而他流血至死。我回過頭說：『沒錯，我真的不是薩滿。』」

身處類似斯里蘭卡、賴比瑞亞這種設備不足的醫院，迫使邁爾斯仰賴經驗，而非工具。「我快五十歲了，二十年前我在美國做的某些事情成效很好，而且不需要很多科技；有人就批評北美醫學因為科技而弄巧成拙。少了很多這些東西，你還是可以好好照顧病人，這就是五十歲的老傢伙勝過二、三十歲小毛頭的地方。但時間和經驗未必造就出信心，我在人生中發現自己有種循環；偶爾信心滿滿，偶爾感到謙卑。醫學的巧妙在於你每個禮拜都要經歷這些事情，有時覺得：『老天，我好蠢！』有時覺得：『哦，我真神！』」

邁爾斯與安卓．席特曼在賴比瑞亞與有幾周交集，席特曼是第二次到該國出任務。二○○二年夏末，席特曼在鄰近象牙海岸邊界的濱海城市哈珀工作，要應付的疾病種類囊括了他受過的所有熱帶醫學訓練：狂犬病、腦型瘧疾、象皮病、河盲症，更不用說那些無法預料的狀況，例如年輕男孩被椰子砸到頭部而致命；然而即使如此也沒讓他準備好面對首都的情勢。「在蒙羅維亞，我身處戰區，比起從前，我絕對不會因為沒有達成的事而挫折不已。我在哈珀時體會到，就算我們盡力去做還不夠好，但我還不至於受到打擊；因為在那裡我不會遇到一天有三個孩子過世。」

在蒙羅維亞，他有個病人是十八個月大的女嬰，午睡時突然尖叫著醒來。席特曼替女嬰做檢查時找出原因：她曾被落下的AK-47子彈擊中臉頰，可能是有童兵胡亂對空開槍，子彈奇蹟似地沒有傷到她的氣管和大動脈。

有好幾次，子彈漫無目標地掠過院區，一顆打破急診部門的窗戶，一顆擊中MSF公務車，還有一顆落在廚房桌子上；席特曼懷疑砲彈是否也會造訪。「戰鬥一直斷斷續續發生：

你會聽到迫擊砲落在遠處或醫院後方的海裡，隱隱作響。受流彈波及的傷患源源不絕到院，還有病人來自遭受猛烈砲擊的城鎮另一端，被人用獨輪手推車或擔架送來。

「後來，迫擊砲的攻擊忽然愈來愈響亮且靠近——我們感受到東西在震動，而不只是聽到爆炸。砲擊每二、三十秒就發生一次，砲聲逼近後不到五分鐘內，就會有民眾開始湧入八張病床的急診室。第一次面對傷者大量湧來時，我們沒有完全準備好。每個人都四處奔走，護士、清潔工、消毒人員，每個人都試圖幫忙，這樣很好，但不是很有效率。約有七十個人到院，傷勢大多不會危及生命——他們有撕裂傷或身上嵌了彈片需要處理，但不會致命。所以對於這些人，我們只會在他們傷口覆上紗布，讓他們到隔壁診間，其中很多人接受了十秒鐘的檢傷後就被打發走。

「少數人一進急診室就過世了。幾小時內，情勢穩定下來，於是我們可以召集護衛隊，送七、八名重傷者到大約三十分鐘路程外的紅十字會戰地手術小組。然後接下來的十五個小時左右，我們開始處置其餘病人，清理傷口，挖出彈片，注射破傷風預防針。」席特曼知道自己必須清空受傷不嚴重的病人。「當然，沒人想回家，因為這些人住在臨時避難所：廢棄的學校、教堂、倉庫，那裡沒有水、沒有電，甚至連能避雨的地方都不多。但我知道我們隨時可能再度受到迫擊砲攻擊。」

MSF團隊在自家地堡靜候砲擊過去，那個房間位於他們的屋子裡，以沙包強化，窗戶上貼了膠帶。一如所有在動亂國家工作的駐外人員，他們有撤離管道，以防狀況真的變得太糟。某段時期，席特曼和同事撤退到阿比尚，在那裡討論是否徹底放棄該專案。當情勢變得不穩定時，MSF歐洲總部或現場任務負責人可以命令駐外團隊撤離，但每個人都有權決定自己願意承擔多少風險。「我們知道危險性比過去大多了，因為戰火就要蔓延到鎮內。」席特曼說，「但幾乎所有人都決定要回去，在戰區工作，而這顯然是正確決定。遭受迫擊砲攻擊期間，你看見孩子受傷、驚嚇尖叫，於是明白假如MSF沒在那兒，他們會在街頭尖叫卻沒人幫忙。」

克麗斯汀．納多利曾跟隨MSF到十幾個國家工作，但只有一次參與戰地手術。一九九五年她在車臣，當時車臣人剛和俄羅斯軍方爆發衝突沒多久。某天晚上，當團隊人員要離開醫院時，納多利允許當地司機載幾位本地雇員回家。「我們在自己的房子裡看日落，忽然間，我們聽見嘈雜聲響。我心想，老天，他們還沒回來。怎麼回事？他們在哪兒？我擔心他們，而且我不該讓車子離開──那是我們唯一的車。

「然後我看見電影《現代啟示錄》真實上演，武裝直升機飛越山脊而來。我真的嚇壞了，想著我們的團隊正在路上，可能被當作目標，但是並沒有。」事實上，那些直升機是攻擊過城鎮後折返，攻擊地點正是MSF司機放工作人員下車的地方，離醫院只有幾公里遠。炸彈開始落下時，車子正好離開；納多利知道傷患很快就會到來。

「我們到醫院去，這時天已經黑了，因此一團混亂。民眾已經跑到醫院，到處都是人。我們跨過滿地人群，試圖分辨誰生病了、誰受傷了。我走進一個房間，有個孩子看著我，眼睛的顏色十分懾人——那雙灰色大眼睛盯著你眨也不眨，因為她受到驚嚇。她裹在毯子裡，毯子濕透了，我才醒悟到她正在流血，後來才有人告訴我怎麼回事。」多年過後，納多利還記得那個女孩叫瑪哈，當時約十八個月大。她懸著腳攀在母親背上，隨著母親逃離戰場。爆炸殺死了她母親，也幾乎炸斷女孩的雙腳。「她是

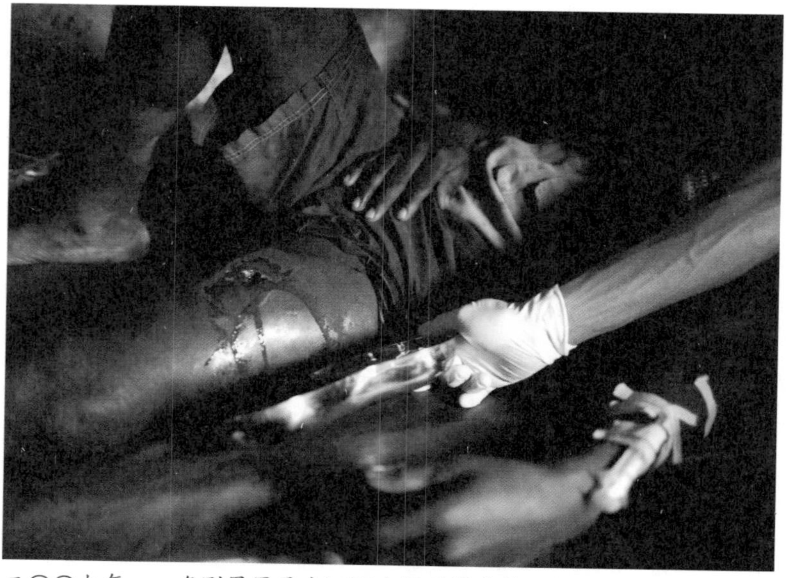

二〇〇九年，一名剛果男子在MSF支援的醫療診所接受槍傷治療。特殊情境中，醫療人員可能被要求處理自己未學過如何應付的嚴重傷勢。

我們那晚第一位開刀病人，我們必須截斷一隻腳，設法搶救另一隻腳的一部分，日後替她換藥的人每次都心痛如絞。

「在那次任務中，截肢手術十分頻繁。我升格參與了嗎？對，當然。我們在那裡重新啟動一間醫院，它之前因為俄羅斯政府徹底漠視而關閉。那是戰時，而我們是支小團隊——只有五個人，一天結束時你累壞了。那時我第一次充當外科護士幫忙，先前我從沒參與過手術。」

儘管在車臣只待了三個月，納多利學得很快，很快就開始訓練新來的駐外人員她自己也才剛學會的事情。她記得有位丹麥護士敬佩地看著自己奮力點燃有瑕疵的煤油爐，用來消毒手術用具。「我消毒的同時還有手術正在進行，那名護士心想：『我絕對沒辦法這樣做。』她認為我瘋了，但一周之內，她也在做同樣的事。是我把人招募進來，我也要設法減低大家對於身陷水深火熱卻空無資源的恐懼。我們不會要求護士成為醫師，或者要醫師會動外科手術，但你有能力做的事情確實會愈來愈多。」

身為護士與後勤專家的蓮恩·歐森和倫克·德蘭吉某次一同出任務時，至少經歷過一次擴展了工作性質。「有天我們從救援現場回來，另一位護士范倫丁說來了一名病人。」歐森回憶道，「我們去到醫院，那名病人被機槍射中，大腿骨和小腿共有三顆子彈。子彈還在裡面，范倫丁說他打算取出來。我心想：我們要替那個人開刀？我們沒有麻醉劑，沒有靜脈注射，沒有藥物。接著范倫丁說我們必須吊起他的腿，因為他的大腿骨斷了。我的反應是：『這太超出我的能力，我們辦不到。』倫克說：『當然可以，我們會想出辦法。』結果我們做到了。范倫丁在未經消毒的情況下挖出子彈，當地氣溫甚至不低；我認為那個人一定會在手術台上流血而死。然後我們利用繩索和麻布袋，在袋裡裝了十公斤石頭然後用膠帶裹住，用這種粗糙的方式吊起他的腿。

「結果那個人活了下來。第二天我們帶他去醫院，他們的反應是：『嘿，子彈處理得挺不賴。』」

第五章
黃色沙漠中

距離堪達哈二十公里外，一台吉普車沿著柏油路輕鬆行駛。崎嶇的山就在不遠處，從幾乎完全平坦地形中顯眼突起，但隔著薄霧幾乎看不見。在車子後座，席德．瑪布夏醫師與MSF駐外人員分享些許當地歷史——畢竟，鋪設良好的公路在阿富汗太稀罕了，理應解釋一番。「這裡不是一直這樣。」這位頭戴白色棒球帽的阿富汗醫師微笑說明，「這條路是俄羅斯人修築的，後來被他們自己的坦克軋壞。」不到幾年前，路根本無法通行，因為兩側車道到處散布著被反坦克地雷炸毀的車輛。他帶著幾分自豪說，後來是阿富汗人重建了道路，清除地雷，移除車輛金屬殘骸。

當司機右轉進入碎石路時，車速陡然放慢。路的兩旁有長方形混凝土標誌，一側塗上紅色，另一側塗上白色。「地雷，危險！」一個告示牌提醒道，「行駛於標示道路上。」不久就可以看到破損的白旗在遠方召喚。掛在竹竿上的白旗繪有紅黑夾雜的無國界醫生組織標誌，標示出札哈達西營地基礎醫療單位的入口。這個營地收容境內流民（簡稱IDP），約有四萬名流離失所的阿富汗人以營地中的帳篷或泥磚小屋為家。札哈達西在帕施圖語中代表「黃色沙漠」。這天是二〇〇三年八月，午後的氣溫高達攝氏四十三度（冬天可能驟降至零度以下）。陰涼處讓人稍稍喘口氣，然而即使在室內也無法逃避迂迴吹入眼睛、鼻子、嘴巴的風沙。室外的強風則把沙粒扭結成了高聳的沙塵惡魔。

住在札哈達西的民眾很多都是帕施圖人，孕育出塔利班的族群。帕施圖人分布於阿富汗南部和東部大半地區，但自

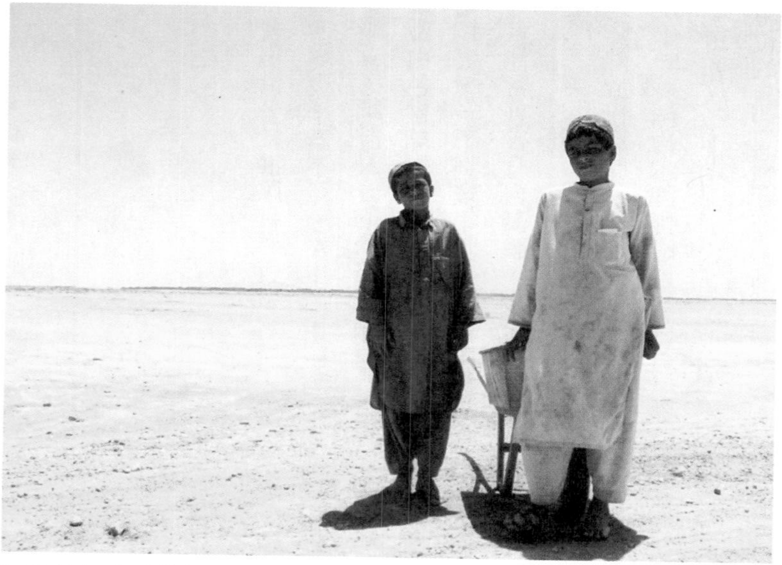

阿富汗男孩頂著札哈達西折磨人的酷熱和風沙工作，這個營地收容阿富汗東南部的流民。MSF曾在此地經營基礎醫療單位，直到二〇〇三年十二月，其他援助工作者遭受攻擊，迫使他們選擇撤離。

從二〇〇一年塔利班失勢後，帕施圖人在北方成了受迫害的少數民族，控制那個地區的烏茲別克人復仇心切，騷擾、攻擊他們。有能力逃到南方的人尋求札哈達西這類營地的保護和援助。營地中另一個主要族群是喀奇人，這支遊牧民族身穿翠綠色和紫紅色相間的服裝，美麗的藍綠色眼睛閃亮，在大片帕圖施人偏愛的黑色、白色、卡其色服飾當中，顯得十分醒目。他們到此不是為了逃避戰爭，而是因為長達四年的乾旱使土地乾涸，讓他們失去了所有牲口。

一位喀奇女孩穿戴漂亮的粉紅色服裝和綠色頭巾，抱著弟弟走進作為補充性餵食中心的帳篷。在這裡，孩子到掛在天平上的盆子裡量體重，比正常體重輕百分之二十到三十的孩子會獲得高蛋白食物補充。餵食中心內，護士凱絲琳．波斯勒才剛剛開始習慣作為女性在阿富汗面對的挑戰。波斯勒和其他女性駐外人員只要離開堪達哈院區，就必須將頭部、腿部、手臂遮蓋住。在墨鏡和涼鞋之間，她穿著藍白色的「莎爾瓦卡米茲」——當地人穿的寬鬆棉質長褲和長罩衫，外面套上MSF背心，並在這身混搭式服裝中再添上暗紅色頭巾。「這是時尚危機。」那天早上她出發前往營地之前開玩笑道。「不只如此，」她的同事荷南．德瓦爾回應，他是一位風趣的住院醫師，「這是人道主義緊急事件。」

波斯勒是加拿大人，比實際年齡三十歲看起來還年輕，第一次出任務才剛開始四個星期，但對於在艱困地區提供醫療照護並不陌生。取得護士學位後，她在安大略省北部的原住民保留區工作，後來又去了卑詩省和阿拉斯加邊界附近的小型鄉村醫院，近年來服務於曼尼托巴一個聲名狼藉的保留區。雖然MSF尋找的是曾在開發中國家服務的醫療工作者，它也很欣賞這類加拿大經驗。「那裡環境孤立，你要面對缺乏支援服務和設備的狀況。」波斯勒說，「病人可能必須外送，所以照護會延遲許久，你得學會怎麼管理壓力、解決問題。我認為他們希望我去阿富汗，因為我來自一個暴力的保留區，有安全意識。」

如同許多MSF專案，這支駐外團隊的主要責任是協助、訓練、支援當地雇員。為了達成這個目標，醫療團隊首先必須了解當地文化。無國界醫生組織在世界各地經營了數百個餵食中心，但設在札哈達西的餵食中心卻不太一樣，因為這個營地有聯合國支援，顯得補給狀況相對充足。「問題是，當孩子生病時，只能喝茶。」參與專案的荷蘭醫師伯婷．凡吉賽爾說，「你可以想像，要是只給孩子喝茶，他們可能會營養不良。」

波斯勒調整她的頭巾，和瑪布夏一同驅車前往營地內不遠處的另一片區域，那裡呆板地被命名為十號村。那天早上六點鐘，幾十名MSF當地雇員在那裡設置了預防接種中心，花了一整天替一千兩百位民眾接種白喉疫苗。波斯勒和凡吉賽爾都不曾見過這種疾病——西方國家已經不施行白喉預防接種，甚至在開發中國家也是MSF不常碰上的罕見疾病。然而過去這一個月裡，札哈達西營地出現了五十個左右的病例，於是MSF向聯合國在日內瓦的世界衛生組織尋求建議，也仰賴曾經診斷、治療過白喉的阿富汗醫師和護士。引發這種疾病的細菌有傳染性，會造成口腔和喉嚨發炎，可能產生的毒素致死率接近一成。「白喉有點算是堪達哈特有的疾病，」凡吉賽爾說，「但這個城市本身從沒有抗毒素，所以民眾向來會去巴基斯坦治療，或者等死。因此我們的首要之務就是協同世界衛生組織，把抗毒素從伊斯蘭馬巴德運到堪達哈，才能在醫院中治療病人。之後，我們決定替整個營地的人作大規模預防接種。」

駐外人員和當地雇員的工作關係良好時，彼此會交換資訊。凡吉賽爾說，阿富汗醫師和護士教導她認識的不只有白喉，還有痲疹；西方醫師通常透過教科書上的照片認識痲疹，欠缺第一手觀察。她說當地的醫療人員大多受過良好訓練，但有一大盲點。「塔利班時期，醫師都是男性，撤掉了婦產科，所以他們不懂月經、更年期、流產、分娩，也不知道性傳染病，因為他們從未替女性做檢查，但他們非常渴望學習。」即使在後塔利班時代的文化中，男醫師也不能替女性做完整檢查，他們隔著衣服聆聽心臟和肺部，有時甚至隔著巴恰——許多帕施圖婦女穿來遮蓋身體和臉的厚布。這代表醫師必須揣測，因而往往過度使用抗生素。由於資訊不足，有些時候他們可能低估腹痛或婦科問題的狀況。

十號村的水井附近，一名男孩赤著腳靠近車子，他的臉上覆滿痂皮。「那看起來像是膿痂疹，」波斯勒說，「在加拿大非常普遍，尤其是原住民社區。」她解釋道，在此地她只見過紫藥水療法，病況嚴重時，這種療法效果不彰。「在加拿大，發現病情到那種程度時，你

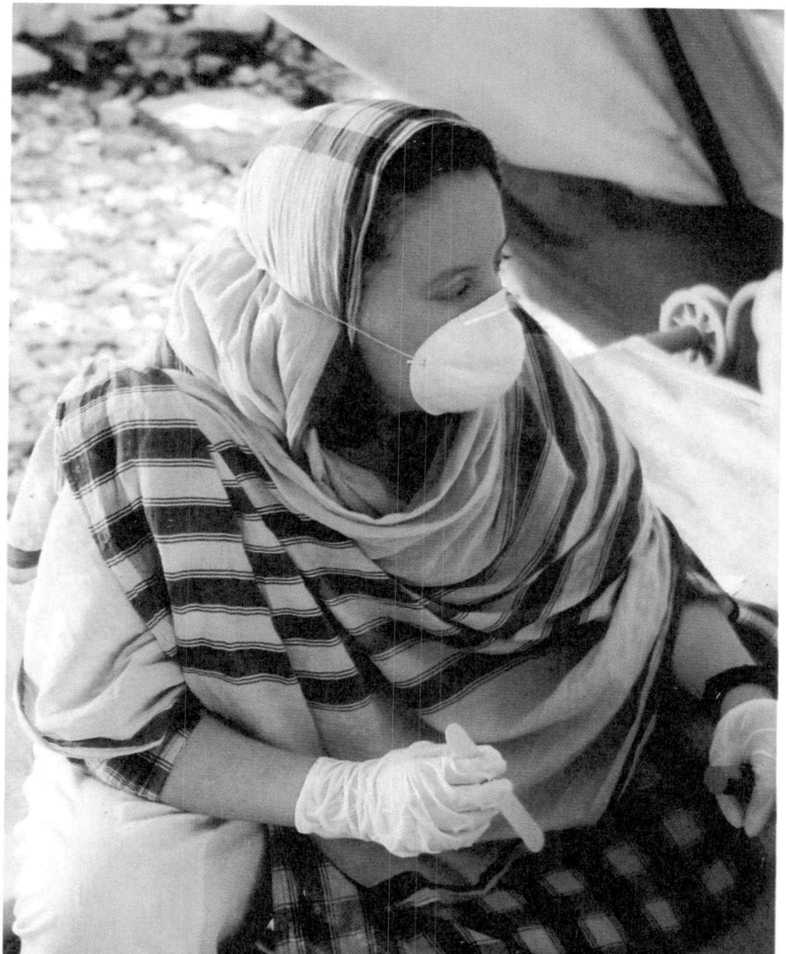

加拿大籍護士凱絲琳·波斯勒在堪達哈米爾衛斯醫院外的帳篷替病人做白喉檢查。札哈達西營地一帶爆發白喉疫情後，MSF為數千名流民做預防接種，對抗這種可能致命的傳染病。

一定會讓病人口服抗生素。」但如同之前提過的，在阿富汗提供醫療照護代表不僅要有適當的藥物，還要說服有排拒心態的民眾使用。瑪布夏說，預防接種白喉疫苗時，許多病人拒絕打針。「有謠言說這種疫苗會造成不孕。」不過阿富汗人其他時候確實偏好打針，大多數人相信打針比吃藥更好，尤其認為白色藥丸沒有療效，因為看起來都一樣。凡吉賽爾說，他們對於藥錠的直覺是：「愈大愈好，愈紅愈好。」

自古以來，戰爭、天然災害、迫害驅使民眾逃離祖國。「難民」這個英文字甚至已經存在好幾個世紀，它首度出現於一六八五年，最初用來指稱進入英格蘭逃避宗教迫害的胡格諾派教徒。然而，現今對難民的法律定義自一九五一年才開始出現在文獻中，當時日內瓦通過《難民地位公約》，指派聯合國難民署（簡稱UNHCR）守護難民。公約第一條定義難民是：「離開祖國或慣常居住地；因為種族、宗教、國籍、歸屬特定社會團體或政治意見，有充分理由恐懼迫害；由於恐懼迫害，沒有能力或意願尋求該國保護或重返該地。」這份一九五一年的協議意圖保護、安置二次大戰期間一百二十萬流離失所的歐洲人。一九六七年，〈難民地位議定書〉擴大了難民法適用的地域範圍，如今有一百四十五個國家至少簽署了兩項協議中的一項。

該協議的十九個原始簽署國都沒有預料到，接下來幾十年間世界難民的狀況將如何演變。二〇〇三年初，全球約有一千零四十萬難民，數量大抵等同一九八二年，卻遠低於一九九二年接近一千七百八十萬人的高峰。聯合國難民署致力於確保這些難民獲得正式身分，讓他們有資格尋求保護及協助。如果情況許可時，難民署會協助他們返回家鄉，重建生活，但在那之前也要設置、管理營地，供難民取得庇護所、食物及醫療援助。這項龐大工作日漸委由政府組織、私人公司、類似無國界醫生這類國際援助機構負責。一九七〇年代晚期至一九八〇年代早期，MSF開始深入難民營，如今將數十年的經驗應用於類似環境提供醫療照護。

二〇〇一年十月，美國領軍攻擊塔利班政權之後的幾個月中，數十萬阿富汗人四處逃散，有些逃往國內其他地方，有些逃往鄰國伊朗和巴基斯坦。數十年內亂和多年旱災已經讓身為世界主要難民輸出國的阿富汗搖搖欲墜，攻擊行動更是帶來空前危機。試想：二〇〇二年初，全球約有一千兩百萬難民，其中超過三百八十萬是阿富汗人，占了將近三分之一，另外還有一百三十萬阿富汗人是境內流民；考量到阿富汗約有兩千八百萬人，與紐約、紐澤西相當，這樣的數據令人吃驚。二〇〇二年三月到十一月間，超過一百八十萬阿富汗難民返回祖國，造就出史上最大的歸鄉潮，之後又有數十萬難民陸續返鄉，但仍有數百萬人仍住在阿富汗境內及境外的營地，完全仰賴援助機構。

國際法明定了難民的權利，但全球約兩千五百萬境內流民處於灰色地帶。嚴格說來，他們應該是自身政府的責任，但因為政府通常缺乏資源或政治意願去照料這些人，聯合國難民署於是擴大其權責範圍，納入數百萬流民，包括住在札哈達西的人。的確，阿富汗的狀況最適合用來說明，難民和流民之間的區隔就某些方面而言，純粹是技術性問題。距離札哈達西幾小時車程內還有許多其他營地——有一個位於阿富汗邊界內的史賓波達克，其他幾個靠近巴基斯坦的洽曼鎮。不論是難民或境內流民，這些營地裡的阿富汗家庭面對同樣的醫療困境，肇因於空間狹隘、暴露於惡劣天候、用水及衛生設備不足，以及絕望心情。

MSF在其中幾個營地，以及世界各地許多其他營地，提供數月至數年的基礎醫療照護，並介入如疾病爆發等緊急事件。難民營是各種惡性傳染病的理想溫床，其中極為猖獗的包括麻疹，這種疾病在開發中國家每年奪走近百萬條人命，而且大多是孩童。雖然最常見的症狀是皮膚明顯出疹子，麻疹卻是呼吸性傳染病；和普通感冒一樣，麻疹病毒透過咳嗽和打噴嚏在空氣中傳播。身處過度擁擠的難民營中，民眾或許已經因營養不足而虛弱，所以麻疹疫情可能爆發得又快又猛。到難民營設立據點的首要任務就是要注射麻疹疫苗，而MSF嘗試確保所有六個月大到十五歲的孩童都能免疫；防疫活動可能還包括發放維他命A，因為缺乏這種營養素可能增加麻疹致死率。

霍亂是另一種在已開發國家中容易預防和治療的疾病，卻可能造成難民和流民遭受折磨而死。由霍亂弧菌引發的霍亂，通常在嘴巴接觸到感染者的糞便時傳播，這種情形往往因蒼蠅、遭污染的水源、未清洗乾淨的手或臨時廁所而發生。許多感染者沒有症狀，運氣不好的人卻會嘔吐並大量腹瀉——嚴重時一小時會瀉出將近一公升的水便，有些病人因此虛弱到必須使用「霍亂床」，這種擔架在適當的位置有一個洞，可以置於便桶上方。如果置之不理，霍亂致死率可能高達五成，但簡單的補充體液療程就能有快速顯著的效果，不論是口服或靜脈注射皆然。其他腹瀉疾病，包括痢疾桿菌或大腸桿菌，甚至造成更多流民死亡。

難民營儘管骯髒，生命與愛

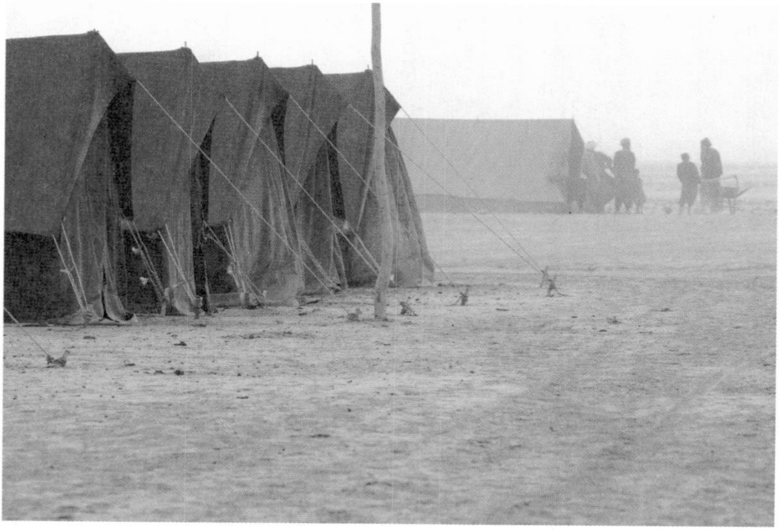

札哈達西常出現沙塵引發的呼吸道疾病，該營地收容了數萬名阿富汗流民，他們在阿富汗和巴基斯坦邊境附近的三不管地帶待了數個月後，於二〇〇二年遷入營地。

依舊生生不息。每天來到札哈達西基礎醫療單位的一百到一百二十名訪客中，有些人有骨折或撕裂傷，病情較輕微；許多人有呼吸道問題或眼睛發炎，兩者大多肇因於無情的沙塵。腹瀉疾病很普遍，尤其在夏季，因為炎熱讓細菌在供應營地用水的抽水機和儲水罐周圍大量滋生。許多病人來治療頭痛、身體痛及其他身心失調引發的抱怨，這些症狀在長期承受壓力和苦難的族群中並不罕見。絕大多數的人在營地醫療單位就地接受治療或由營地藥房開藥，基礎醫療單位也有護理站可以包紮傷口，做簡單的診斷測試，還有為兩歲以下孩童及育齡婦女設置的預防接種區，以及供孕婦找助產士的帳篷。有兩名醫師供人諮詢，一位替男性服務，一位替女性服務；醫療照護有嚴格的性別區隔，實際上阿富汗的所有活動都是如此。每天可能有五、六名病人情況嚴重到必須忍受一小時車程前往米爾衛斯醫院。

二〇〇二年一月八日，堪達哈米爾衛斯醫院的二樓病房中，七名男子全擠進一間房，受傷已經三個禮拜卻未曾獲得妥善醫治，賄賂醫院職員才能有偷運進來的麵包、柳橙、餅乾維生，無怪乎他們全都痛苦不已。其中一人顯然再也不想待在醫院，刮掉鬍子易容，嘗試脫逃。當這名病人旋即被阿富汗軍人包圍時，他拿起手榴彈貼在胸口，拉開保險栓，永遠出院了。

這名死者和其他六名夥伴一樣，都是蓋達戰士，在與美國及其阿富汗盟友交戰時受傷，十二月時和另外幾人一同被留在米爾衛斯醫院。少數人已經逃離醫院，沒有被捕；有兩人中計走出來，馬上遭到逮捕；最後剩下六人還躲在醫院裡，和另外一百二十名左右的病人在一起，仍然拒絕投降，連對紅十字會也一樣，誓言假如敵人想要活捉他們，他們就會使用手槍和手榴彈自盡。一月二十八日，阿富汗及美國特種部隊受夠了這種劫持局面，在天亮前包圍醫院。經過數小時調度，他們發動攻擊，抛了幾顆手榴彈到建築物內，然後猛攻病房。在接下來的交火中，最後幾名蓋達組織病患遭步槍掃射全數殲滅，有些人當時正躲在床底下。

十九個月後，穆罕默德．雅各護士走在米爾衛斯醫院的迴廊上，這條剛粉刷過的迴廊在MSF的協助下恢復原狀。雅各是專案中最資深的當地雇員之一，當團隊撤離又召回時，眼見許多駐外人員來來去去。他甚至待得比塔利班政權還久；當然，塔利班統治期間，他修剪整齊的黑鬍子比現在長多了——修剪鬍子可能使他遭鞭打或入獄。「那些年很難熬。」他刻意輕描淡寫地說。

醫院翻修完成後，MSF支援的是傳染病房，隨著札哈達西的白喉疫情爆發，病房忽然忙碌起來。由於空間有限，復原中的病人要待在院外的大帳篷中，裡頭的小電風扇敵不過窒悶的炎熱。凱絲琳．波斯勒說，光是讓白喉病人能夠來到此地，都要仰賴MSF的奮鬥。當營地首次通報白喉病例時，阿富汗公共衛生部和世界衛生組織要求MSF不要叫病人去堪達哈。「他們說那可能導致這個城市出現白喉疫情，他們不希望病人到醫院，說會在營地蓋一間小醫院，讓我們在那裡醫治病人。理論上這樣很好，但如果碰上緊急狀況，例如出現過敏反應，營地距離米爾衛斯有一小時車程。所以如果病人過敏，他們就會喪命。」

此外，治療白喉的抗毒素不耐高溫，溫度必須低於攝氏三十五度，而在札哈達西，氣溫可能高達攝氏四十八度。「如果在醫院裡，我們至少還有風扇和水冷器。」波斯勒說。在米爾衛斯，四十八小時的抗毒素治療可於傳染病房施行，之後病人才會移往復原帳篷，在那裡接受為期一周的

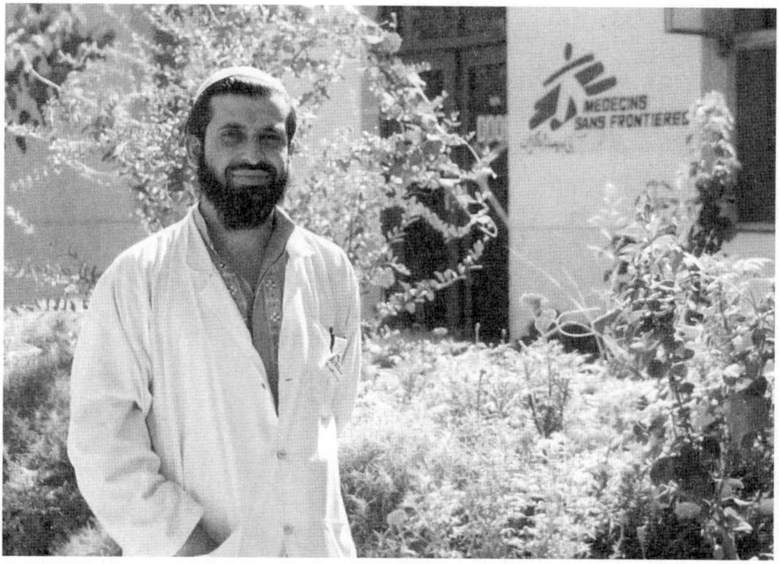

穆罕默德·雅各是堪達哈米爾衛斯醫院的護士。二〇〇二年，塔利班遭驅離後，MSF整修了米爾衛斯醫院，札哈達西營地爆發白喉疫情時，醫院的傳染病房醫治了來自該營地的病人。

抗生素療法。因此，MSF採取了它在這類情況中通常會有的舉動：拒絕在無法接受的條件下工作。「我們對世界衛生組織和公共衛生部說，除非能複製我們在堪達哈的工作模式，否則我們不支持你們在營地蓋小醫院，還說如果他們無法達到特定標準，我們不會將病人送過去；這讓我們變得很不受歡迎。然而，當我們把這些全白紙黑字寫下來提交出去時，他們改變了心意。」身為新手，波斯勒坦言訝異MSF在這場爭議中獲勝。「我還在嘗試適應：若是不同意當地的做法，我們就不做事。」

堪達哈MSF院區的圍牆上方，你偶爾會瞥見有風箏在乾燥的風中飄飛，那是勝利的表徵：塔利班尚未被逐出這一帶時，放風箏是違法行為，聽音樂、公然笑出聲、穿白鞋等其他不道德行為也遭禁止。這些如今全都解禁了，不過堪達哈一帶仍存在著塔利班遺俗，麥提亞斯．歐森這麼說道；他正坐在院區地堡十公尺外的微弱陰影中。這位三十一歲的瑞典人是第三次跟隨MSF出任務，身為專案協調員，他的工作是確保絕對安全。歐森表示，若有任何潛在危險，理應由聯合國及盟軍提醒非政府組織，但他們無法時時掌握街頭消息。「我們也會派當地雇員到市集去和計程車司機聊天之類的。」

與社群領袖及一般民眾拉近關係，其重要性不僅止於安全考量。「對我來說，這是我跟隨MSF工作的原因之一。」伯婷．凡吉賽爾說，「可以融入其他人不曾融入的文化，見證民眾的日常生活，做你喜愛的工作，小小冒險一番。你還能發現這些國家的真實樣貌，因為你會聽到很多，尤其出自阿富汗人口中；觀察民眾究竟怎麼生活十分有趣。」不過，這在堪達哈幾乎不可能，MSF團隊在那裡實質上是遭到軟禁。「當地雇員多次邀我們到家中作客，但我們沒辦法去，因為他們居住的街道窄小，車子不能停在那裡。我們不准在街頭走動：總是在院區內上車，在其他非政府組織的院區下車。我們只出去採買過一、兩次，隨時都有當地雇員陪同。某個時刻，你會想去街上看看情況

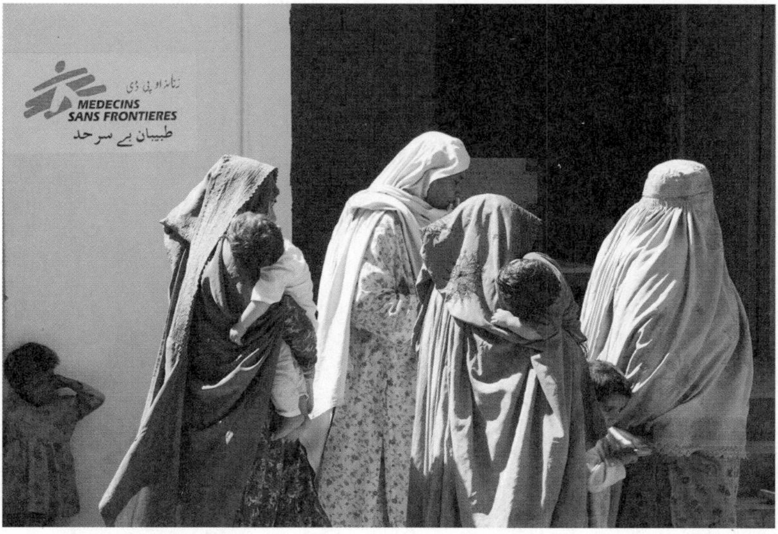

巴基斯坦馬丹地區的MSF診所於二〇〇九年開幕，有產前照護及分娩室。在某些文化中，為女性提供醫療照護可能是種挑戰，駐外人員必須謹慎尊重當地信仰。

或騎腳踏車，因為感覺真的很拘束。」

受邀參加一場當地婚禮時，凡吉賽爾很高興終於能穿著巴恰去一窺究竟。「當然，男人得和男人在一起，女人得去女人的派對。然後你會忽然看見這些女人盛裝打扮——她們穿著巴恰進來，然後脫掉巴恰，穿上很美的衣服，開始整晚跳舞，好快活；化上妝，不戴頭巾，真是棒透了。這種狀況很詭異，因為那裡的男人從沒見過女人這個樣子。可惜我們有宵禁，派對才要開始，我們就得走了。」

以堪達哈的標準，包含了辦公室和生活區的MSF院區十分舒適。那裡有涼爽的自來水，有放了幾罐海尼根啤酒的冰箱，還有為加拿大人準備的楓糖。電視能接收CNN和BBC台的訊號，有光碟播放機可以放映在巴基斯坦買到的盜版電影，也有CD播放器，不過在阿富汗仍然不容易找到音樂（「現在你可以在赫拉特買到CD，」荷南．德瓦爾說，「這是重建的第一階段。第二階段是麥當勞，在那之後是醫療照護。」）甚至有位老人打理出一個小花園，歐森希望在那裡種點蔬菜來豐富菜色；乾枯的石榴樹讓人沒什麼信心，但當地人吹噓說堪達哈仍然能生產出「甜到讓大男人會想哭」的葡萄。

歐森說，這天團隊人員掛心著從MSF在巴基斯坦治曼的專案過來堪達哈的一名醫師和一名護士，那裡位於東南方兩小時左右車程處。從巴基斯坦邊境往堪達哈的這段路，屬於自伊朗延伸到印度的一條惡名昭彰的走私路徑，可說是阿富汗最危險的路。不久前，沿著這九十多公里設置的數十個檢查哨，還常有背著衝鋒槍的軍閥收取通行費，現在則比較會有肅清塔利班的美軍巡邏。許多塔利班成員逃往巴基斯坦，但偶爾會回來滋事，而這是他們最愛的路徑。不到三周前，美國空軍襲擊鄰近的區域，殺死二十四名塔利班戰士。由於阿富汗獨立紀念日慶典就在下周，歐森擔心可能還會發生事故。

雖然MSF醫療團隊的吉普車有顯眼標幟，紅色十字和其他代表人道組織的符號在這一帶已不再具有保護效果；事實上，非政府組織的車輛現今可能還因此成為標靶。在洽曼，MSF團隊以沒有標幟的車輛代步，院區也不懸掛旗幟。一九九八年之後，阿富汗就沒有援助工作者遇害，但二〇〇三年三月二十七日，一切改變了。那天，紅十字國際委員會的薩爾瓦多籍水利工程師里卡多．蒙奎和他的護衛隊，在烏魯茲岡省遭武裝塔利班份子攔下。根據一名目擊者的說法，槍手先在車上潑灑汽油並放火焚燒，然後用衛星電話打給他們的穆斯林領袖尋求指示，對方回應：「殺了外國人。」槍手朝蒙奎開了二十槍（十分諷刺的是，下令處決蒙奎的穆斯林領袖裝了一條紅十字會提供的假腿）。蒙奎居住的院區距離MSF房舍只有兩分鐘車程，團隊人員經常去那裡參加派對，或者在可能是堪達哈唯一像樣的游泳池裡泡泡水。

後續又有幾起援助工作者遭攻擊事件。就在歐森說明安全顧慮的那一天，北部加茲尼省有兩名阿富汗紅新月會的成員遭人射殺，槍手騎著摩托車逃逸——塔利班的註冊商標。

三周後，九名武裝人士攔下丹麥援助阿富汗難民委員會的五名工作人員，將他們拖出車外並捆綁。攻擊者指責他們跟隨援助組織工作，然後殺死其中四人，另外一人奇蹟存活。「這種處境很艱困。」歐森說，「你必須時時警覺周遭區域有什麼狀況，花很多時間和不同的人喝茶，那些人構築出你的安全網絡。情勢充滿不確定，你不知道明天會怎麼樣。」

也難怪MSF院區會有地堡，裡頭堆著食物、瓶裝水、小爐子、超高頻無線電通訊設備和衛星電話；堪達哈專案的後勤專家大衛·克羅夫特甚至正計畫進一步改良地堡。「我考慮在那兒放個十字鍬，這樣真的大難臨頭時，我們就能挖地道逃出去。」他和凡吉賽爾才到沒幾天就有機會使用地堡。「事後覺得很有趣，」克羅夫特說，「不過當時有點嚇人。伯婷和我來到這個專案，只有當地雇員迎接我們；原先的駐外人員撤走後，他們已經獨力撐了三個月。通常當你加入專案時，會有三、四個駐外人員帶你。伯婷是第二次出任務，我是第一次，我們都沒到過阿富汗，兩人都很狀況外。我們剛到這裡時很快活，沒有真正注意安全方面的重大議題；我們重視安全，但什麼都還沒見識過。後來有一天，我坐在管理室，一枚炸彈在同一條路上的非政府組織房舍爆炸——有人將小手榴彈之類的東西扔進籬笆，刺激得不得了。」

第二天晚上，情況更加刺激。「我們在樓上的辦公室收發電子郵件，『砰』的一聲——有東西爆炸，發出巨響。我去過許多危險國家，聽過爆炸聲，但從沒有這麼響亮、這麼靠近。沒有任何一扇窗爆開，這一點令人吃驚，因為這些窗戶差不多就和潮濕的玉米片一樣脆弱。伯婷已經下樓要去地堡，我衝向開關要關燈，因為我在電影中看過有人那樣做。我四處奔跑，不確定自己到底在做什麼。我們完全沒有準備，沒穿鞋子，什麼都沒有。我拿了電腦和衛星電話跳進地堡，我們打電話給在赫拉特的國家管理隊，他們相當冷靜，著實讓我們鎮定下來。然後我們各自抽了十幾根菸，結果一切都沒事。」

最後答案揭曉，爆炸聲來自一枚發射失敗的一〇七毫米中國製老火箭——只有燃料爆炸，不是火箭彈頭。克羅夫特相信對方點燃火箭是想警告某位地方官員，他就住在距MSF房舍一箭之遙的地方。「所以，兩棟屋子外那場大爆炸，造成大量碎石和沙子灑落在我們的院區，其實只不過是燃料爆炸的威力；我可不想見識那彈頭的效果。」

二〇〇三年十月四日，攻擊行動來到札哈達西基礎醫療單位的門前。極可能是塔利班份子的四名武裝人士進入營地外緣，包圍六名從事排雷工作的非政府組織成員，正要就地處決他們時，該機構的一名司機發動卡車想要脫逃。武裝人士分神轉而射擊車輛，於是六名排雷者奔跑逃命。他們全都設法脫了身，不過有一人腿部中槍。MSF的司機聽見槍聲，趕忙抓起無線電警告其他車輛避開。「凱絲琳和我那時候幾乎已經抵達營地，」凡吉賽爾回憶道，「卻必須在沒有任何資訊的情況下掉頭離開——真的很嚇人。我們只聽到有車子朝我們開來，他們說：『你們得離開，不安全，有槍聲，塔利班份子在這兒。』只有一條路可以進出營地，所以你只能期望不會有事情發生。」

那次事件之後，MSF別無選擇，只得中止在札哈達西的工作。「當然，中止醫療活動永遠是十分困難的決定。」歐森說，「在這個案例中，營地裡有一萬個家庭仰賴我們的醫療照護，每天有超過兩百人造訪診所。」駐外人員待在堪達哈時，當地雇員建立檢傷和救護車輸運系統，其中有些人還住在營地。「他們長時間辛勤工作，治療部分病人，將病情嚴重的人送往醫院或更靠近城市的診所。我們用七輛小卡車往返接送。」

兩周之內，歐森說服地方官員在營地周圍設置更多檢查哨，於是團隊人員返回。然而十二月時，情勢進一步惡化，MSF再度撤退到堪達哈，將工作局限在米爾衛斯醫院。

二〇〇四年六月二日，MSF的好運在西北部的巴德吉斯省終結；諷刺的是，那是阿富汗比較安全的地區。載有五名人員的吉普車遭伏擊，槍手據信是塔利班戰士。沒有人知道對方是否曾和這五名人員有過交談或事先預警，因為那支團隊下午三點左右啟程後，就不曾用無線電回報。當天下午稍晚，有人發現那輛車──已經遭槍彈凌虐，殘留的彈片也顯示曾有手榴彈爆炸。五位手無寸鐵的援助工作者遭兇殘謀殺：比利時籍專案協調員海倫．德比、荷蘭籍後勤專家威廉．昆特、挪威籍醫師艾吉．提奈、他們的阿富汗翻譯員法索．亞曼及司機貝斯米拉。慘遭殺害前幾周，德比才到義大利度假，她告訴朋友：「我累壞了，生理上和情感上都是。」朋友問她為何還要回去。「因為我必須回去，」三十歲的德比回答，「那樣做讓我覺得快樂。」

第二天，MSF中止在阿富汗的工作。兇手的身分從未確認，而接下來的五年，組織只能在一旁眼睜睜看著這個國家的健康狀況惡化。MSF團隊繼續在巴基斯坦西北部工作，為受到塔利班控制的地區中族群對立的受害者，提供救護車輸運服務。二〇〇九年二月一日，救護車工作員里亞茲・亞曼和納薩・阿里原本應該休假，但當他們聽說有數十位民眾在當天的衝突中喪生時，他們前往明哥拉鎮負責救護車值勤工作。他們朝北開了約二十公里到暴力衝突的中心塞巴，儘管他們的車輛有清楚的標幟，還是有人朝他們開火，亞曼和阿里雙雙喪命。結果，MSF也被迫離開巴基斯坦。

二〇〇九年十月，這個組織嘗試重返阿富汗，在亞美夏巴巴啟動專案，這間醫院位於喀布爾和加拉拉巴德之間，MSF撤離該國前曾在那裡工作過。該地東南方將近五百公里處，阿富汗與巴基斯坦邊界兩側為流民設置的營地裡，仍有數千名阿富汗人居住。他們的醫療需求依舊如過往一樣大，或許比過往還大，但那片黃色沙漠裡已經沒有MSF團隊。

第六章
醜陋的事實

洛伊・塞德斯全德的小飛機降落在南蘇丹一個偏遠地區的那天，他眼看著六名孩童死亡。當其他駐外人員認為自己無法適任此次MSF任務時，他並不驚訝。「我看著人下飛機，二十四小時過後，他們又上了飛機；來到這裡目睹這麼高的死亡率，令人難以承受。」一九九八年，南蘇丹十年來最嚴重的饑荒期間，擔任後勤專家的塞德斯全德撐了三個月。如同非洲無數次的糧食短缺，戰爭、旱災連同經濟因素造成那場饑荒，導致多達二十五萬人因飢餓或疾病喪命。蘇丹生命線行動這個大型國際救援組織提供的定期食物空投，也由塞德斯全德負責監督。「空投很危險：如果他們錯過空投區，會奪走民眾、牲口的性命，也會壓垮村莊。空投區名副其實以字母X標示——你用塑膠布製成巨大的X標誌，選擇你所能找到最乾燥的地方當作空投區，然後派大量當地雇員保持那個區域淨空，因為民眾一知道快要有食物空投，就會聚集過去。運輸機靠近時會慢下來，敞開後段，貨袋就這樣滾出機外，垂直墜落到約足球場大小的區域。」塞德斯全德說只有百分之六到七的袋子會破，而且幾乎不會有任何東西浪費掉。「當安全人員放民眾進來時，數千人帶著小水瓢和小碗擠進空投區，舀起塵土或泥巴，只為了拿到摻雜其中的十顆玉米粒。」

MSF不常參與一般的食物發放——那是聯合國世界糧食計畫署的範疇，但它在饑荒肆虐的地區會設立餵食中心，治療營養不良的兒童、孕婦、哺乳母親及老人。在治療性餵食中心（簡稱TFC），五歲以下嚴重營養不良的孩童，由一位家庭成員陪同留下，會喝到沖泡式高蛋白牛奶。補充性餵食中心為中度營養不良的孩童供餐及可以帶回家的

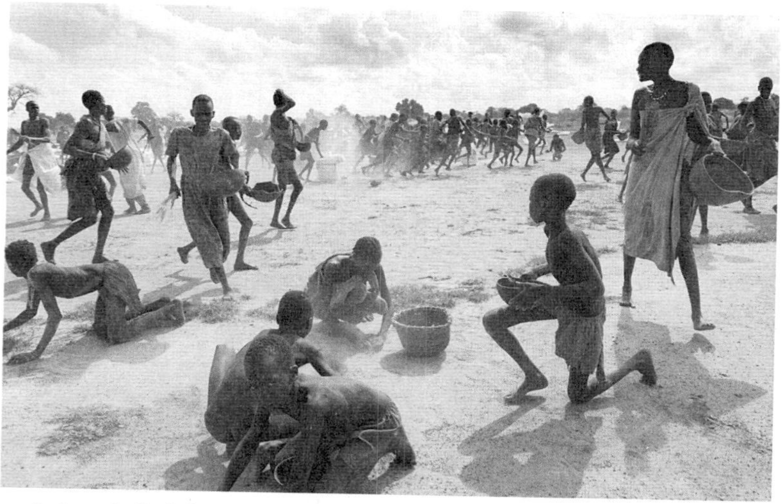

一九九八年饑荒期間，數百名蘇丹人聚集到一處空投區撿拾零碎的玉米粒。這幅景象被後勤專家洛伊．塞德斯全德捕捉下來，他的工作包括管理這片區域的安全，讓世界糧食計畫署能每周空投，以供應MSF在該區的餵食中心。

額外配給。

少有比孩子挨餓更令人痛心的景象，但及時獲准進入治療性餵食中心的孩子可於三十天內復原。在關鍵的第一階段，孩童每天喝六次以上的治療性乳品，裡面包含了油脂、維他命、糖，用來刺激新陳代謝運作。「那要花幾天時間，而且是真正的危險期。」克麗斯汀·納多利說，一九九八年她曾在南蘇丹擔任營養協調員。「如果孩子貧血，心臟又太弱，就可能失去一些孩子——你增加了他們的血容量，於是心臟開始亂跳，或者他們沒有足夠的血紅素將氧氣輸送到組織。這些孩子通常會度過兩、三天的關鍵時期，我們依據他們當時的體重，給他們喝少量牛奶，然後隨著他們的肌肉塊開始增生而增加分量。他們可能會在治療性餵食中心待一個月，直到達到某個體重值，然後就能晉升到補充性餵食中心。」在那裡，他們會吃到固體食物：麥片粥、豆子、高蛋白餅乾或有療效的花生醬「胖胖豆」。

一九九八年，MSF及其他組織在蘇丹設立的餵食中心拯救了數萬條人命。儘管如此，塞德斯全德的專案迫使他面對人道援助有其極限。「對我來說，在治療性餵食中心醫治人，最後又把他們送進你無力改變的環境裡，令我難以承受。我今天送走的那個孩子，可能六個月後就會再回來這裡。」

除了戰區、難民營和餵食中心，MSF的小小醫療崗哨掛牌營業的地點，還包括偏遠社區、藉由吉普車穿梭各村落的行動診所，以及遭受洪水、地震、火山爆發及其他天然災害侵襲的地區。

這些專案的第一步驟多半是先做勘查，包括派遣小組進入當地，評估醫療需求，研判是否需要干預。這些短期計畫評估死亡率、（當地盛行疾病的）發病率及民眾營養不良的程度。醫療團隊可能建立哨兵調查工作，在選定的地點監控麻疹、瘧疾、痢疾或白喉，在疫情爆發時迅速發現。勘查任務也檢視醫療基礎結構，確認當地的衛生部門是否掌控住情勢；這項勘查也要確認其他非政府組織是否計畫在當地工作。假如MSF決定干預，就會找出權責單位為何，取得到該處工作的許可。

最後一點可能是MSF最令人誤解的層面之一。組織名稱中銘記的『無國界』精神，似乎表明它願意在民眾受苦的地區不理會政權及政府。就連諾貝爾委員會宣布諾貝爾和平獎得主時，都表示MSF的基本原則包括「不讓國家界線、政治局勢或理念影響能夠獲得人道援助的對象為何」。在頒獎演說中，諾貝爾獎委員會重申MSF「發揮干預權，以協助有需要的人，無論是否事先取得政治認同」。

這些言論導致新的諾貝爾獎獲獎者有些不自在。當時的MSF美國分部執行幹事裘・譚蓋在一九九九年十一月演講時說：「在MSF，我們很難自視為這種『干預權』的標準持有者；若干訪談和文章隱約指出，這次的獎項終於確立及認可了這種權力……我們不能任由這項嚴重誤解加深。」《日內瓦公約》中銘記了對受害者提供醫療援助的權力，MSF擔心，這樣的權力和那年稍早在科索夫發生的事件之間的界線正逐漸模糊。如同大衛．雷夫在《安寢夜床》中所寫：「許多人道主義者基於道德立場支持戰爭。然而，只因為有些人道主義者個人和某些人道主義非政府組織支持戰爭，並不代表他們的作為就是人道干預，儘管北大西洋公約組織的主要強權國正是打算如此宣稱。」

那麼，「無國界」對MSF而言究竟代表什麼？「這是非常有彈性的概念，含意隨著時間而改變。」曾經擔任MSF荷蘭分部負責人的奧斯丁．戴維斯說，「冷戰期間，當MSF在七〇年代創立時，我們說明將要幫助民眾，不論他們是否為社會主義者，這個宣告相當振奮民心。」一九八〇年，組織未獲蘇聯軍方許可，逕自進入阿富汗；晚近又進入伊拉克南部啟動祕密越界任務，每天晚上再撤回科威特。不過這些行動範圍各自僅限於未受蘇聯或伊拉克陸軍直接控制的地區。「你當然要向控制某個行政區的對象徵求同意，」戴維斯說，「你必須這麼做，因為他們有槍；你沒徵求同意，他們可以射殺你。我們要說的只是，假如南蘇丹實際上由叛軍把持，蘇丹政府卻說：『我們不認可他們，而且我們主權獨立，你們必須取得我們的簽證才能進入南方。』我們會說：『胡扯。』而不理會。如果有幫助，我們會照辦；但假使那樣會阻礙我們協助民眾，我們不會尊重那項要求。

「我認為『國界』也暗喻其他事情。在剛果東部與我們淵源久遠的布尼亞鎮，我們堅持與赫馬族和倫杜族合作，雙方都想制止我們和另一方合作，因此那就是種族的『國界』。如今對我們來說，能夠多少跨越基督教和伊斯蘭教之間的『國界』，是極為重要的任務。這些界線區隔了人，容許他們將另一方妖魔化；這是人道主義所要對抗的一部分事物，對抗危機中的不人道。」

「實務上如果可行的話，你就依法辦事。」MSF荷蘭分部的肯尼．葛拉克說，「只有在無法協助民眾時，你才背道而行。接觸當權者是人道主義的基礎之一；人道主義和慈悲不一樣，不存在於真空狀態，而是在骯髒的現實中才能運作，強迫你為原則奮戰。這不是純粹的行動，『無國界』是一種精神——永遠要涉身醜陋的現實，你才能做些事情。就某些方面來說，這個概念令人嚮往，代表了我們認為重要的心態，因為援助圈由制度化的大咖主宰，如紅十字會、聯合國和大型非政府組織，它們通常融入政府政治，看不見個人苦難。『無國界』不是牛仔精神，卻帶有反叛元素；我們認為這是人道主義重要的特質，你必須願意越界去照料受苦的人。」

白色豐田吉普車已經成為MSF和許多其他援助機構的標準公務車，但有些偏遠地區的專案甚至連四輪傳動車都到不了。身處二十一世紀，我們很容易忘了地球上還有與外界完全缺乏接觸的孤立地區。二〇〇三年夏天，西班牙分部派了一名醫師和一名護士去探勘阿富汗中部巴米揚省一個偏遠區域，他們在那裡遇到的人從未看過車子。路途中，他們有時靠驢子代步，與二十年前MSF首次到阿富汗出任務時一樣，也採用四條腿的運輸模式。一名當地雇員對這個故事並不感到吃驚；先前他也曾參與過探勘任務，那裡的人聽見車聲時嚇得往後跳，說車子是怪物。在南蘇丹，洪水可能導致車輛無法通行，因此MSF護士及其助手騎了四、五天腳踏車去治療瘧疾病人。其他MSF專案曾派遣醫療人員騎摩托車深入剛果叢林，或者乘著小船進入南美雨林。

當專案涉及偏遠地帶和祕密性質時，可能增添了間諜氣氛。派崔克．勒繆第一次到科索夫出任務回來後第十三天，又上了飛機，這回的目的地是剛果；MSF西班牙分部剛在那裡完成探勘，要啟動新專案。「他們說到那裡可能要花兩天的時間，然後再搭小飛機過去，會有一位無名氏來接你，暗號是什麼什麼，他們會帶你偷渡進去。這在事後聽起來可怕多了，但我們是要去叛軍那邊，你無法取得簽證——你到了那裡，要應付『海關官員』；他們要錢，而你告訴他們你沒錢。」

二〇〇三年八月，勒繆也在巴基斯坦信德省籌畫了一次探勘任務；那裡遭受大規模的洪水侵襲，MSF計畫利用行動診所接觸受害者：開兩輛吉普車到偏遠地區提供醫療照護。除了一名醫師和一名護士，這些行動醫院還有藥劑師、負責文書工作的登記員及「健康訪視小姐」——這個美稱指的是婦女下鄉從事基礎醫療照護及推廣服務。車上滿載藥品、靜脈注射液、保健卡、文具、泡綿墊、塑膠布、緊急照明燈、有MSF標誌的旗幟和貼紙、裝了飲用水的鐵罐。醫院開張的地點包括學校、清真寺、樹蔭下，有時也在地圖上找不到的無名村落，只能靠當地嚮導幫忙尋找。由於在信德省沒有安全顧慮，行動診所可以在他們造訪的社區過夜，護衛隊多少可以循著直路行進；在危險區域，車子每晚都回到某個根據地，隔天往往等到接近中午才再度上路。

不論醫療診所是永久性建築或四輪傳動車，到非洲鄉下提供醫療照護少有沉悶時刻。跟隨MSF比利時分部到衣索比亞出任務期間，瑪莉荷・威麥醫師以奧加登省的迪加波為據點。實行一夫多妻制的索馬利族定居在那裡，於是威麥醫治了幾個遭醋勁大發的妻子用滾水潑灑的男人，有些孩子因為鍋具翻覆或跌入火爐而嚴重灼傷。威麥也定期跋涉六個小時以上，造訪遙遠的保健所以及訓練當地雇員。某次她進行這項工作而在外地過夜時，幾位村民在晚餐前的時候帶來一位遭蛇咬傷的男子。「保健所沒有抗蛇毒血清，我們也沒有任何東西可以為他輸液，」威麥說，「能做的不多。當時他的症狀不是很明顯，但我們在診所密切留意他。我們知道必須帶他去轉診醫院，卻必須等到第二天，因為我們有嚴格的規定：基於安全理由，四點以後絕不上路；即使知道病人可能活不了，也必須遵守規定。我們設法穩定他的情況直到第二天早上——我們整晚沒睡調整靜脈注射，給他止痛藥，天一亮就上路。在我們離開前，村民帶來他們認為咬傷他的蛇；我不確定是否真是那條蛇，或者他們只是殺了一條蛇洩忿。一個半小時後，男子還是在車上斷氣。」

在危急情況下，數日到數周的醫療援助可以拯救數百條人命；然而，鄉村醫療專案的成功遠遠沒那麼戲劇性。儘管疾病爆發可以獲得控制，前往奧加登這類地方從事基本醫療照護的醫師，卻對病人的長期展望抱持懷疑而感到焦慮。打從一開始，威麥就納悶MSF對當地究竟有多少助益。「我們的專案沒有太大意義，我認為不值得為完全沒有影響力的事情冒這麼高的風險。」

風險確實很高；由於奧加登

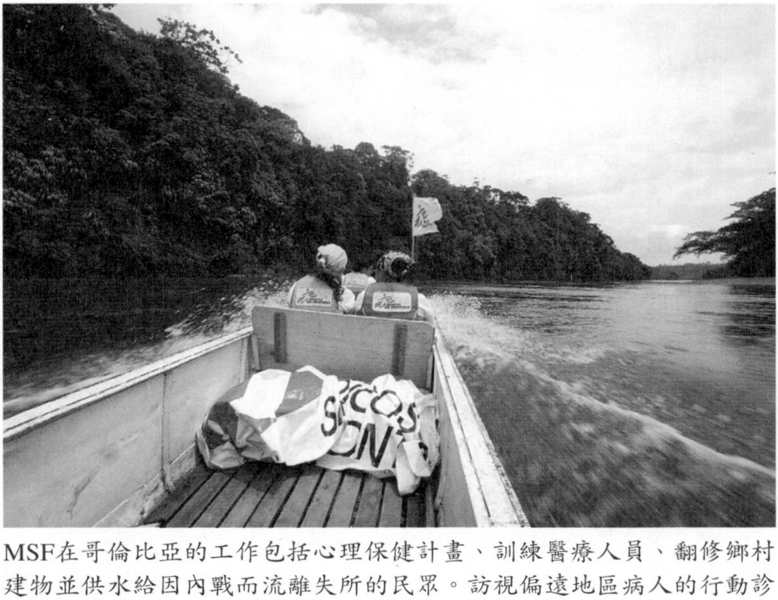

MSF在哥倫比亞的工作包括心理保健計畫、訓練醫療人員、翻修鄉村建物並供水給因內戰而流離失所的民眾。訪視偏遠地區病人的行動診所經常藉由河流移動。

民族解放陣線（簡稱NLF）爭取該區併入索馬利亞，這一帶持續有駐軍在。一九九九年九月威麥抵達時，專案才剛剛重新啟動。先前奧加登民族解放陣線曾直接攻擊援助機構，包括綁架法國非政府組織的駐外人員，導致專案中止。「就在綁架案發生前，叛軍曾攔截MSF公務車，威脅車上人員——叛軍用槍指著他們，要他們脫下衣服，替自己挖掘墳墓，接著放火焚燒公務車後離去。我很擔心，但我們有很多規定，而且非常注意安全，所以我認為出事的風險很低。我們小心的程度幾乎變得有點可笑：我們有『綁架包』——我們每次上路都會帶小背包，裡面裝了一些食物、防蚊液、火柴；如果你困在樹林裡沒有交通工具，或者被綁架，這些東西應該可以讓你活下來。是有點愚蠢，但它是我們安全方針的一部分。」

第二年因為有選舉，這個區域發生了其他危安事件，於是威麥的團隊談到要撤離。後來有報告指出區域南端可能發生饑荒，她被指派搭飛機去做營養勘查。二〇〇〇年二月七日，她在機場下車，告別司機和他的弟弟、團隊的法國後勤專家史帝芬・寇特赫斯。下午三點過後不久，在迪加波的工作人員嘗試透過無線電聯絡那輛車，卻沒有收到回應。他們又派了一輛車去搜尋，發現寇特赫斯的車子從機場折返時遭伏擊，司機頭部中了五槍立即身亡，寇特赫斯在遭伏擊時胸部中了一槍，隨後被拖出車外時再度中槍，其中一顆子彈粉碎了他的第八根胸椎。攻擊者後來偷了他的手錶、護照和電吉他（司機的弟弟設法躲在車子後段）。迪加波的工作人員抵達現場時，這位後勤專家正躺在路邊，幾位村民在餵他喝水。

寇特赫斯被載回迪加波治療，後來轉往奈洛比的醫院，最後終於被送回家鄉。在醫院待了五個月後，二〇〇二年一月，他坐著輪椅重新回到MSF布魯塞爾辦公室工作。寇特赫斯遭到槍擊時二十九歲，已經是參與過七次MSF任務的老手，前一次任務是到剛果民主共和國，他在那裡曾遭監禁。原本他希望衣索比亞任務會相對輕鬆，但諷刺性是人道主義另一個醜陋現實。

設備不良的醫療診所沒有實驗室，只能靠雙眼和雙手做診斷，容易讓你頓時覺得不知所措。「首先你意識到救你的會是你的雇員。」護士蓮恩．歐森說，「非洲到處都有護校，所有和我一起工作的護士都受過訓練，有學位，讀過書，但我們低估他們的診斷能力和醫術，為此冒了極大風險。他們完全有能力照顧自己的同胞——比我有能力多了，因為他們了解這些疾病，了解這些寄生蟲，完全清楚血吸蟲病有什麼症狀。他們可以告訴我某個病例是否需要緊急手術，我和當地雇員合作及了解他們時，學到了好多。」

當然，不適任或冷漠的人也可能身居要職；儘管任何地方都會有，在開發中國家，這種人往往不需要承擔行為後果。二〇〇〇年，歐森在位於獅子山北部一名為「九十一哩」的城鎮，在此約有四萬流民定居。MSF在鎮上設置診所，但轉診醫院在幾小時路程外。掌管該地醫療照護的人習慣隨意借用MSF公務車。「有天他去了自由城，我以為他會離開兩天，結果他離開了十五天，我有十七個病人因為可用手術治療的外科傷勢而過世；如果他們接受手術，這十七個人中或許有幾個人或甚至全部可以活下來。我想盡了辦法——嘗試把他們弄上公車、尋找其他能夠接收他們的機構；當他回來時，他並不在乎。」

你不必身為醫師或護士，就能知道開發中國家有無數人喪命的原因是無知的暴力、欠缺基本藥物或醫療人員缺乏所需的訓練或工具，但親眼看著這些病人死

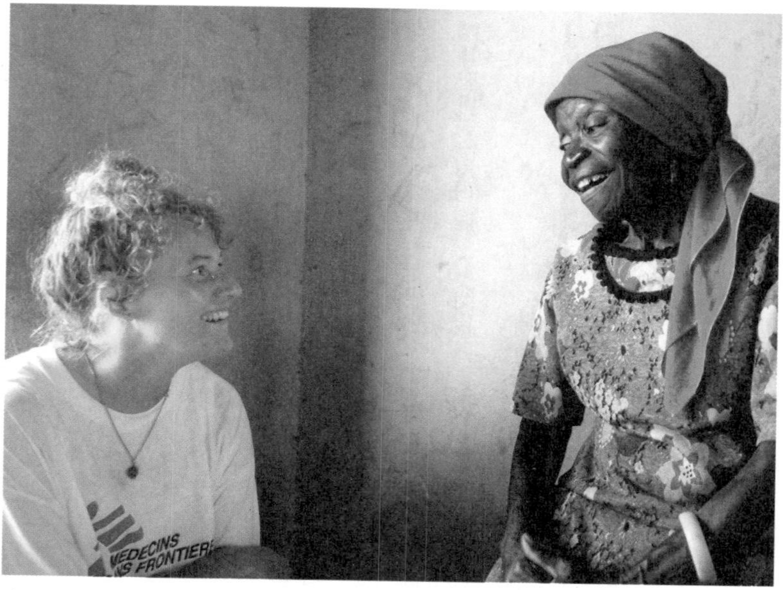

在賴比瑞亞杜伯曼堡的醫院中，一名年長護士與MSF救援現場工作者共度片刻時光。治療地方性疾病時，駐外人員相當倚重當地雇員的經驗。

亡是另一回事。即使在救援現場待過八年，歐森還是從來都不習慣。「在獅子山，我送一位母親到醫院開刀，她有個四個月大的寶寶，而我並不知情。後來他們聯絡我說：『母親死了，你們要我們怎麼處置嬰兒？』他們將四個月大的嬰兒送回來給我們——後來他死於腦膜炎。我帶迫切需要剖腹產的婦女到醫院，但醫師外出開會，她因此送命，她的寶寶也死了。第二天，我必須帶她的丈夫回村莊，並表示我很遺憾。在MSF遇上這類事情令我最難承受。」

第一次到蒲隆地出任務時，護士卡蘿．邁柯麥可所屬的團隊支援坦尚尼亞邊界偏遠的摩棱區八個保健中心。每個中心都由一名護士管理，但其他的當地雇員都只是外行人，只受過衛生保健、換藥包紮等基本程序的訓練。邁柯麥可學會一點克倫地語：「哪裡痛？有發燒嗎？有嘔吐嗎？」卻無法克服某些文化障礙。「嘗試介紹保險套也是我在打的一場聖戰，不過這件事幾近瘋狂。當我拿出木製陰莖，想要示範怎麼使用保險套時，他們只顧著笑。

「真是讓人頭大。我們才剛開始這個專案，所以先在紙上寫下需要完成的一切，然後嘗試實行計畫，卻辦不到。我們每天都會出去，設法改善情況，改善醫療中心。剛開始民眾扯扯我的袖子時，我會說：『別找我，去找其他護士，我得來規畫你們的防疫計畫了。』後來我們的一位經理對我說：『妳知道嗎，妳必須處置面前的病人。妳無法治好每個人，不能改善不公平和疾病，卻可以協助那位指著自己兒子的老太太，她兒子因為缺乏維他命A而看不見東西了。』他的話真的協助我度過那次任務的最後幾個月。」

如同很多返鄉許久的MSF成員一樣，邁柯麥可閉上眼睛仍看得見自己的病人。「我腦中真正忘不掉的是受了槍傷的孩童，其中記得最清楚的是凱薩，他是我在魯伊吉的醫院見到的小男孩。摩梭發生爭鬥時，他手肘中槍，一路走到魯伊吉，可能走了好久好久。他出院後，沒有地方可去，來到我們的大門口。那天我進進出出，都看見這孩子在那裡，最後警衛拍拍我的肩膀說：『這

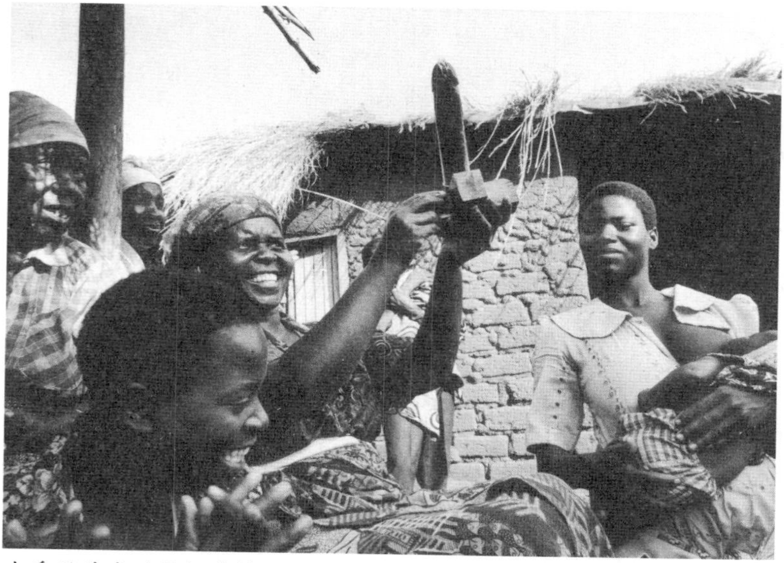

在愛滋肆虐的馬拉威村落，MSF協助婦女了解如何使用保險套。儘管幽默通常是有效的工具，駐外人員在傳遞保健資訊時，經常要面對不熟悉的語言、風俗及其他文化障礙。

孩子想和你們談談，他沒有地方可去。』他的雙親在那場爭鬥中喪命，照顧他的鄰居也被殺死了；他十二歲，不知道該去哪裡。

「鎮上有位女士叫瑪姫，她經營了一家孤兒院，所以凱薩問我們能否和她談談，看看她能否讓他和那些孤兒在一起。我們去見了瑪姫，她自然說他可以留下來。當我離開時，他站在那裡想著：『沒錯，我到了這間孤兒院，但現在該怎麼辦？我什麼人也不認識。』我只能離開。我可以應付醫療狀況，卻無法理解為何會有孩子無處可去。」

當無國界醫生組織還只是等待實踐的好點子時，雷蒙·波萊爾已經鼓吹法國醫師去援助地震、颶風、海嘯的受難者，但MSF最初對天然災害的干預行動沒有成功──第一次是一九七二年的尼加拉瓜地震，接著是一年後侵襲宏都拉斯的菲菲颶風；失敗的原因是當他們到達時，其他機構早已經展開救援。將近四十年後，MSF行動迅速得多，也更有經驗，也依然前往天然災害現場，不過許多成員質疑組織也許根本不該參與這種工作。

「MSF這類組織在地震中能做的很少。」納比·歐特克瑞特說，一九九九年八月十七日土耳其發生毀滅性地震之後，他曾跟著援助團隊去了當地。「地震發生後的頭三天決定了民眾是生是死，三天內的進展有限。你需要派救難隊過去，而那不是我們的工作，有其他團隊遠比我們擅長多了；除非爆發大眾疫情，否則我們能做的不多。」

土耳其地震導致超過一萬六千人喪生，大約六十萬人無家可歸，類似的災害過後當然一定持續會有醫療需求。MSF在一周內派了四支團隊前往受創最深的城市，帶了三十公噸左右的醫療補給品、帳篷和其他庇護所。成員包含治療腎衰竭的專家——由於建築物崩塌造成內傷，產生「擠壓傷症候群」的人常因腎衰竭致命。MSF也安裝巨大的水袋，供給大約一萬五千人新鮮的水。所以，即使團隊成員沒有從瓦礫中拖出受害者，MSF在災害救援上也能發揮作用。但由於資源有限，有人質疑將資金和人員投注到其他地方也許更妥當。如歐特克瑞特所說，就算是有能力拒絕體制化捐贈者的組織，仍會受到本意良善的市民影響，因為她要求自己的捐款能用來幫助她在新聞上看到的人民。

「私人捐贈者非常相信MSF會妥善管理他們的捐款，」歐特克瑞特說，「他們是應該這麼相信，因為MSF紀錄良好，我為這一點做擔保。」他說，儘管捐贈者可以指定將自己的捐款用於特定危機事件，但大多數人不會這麼做，除非出現如天然災害這類盤踞新聞版面多日的戲劇性事件。當這種情況發生時，專案捐款金額可能大幅超出這種相對而言屬於短期的救援行動所需。

二〇〇四年十二月的南亞海嘯幾乎不算是短期危機，但MSF很快就明白，為倖存者提供醫療援助並不需要動用到瞬間湧入的鉅額捐款。災害發生一周內，MSF在自家網站張貼布告，請求大眾不要指定將錢投入海嘯救援，因為他們已經有足夠的資金。當MSF能夠清楚判定該處不會爆發大規模霍亂或其他藉由水傳播的疾病，他們意識到自身在海嘯災後扮演的角色相對有限，於是轉而關注醫療需求最急迫的印尼亞齊，將長期重建的任務留給更有能力勝任的其他組織。

儘管如此，到了二〇〇五年三月底，世界各地的捐贈者寄了超過一億零五百萬歐元（約一億三千萬美金）到MSF要給海嘯受難者；預算編列者估算只須四分之一的金額就足以支撐他們的工作做到年底。這讓組織

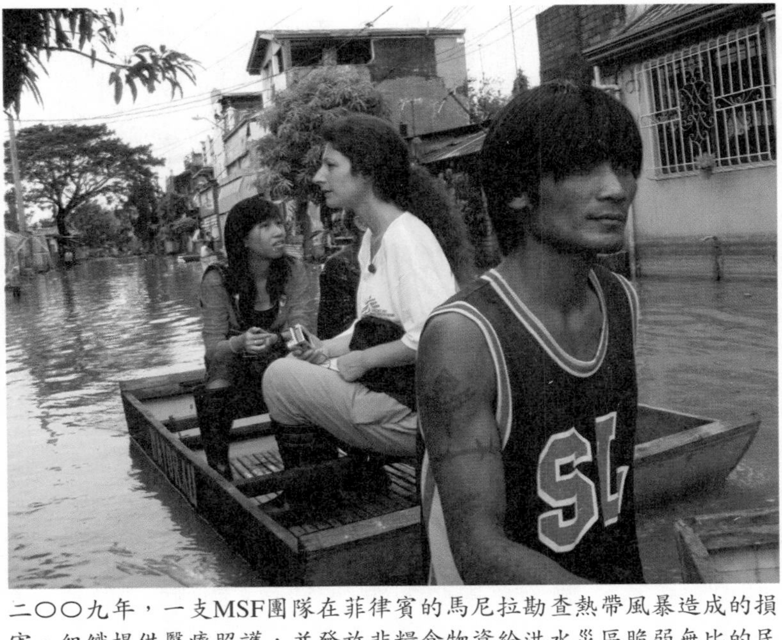

二〇〇九年，一支MSF團隊在菲律賓的馬尼拉勘查熱帶風暴造成的損害。組織提供醫療照護，並發放非糧食物資給洪水災區脆弱無比的民眾。

陷入兩難：將多出的幾千萬用於其他危機是否合乎倫理？ＭＳＦ決定正確的處置是聯絡捐贈者，請他們允許將捐款用於資金不足的非洲專案。捐贈者壓倒性地應允——超過半數的捐款重新分配，退還捐贈者的金額不到百分之一。

雖然ＭＳＦ無意參與天然災害過後的重建工作，卻發現自己可以負責持續推動社會心理計畫：舉例來說，它的海嘯災後專案全都包含了心理保健要素，可以一直延續到緊急時期過後。安葬受害者並重建受損家園許久之後，倖存者仍有心理創傷。地震過後，可能有高達百分之六十的成人及百分九十五的孩童出現創傷後壓力症候群，所以ＭＳＦ派遣心理學家輔導受害者，更經常訓練當地輔導員處理後續事宜。對於ＭＳＦ的現場工作而言，心理保健專案相對來說仍是相當新的類別，成效有限。有些專案超越醫療組織的範疇，納入社區藝術家、說書人，甚至是園藝家和駐外戲劇治療師。緊急援助究竟是否應該包含心理保健專案，或者應該等到滿足更急迫的醫療需求之後再來處理，的確存在爭議。然而，少有人否認有效的心理保健專案就長期看來，不僅協助民眾重建生活，也紓解了緊急事故發生後數周到數月的醫療系統負擔。

曾跟隨ＭＳＦ到科索夫、斯里蘭卡、喀什米爾工作的心理學家艾德麗安．卡特表示，危機地區的門診醫師往往只花幾分鐘看診就急著開藥，當就診民眾頭痛、胃痛、有睡眠問題或其他心理症狀的時候，「把煩寧鎮定劑當糖果一樣發。」一位長期為難民服務的ＭＳＦ醫師說，他在門診中心看到的小病痛高達百分之四十帶有心理因素。

因戰爭離開家園的民眾，不論是被迫逃亡或住在擁擠的營地，心理問題比生理疼痛更持久。「斯里蘭卡是我們見過最嚴重的狀況之一。」卡特說。二〇〇二年她在那個國家照料少數民族坦米爾人，與錫蘭人主宰的政府對抗了二十年，他們仍處於復原時期。內戰奪走了約六萬四千條人命，造成數十萬人流離失所，許多坦米爾人遭綁架、拘留、毆打，面臨飢餓，目睹家庭成員在家中活活燒死。在MSF針對瓦烏尼亞鎮流民所做的調查中，百分之八十八的人說自己持續感到不安全。

在坦米爾人的營地中，卡特看見這種缺乏安全感帶來的影響。「道德價值徹底崩解，所有可能發生的事情都真的發生了。正常來說，在坦米爾人社群裡，家庭成員關係非常穩固，強力支撐著彼此，但境內流民的崩潰著實殘酷。許多人沉溺營地中流行的私釀酒，許多人染上酒癮，代表即使他們能夠找到工作，也無法工作，所以家庭分裂的情況輕易出現。父親就這樣遺棄家庭，暫時和另一個家庭同住，孩子因此完全感受不到穩定。食物供應不穩定，一切也就極度不穩定，而這些人過去十到十五年都這樣過活。他們身處的環境也很糟，地方小得不得了，以塑膠布和其他家庭區隔，因而完全沒有隱私。

「營地裡有一所學校，但孩子往往不上學，家長或其他人也監督不足。我們的工作人員想要幫上一些忙，其中一大重點就是民眾完全缺乏解決問題的能力——出現問題時，他們沒有嘗試解決就自殺；我們認為非常輕微的問題也會讓他們自殺或有了自殺念頭，例如：『我和姑姑吵了一架，所以我要自殺。』」

可能沒有其他類型的專案，會比著重心理保健的專案更需要對文化敏感。MSF成員承認自己犯了許多錯誤，不過他們也新創了某些成功技巧。卡特很驚訝，儘管必須動用翻譯員，MSF在科索夫地方廣播電台安排的聽眾來電直播節目大受歡迎，並持續數周之久。廣播的匿名性讓民眾毫無顧忌地詢問性功能障礙困擾——這是壓力造成的常見症狀。這樣的節目還有一項附加價值，那就是聽見心理學家解答的人數，遠多於MSF可望私下輔導的人數。

卡特還記得，在喀什米爾這個印度和巴基斯坦之間有爭議的穆斯林地區，她的團隊想要同時訓練男性和女性的性虐待心理諮商員時，引發強烈抗議，最後他們同意依性別分組，不過最後演變成卡特要和十五到二十名男性共處一室，而她是唯一女性。如同危機地區常見的狀況，那些受訓者本身幾乎全都是受害者。「你甚至不能看著他們的臉——我不和他們作眼神接觸，房間內徹底安靜，然後一名男子開始非常吞吞吐吐地說起自己受的折磨和虐待，接著是另一個人，然後又換另一個人。他們選擇分享自身經驗的那兩個小時出奇沉重，若是有女性在場，這永遠不會發生。」

即使在MSF的心理學家有機會直接輔導病人時，也不一定會像外科醫師移除子彈或治療罹患瘧疾的嬰兒時那樣受到感激。受創者沒有快速療法。「做這種工作，你會和這些人變得很親近，沒辦法在離開他們返回家鄉後，就不再掛念他們。」卡特說，「每次我都發誓不要投入個人情感，我只是去做自己的工作，結果從來都辦不到。」

第七章
另一半的人如何死亡

詹姆士．歐賓斯基跋涉了漫長又痛苦的路程，才在一九九九年十二月十日來到奧斯陸市政廳演講台。一九九〇年，這位加拿大醫師在安大略省漢米爾頓的麥克馬斯特大學取得醫療學位，不到三年後，他發現自己跟隨無國界醫生組織待在索馬利亞，歷經饑荒、內戰及美國的笨拙干預。返回家鄉時，他知道自己內在有些東西永遠改變了。在小鎮執業時，他給予一位有哺乳困難的母親建議，對方提到他似乎心不在焉。歐賓斯基承認她說得對，當她離開他的辦公室後，他靜靜坐了二十分鐘，明白自己再也無法從事這種醫療工作。他結束執業，跟隨MSF回到救援現場，先去了阿富汗，後來又在種族屠殺開始後一個月抵達盧安達。一九九四年那段最可怕的日子裡，有天歐賓斯基試圖和一名胡圖族指揮官協商，當時他的屠殺隊包圍了一棟滿是圖西族孩童的建築。「停頓許久之後，」事後他告訴一名記者，「他看著我說：『這些都是昆蟲，會像昆蟲一樣被消滅。』」這位醫師第二天早上回到那裡，一塊藍色防水布覆蓋著這些被砍死的孩童屍體。

那場大屠殺發生後，有一年半的時間，歐賓斯基為創傷後壓力症候群所苦——當他在公路上開車時，行經的藍色車輛會觸動記憶，使他在腦海裡不斷看見那塊防水布。但不論幻影是否依舊縈繞，一九九六年，他回到非洲，為逃到薩伊的盧安達難民服務。

一九九八年，他成為MSF的國際主席，是第一位擔任這項職務的非歐洲人。歐賓斯基是醫療研究者，專長在小兒愛滋病，不過如同賀尼．布赫曼及其他具領袖氣質的前任MSF領導者，他也深諳政治哲學（並取得國際關係碩士學位）。擔任國際主席的三年任期內，他和組織內某些大思想家會面，包括布赫曼、奧斯丁．戴維斯和尚馬利．金德曼斯，嘗試草擬任務聲明，用所有國家分部都能認同的方式說明MSF規章。他們一度至少獲得十二個分部支持，卻沒有書面認可。就在此時，一九九九年十月十五日有消息傳來，無國界醫生組織獲頒諾貝爾和平獎，「以表揚這個組織在幾個大洲首創人道工作。」MSF決定利用這個機會在遠遠更公開的場合闡釋其任務——那年十二月歐賓斯基於挪威發表的諾貝爾獎得獎演說。

在具爭議性的開場中，歐賓斯基撇開外交細節，立刻呼籲俄羅斯政府「停止轟炸毫無保護的車臣人民」。他簡述三十年來引領組織的人道主義動力，接著繼續宣告MSF後續要打的聖戰。「因傳染病而喪命或受苦的案例，超過百分之九十都出現在開發中國家。」歐賓斯基說，熱帶疾病奪人性命是因為「救命的基本藥物不是太貴，就是存量不足，因為這些藥被認為無利可圖，或者根本沒有人從事研發工作」投入新療法。「這種市場失靈，」他聲稱，

「是我們接下來的挑戰。」

情況就是如此。除了諾貝爾金質獎章和證書，MSF也領取了七百九十萬瑞典克朗的獎金支票，相當於一百多萬美元；這不是MSF收到過的最大筆捐款，卻最具象徵性。MSF決定用這筆錢啟動「基本藥物進用運動」。

「基本藥物」這個名詞不純粹是修辭用語，而是由世界衛生組織列出的清單，包含三百種以上的藥品，適用從愛滋病到痛風的各種疾病，這些藥物被視為建立基本醫療照護系統的最低需求。然而，這項

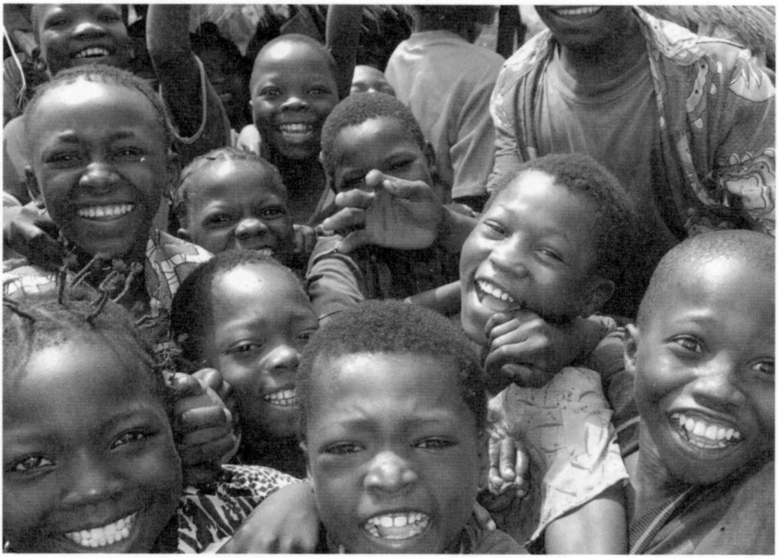

二〇〇七年，MSF行動診所拜訪中非共和國北部馬提庫魯村的孩童。昏睡病在這個村落異常盛行，這種具有潛在致命威脅的傳染病藉由采采蠅傳播。

進用運動著重開發中國家最致命的疾病，每一種疾病都有特殊的治療障礙。其中的利什曼原蟲病，是出現在亞洲和非洲的寄生蟲病，目前用來治療的藥物已有六十年歷史，而且大多數病人都負擔不起。昏睡病，或稱非洲人類錐蟲病，由撒哈拉以南非洲的采采蠅帶原，用來治療的藥物也有幾十年歷史，面臨愈來愈多抗藥性；這種藥毒性高到注射時有灼痛感，高達十分之一的用藥者中毒身亡。肺結核一年奪走兩百萬條人命，而且抗藥性逐漸增加，因為大多數病人不會接受九個月的完整療程。至於腦膜炎，雖然存在有效的疫苗，但生產劑量太少，同時太少資金用於管理藥劑。

對於上述病症及其他熱帶疾病，藥廠極少甚至完全沒有投入研究新療法，因為相較治療勃起功能障礙、掉髮、肥胖和皺紋，這些療法可能帶來的利潤微不足道。為了改變這個趨勢，MSF協助建立「遭忽視疾病用藥創始計畫」，協調新的研發投入利益導向的製藥業所忽視的疾病。這項創舉成為進用運動最受內部爭議的部分，有些人認為MSF不應該參與長期遊說或研發。二〇〇二年，當其他分部在國際議會中一致表決通過後，唯獨MSF荷蘭分部拒絕協助建立「遭忽視疾病用藥創始計畫」，持續抗爭超過一年後，這些荷蘭人才勉強妥協。許多人認為，這件事再度引爆MSF一直極力克服的分部間衝突。

然而在其他方面，這個運動的宏觀團結起眾多不同背景的MSF成員——不只有救援現場的醫師和護士，還有律師、藥劑師、遊說者組成的堅強團隊。這種現象尤其顯著地表現在他們奮力對抗瘧疾時，這種傳染病造成的死亡人數可能是歷史之冠；以及對抗愛滋病，這場災難已經蓄勢待發要爭奪首位。

瘧疾與利什曼原蟲病、昏睡病不同，在西方世界眾所周知，儘管如今它主要被視為類似天花或黑死病的歷史性奇病。但它不過數十年前還在許多已開發國家中成為地方性疾病——荷蘭直到第二次世界大戰後才根除瘧疾。現今，工業化國家大量投入資金對抗豬流感和西尼羅病毒等公衛妖怪，而瘧疾每年悄悄奪走約一百萬條人命，其中大多數是孩童，百分之九十在非洲。不妨這麼看待：二〇〇九年，H1N1病毒不過導致一萬多人死亡，人數大約是因瘧疾喪命的百分之一，就已經成為眾矢之的。如果為這項死亡人數統計加上金額，世界衛生組織估計非洲每年因瘧疾造成的經濟損失為一百二十億美元。

造成這種慘況的根源，是一種對血紅素貪得無厭的單細胞生物體及喜愛吸食人血的小昆蟲。雖然瘧疾廣為人知已達數世紀，但它的成因始終是個謎，直到一八八〇年，法國醫師拉韋朗利用最早期的顯微鏡檢驗瘧疾血液樣本，首先發現引發這種疾病的瘧原蟲。十七年後，在印度工作的英國醫師羅納德．羅斯，證實這種寄生蟲是藉由蚊子傳播到人類身上，這項發現為他贏得一九〇二年的諾貝爾獎。約有三十種蚊子是重要帶原者，牠們全都歸類在瘧蚊屬。當母蚊叮咬人類時，會將瘧原蟲的芽孢植入人類血液中。這些芽孢聚集到肝臟，在那裡集結二到四周之後，全力攻擊紅血球。一旦進入紅血球中，瘧原蟲便貪婪吞食將氧氣輸送到人體各處的血紅素。牠們迅速增生，最後突破細胞膜，釋出後代去感染其他紅血球。

有四種瘧原蟲會使人類感染瘧疾，不過惡性瘧原蟲遠較其他三種致命。除了發燒，瘧疾的症狀還包括發冷、肌肉痠痛、頭痛、肚子痛、嘔吐、腹瀉和一般不適，但程度從輕微不舒服到嚴重疼痛因人而異。瘧疾嚴重時可能導致黃疸、腎衰竭或異常出血，惡性瘧原蟲還可能進入腦部血液中，這種情況稱為腦型瘧疾，會導致精神錯亂、痙攣、昏迷且可能致命，感染惡性瘧疾的孩童還可能因為嚴重貧血而喪命。疫區中的成人若經反覆感染而存活下來，最後會建立起某種免疫系統，通常後來發作時只會出現輕微症狀（包括MSF駐外人員在內，缺乏這種免疫力的旅客造訪疫區，假使疏於防範，例如睡覺時使用蚊帳、使用防蟲劑、服用瘧疾預防藥等，可能導致嚴重病情）。唯一例外的是孕婦，她們喪失了免疫力，如果感染瘧疾，可能出現有危險性的貧血。更糟的是，瘧原蟲會聚集到胎盤，甚至可能幾乎不會到孕婦體內其他地方，因而妨礙胎兒生長；當這些嬰兒出生時，體型往往小到無法存活。

即使在瘧疾盛行的地區，在設備不足的醫療中心可能也很難做診斷。理想上，實驗室技師應該在顯微鏡下檢視血液中有無寄生蟲；如果辦不到，MSF會使用只需要十五分鐘的快速血液檢測，這種檢測的原理類似驗孕棒。精確操作的話，這兩種方法都有百分之九十左右的準確度，但缺乏訓練和時間會降低可信度。對於只能仰賴觀察症狀的醫師而言，瘧疾難

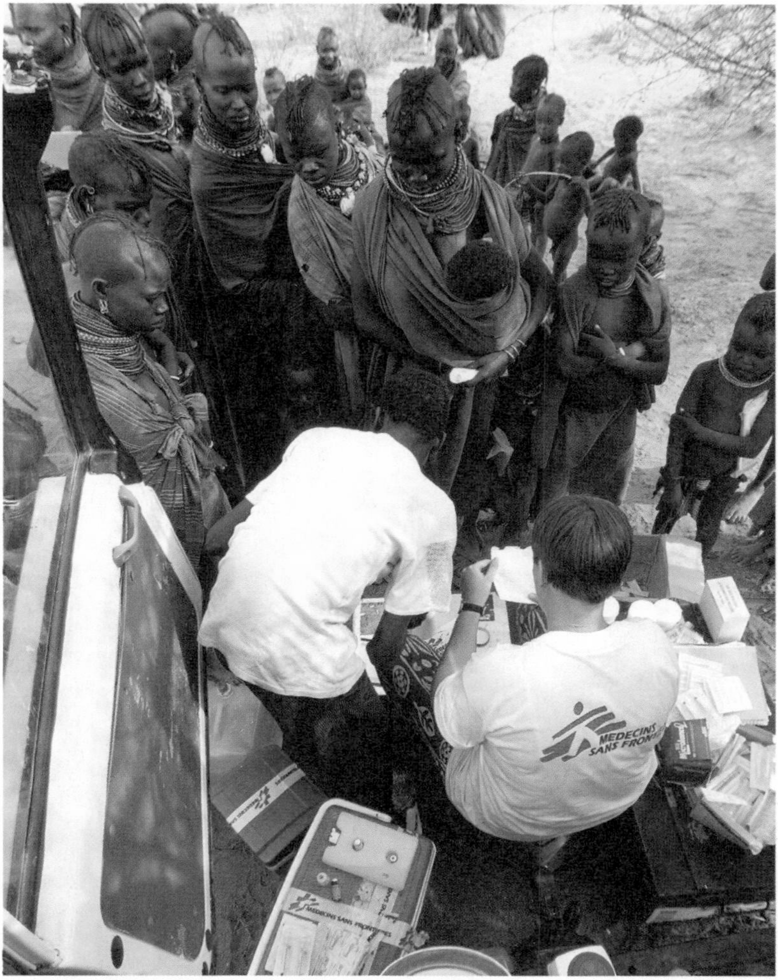

肯亞北部圖爾卡納地區的遊牧民族接受MSF行動診所提供的基礎醫療照護。這種行動診所通常是由兩輛吉普車載著藥物和駐外人員與當地雇員組成的小團隊。

以辨識的特點是惡名昭彰，因為許多不相干的狀況都會造成發燒、發冷和疼痛。儘管幼童的病情往往可以精準診斷，在MSF醫師工作的地區裡，被認為感染瘧疾的成人和五歲以上孩童，其實有百分之八十是罹患了其他疾病。這種誤診情形不僅造成藥品浪費、讓用藥更有可能面臨抗藥性，也意謂這些病人仍有其他疾病未獲醫治，如肝炎、腦膜炎、肺炎或傷寒；有些人在數日到數周後回到醫院，有些人則在家中過世。

瘧疾在藥理學史上占有重要地位。早在一六三〇年代，當醫師還認為疾病是血液、膽汁、黏液不平衡所引起時，秘魯的耶穌會傳教士就發現，將金雞納樹的樹皮磨成粉，可以用來治療瘧疾引發的高燒。這是史上第一次成功將化合物用於治療傳染病，後來鑑定出這種化合物是奎寧。將近四個世紀過去，奎寧在非洲仍是有效療法，但可能產生著實不舒適的副作用，包括反胃和耳鳴，而且劑量高時含有毒性。口服時，奎寧苦澀難入口；透過靜脈注射時，每天需要注射三次。這兩種治療方式都需要整整一周的療程，成為擁擠醫療中心的資源負擔。

二十世紀上半葉的兩個新發現帶來瘧疾將永久絕跡的希望：一九三四年首度發展出的氯奎寧，以及一九四〇年代問世的DDT殺蟲劑。一九五〇及六〇年代，國際間在蚊子繁殖地大規模噴灑殺蟲劑，使得這種疾病自歐洲和亞洲部分地區根除，就連非洲的瘧疾發生率都降低了。然而到了八〇年代時，非洲許多地區的惡性瘧原蟲都對氯奎寧產生抗藥性。一九九〇年代，周效磺胺（簡稱SP）出現讓醫師大感振奮，但適應力極強的瘧原蟲很快又對這種療法產生抗藥性。MSF如今認定氯奎寧和周效磺胺在大部分撒哈拉以南非洲「幾乎無效」，不過這些國家大多仍選擇其中一種藥物當作第一線治療。

二〇〇二年十月，MSF宣布要在本身推動的所有瘧疾專案中換掉這兩種藥物，改用青蒿素類複方療法（簡稱ACT）。青蒿素和奎寧一樣提煉自植物，療效已經被開發了好幾個世紀；這種名為黃花蒿的香草植物原產於中國，從中萃取出的物質不僅可以迅速有效地治療瘧疾——殺死瘧原蟲的速度比奎寧快上十倍，而且幾乎沒有副作用。單獨使用時，青蒿琥酯、蒿甲醚等青蒿素類藥物一、兩日內就能緩解症狀，不過約需一周才能清光瘧原蟲的蟲體。然而，當結合另一種抗瘧疾藥物使用，例如氨酚喹、苯芴醇、美爾奎寧，甚至是在沒有抗藥性時使用周效磺胺，療程就可以縮短到三天，這樣的天數讓民眾完成的可能性大多了。更重要的是，青蒿素類複方療法的連番攻擊法，大幅降低惡性瘧原蟲反擊的可能性。瘧原蟲本已需要幾次突變才能擊敗單一藥物，對兩種藥物同時形成抗藥性的機會因而微乎其微。MSF使用青蒿素類複方療法已有十年左右，儘管施行範圍確實很小，主要在東南亞及非洲少數幾個餵食中心和難民營，不過完全沒有出現喪失療效的跡象。

MSF沒有達到在二〇〇三年底前將青蒿素類複方療法廣泛用於非洲的目標，不過組織估計那年用這種療法治療了十萬名病人。這個目標面臨許多挑戰，首先是MSF認為公衛決策者不願支持新藥物。瘧疾控制一般偏重預防勝於治療，例如在疫情盛行時噴灑殺蟲劑或發放經殺蟲劑處理的蚊帳。「對抗愛滋、肺結核、瘧疾全球基金」誓言五年內投注三千萬美元購買青蒿素類藥物，世界衛生組織建立的合作機構「擊退瘧疾」稱這類藥物是「治療瘧疾的大勢所趨」。但對MSF而言，這些創舉都進展太慢了。二〇〇三年十一月，MSF召集國際瘧疾專家組成團隊，並寫信給「擊退瘧疾」，直指其新的四年計畫是「控制瘧疾的退步」，「背離五年多的商議和專家意見」。至於仍使用舊有藥物的其他非政府組織，建構MSF瘧疾政策的英國醫師克麗絲塔．虎克將它們抗拒使用新藥的原因歸咎於在財務上仰賴西方政府，所以傾向「不打頭陣」。

「另一個主要問題是，」虎克說，「某些國家十分官僚，他們的衛生部非常強勢，不允許我們使用青蒿素類複方療法。我們有時在這類國家中擁有完全獨立的設施，舉例來說，我們可能會經營行動診所或治療性餵食中心，由於衛生部完全不插手這些地方，儘管那個國家不願改變政策，我們還是可以引進青蒿素類複方療法。我們在難民營中使用這種療法，也是因為它們是獨立單位，完全由非政府組織或聯合國難民署經營。」

MSF已經逐漸習慣招惹聯合國機構及其他援助組織，但它對青蒿素的熱情甚至觸怒某些駐地國家的衛生部。二〇〇三年的衣索比亞，瘧疾盛行威脅一千五百萬民眾的性命，MSF極力遊說立刻引進青蒿素類複方療法，結果卻遭遇聯合國兒童基金會、當地的世界衛生組織官員及衣索比亞有關當局反對。該國衛生部表示，在流行病盛行期間引進新療法既不恰當也不合乎倫理，傾向等到衛生部本身的研究結果出爐再引進青蒿素類複方療法。十二月二十三日，衛生部部長泰德斯在一篇言詞誇張空泛的新聞稿中抨擊MSF：

（MSF的）追蹤紀錄堪做典範，我們非常感謝眾多熱心的志願工作者無私的貢獻……然而，基於我們不甚明瞭的理由，他們在少數地點，對於瘧疾疫情現況做出完全不科學且無法檢驗的觀察報告，傳播錯誤訊息，推廣新穎而不必要的藥物及療程。我們一再嘗試和他們理性溝通，他們卻變得無法節制（原文照載），進一步訴諸專橫手法，要讓自己的觀點和辦事方式被接受。我們想要指出，儘管貧窮或缺乏基本資源，任何主權獨立或民主國家的衛生當局都有責任嚴格遵守政府制定的法令和規則……MSF試圖妨礙這種執行倫理的規範和優良標準，藉此滿足他們近來的突發奇想與錯誤期待是相當不合宜的。

他們顯然不正當地利用與聲譽良好的記者、媒體接觸的機會，以及得以自由支配的無限時間和資源；那些都是我們不幸缺乏的。我們想要藉這個機會再次公開懇求MSF高層能夠恢復理智，避免不必要地分散我們的心力，干擾我們照顧病患並減輕其痛苦的首要迫切工作。我們痛心看見曾經堪做模範的組織被一群庸醫牽著鼻子走，這些人佯裝成醫療與科學知識的唯一代言人，浪費寶貴時間投入的活動卻遠遠超出他們值得讚揚的人道主義工作；順道一提，這些工作仍有大量需求尚未滿足。

如今幾乎沒有人質疑青蒿素類複方療法是否有效，虎克也反駁這類療法未經檢驗的說法——某些複方自一九八〇年代就開始使用，安全性也有詳細的文獻紀錄。唯一的例外是治療懷孕三個月內的婦女；對她們而言，只有奎寧既安全又有效。那麼為何要反對這種新療法？主要問題在於價格：青蒿素類複方療法的完整療程費用比氯奎寧或周效磺胺貴上好幾倍，青蒿素的價格又極具波動性——在二〇〇四到二〇〇七年間翻了三倍。況且這類藥物目前的供給有限，絕對不足夠治療每年三億新增病患，儲存期限也相對較短。

撇開價格因素，衛生部即使認同青蒿素類複方療法的益處，對於要決定最好的配藥方式和累積管理新療法的經驗，也會謹慎行事。理想上，兩種藥物配成「固定劑量複方」，一天服用一顆藥丸。次佳的選擇是一包藥裡放兩顆藥丸，讓病人清楚知道兩顆藥丸需要同時服用。青蒿素類藥物也可以每天透過靜脈或肌肉注射吸收。

最後，少數政府擔心假如現在用青蒿素類複方療法醫治部分病人，會開創他們無力負擔的先例。「這種擔心很正常，」虎克說，但她納悶聯合國兒童基金會為何不出聲負擔，「沒有人指望那些國家為那麼多疫苗買單——聯合國兒童基金會支付了全部費用。那他們為何要有差別待遇，區分可透過疫苗預防的疾病和遠遠造成更多孩子送命的疾病？例如瘧疾？」二〇〇四年四月，聯合國兒童基金會與MSF共同資助了一場青蒿素類複方療法研討會，這件事讓虎克振奮。「我們可望進入新的合作階段，釐清我們有必要改用有效藥物。聯合國兒童基金會如果公開表態，無疑會是很大的契機。」

對克麗絲塔．虎克而言，這項爭議涉及人道主義的基本概念。「如果你治好一個人的瘧疾，就是做好事。如果你將這種療法引進難民營，或是瘧疾疫情比一般情況更嚴重的危機事件，我不能理解就會有人說：『我們明年沒辦法這麼做，所以今年也不會做。』這樣很荒唐。『對不起，我是有辦法救你，但我不願去想明年也許我就辦不到了。』我認為這種說法徹底錯了。我們設法確保明年仍能使用這種療法，但是無法保證，而作出這種保證不是MSF的責任，而是當地政府的責任。偶爾有些來自非常進步的環境的駐地人員，除非他們能預見十年內會怎麼樣，否則什麼都不想做。船到橋頭自然直——十年後或許都發明出疫苗了。我們先來拯救今年有生命危險的人吧！」

二〇〇九年四月，全球基金、擊退瘧疾、幾個歐洲國家政府及其他夥伴發起「可負擔瘧疾用藥計畫」（簡稱AMFm），設法降低青蒿素類藥物的成本。他們的目標是將青蒿素類複方療法的批發價格從每劑四美元降低到一美元，然後以募得基金挹注其中的九十五美分。如此應該可以使青蒿素類複方療法的零售價格極其低廉，迫使氯奎寧、周效磺胺等舊有療法永久自市場上絕跡。

MSF內流傳著關於一名肯亞病人的故事，敘述一位老師罹患愛滋引發的腦膜炎，每天要花二十美元做沒有治癒希望的藥物治療，短短幾周便花光他的積蓄，然後這名男子開始變賣家具和物品，當賣款也花光時，他打算賣掉自己的房子。一名MSF醫師最後說服他打消賣房念頭，以免什麼都沒留給家人，協助這位老師轉而為無可避免的死亡做規畫。這名醫師納悶自己為何被迫要為病患安排葬禮，而不能用可負擔的藥物延長病人壽命，這種無助感某方面解釋了愛滋病為何成為MSF進用運動中最受矚目的疾病。

瘧疾和愛滋病不僅症狀和傳播方式不同，在文化層面也有極重要的差異。適當的治療可以迅速徹底治癒瘧疾；相反地，感染愛滋病的人餘生每天都要服藥。瘧疾不帶污名，醫師在治療病人時遭遇的社會障礙遠遠較少。至少在牽涉到為藥物進用奮戰時，最重要的也許是，北美洲及歐洲約有兩百萬名愛滋感染者，即代表西方有暢所欲言、資金充裕、組織良好的運動團體，願意聲援開發中國家的愛滋感染者，而那種壓力似乎造成影響。

二〇〇三年，聯合國估計貧窮國家中有超過四千萬人是愛滋帶原者，需要立即接受反轉錄病毒治療（簡稱ARV）的六百萬名病人中，只有百分之八左右的人正在接受治療。這種鋪天蓋地的需求幾乎癱瘓了援助機構，MSF內部有許多人認為組織太慢參與愛滋病治療。一九八八年，比利時辦公室在布魯塞爾成立免費的匿名愛滋診所，當時世人大多還否認愛滋病遍及全球，到了二〇〇一年，組織在世界各地的八個專案中總共只治療了六百名愛滋病患。二〇〇三年之前，比利時分部僅活躍於南非和泰國；二〇〇〇年底，MSF法國分部首度在泰國以ARV三合一療法治療病

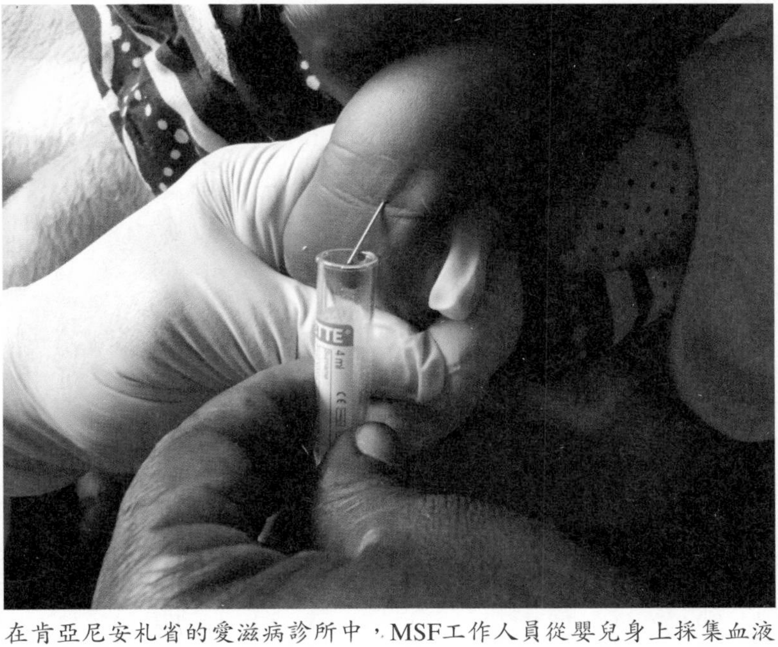

在肯亞尼安札省的愛滋病診所中，MSF工作人員從嬰兒身上採集血液樣本。組織估計肯亞有一百四十萬名愛滋帶原者，超過三十萬人迫切需要接受反轉錄病毒治療。

患（這種療法結合三種藥物以避免病毒複製）；而理查・貝德爾坦承，MSF荷蘭分部「直到二〇〇二年十一月才開始真正致力於愛滋病」，他為這種種延誤提出若干理由。首先，如同以瘧疾為目標的計畫，愛滋病計畫著重在預防，直到一九九六年三合一療法問世，才讓治療成為可能，如今這些藥物可以降低超過百分之八十的致死率。儘管人道醫療組織明白預防疾病很重要，卻不一定認為本身應該扮演這種角色；可以確定它從未是MSF的核心工作。「但是情勢愈來愈明朗：我們無法置身事外。」貝爾德說，「這項工作太重要也太迫切了，愛滋病治療具有強烈的人道主義色彩。我們不知道愛滋病將改變流行病學，但藉由表明愛滋病患者值得被關注，使這整個疾病人性化，改變了世人對它的態度。」一旦開始投入，MSF便迅速擴展計畫，期望在二〇〇四年底時讓二十五個國家的兩萬五千名病人接受ARV療法。

愛滋病危機的規模之大，令MSF的決策者持續頭大，懷疑單一援助團體如何能夠真正帶來影響。「這個龐大的問題需要社會變革，」貝德爾說，「我們不是世界衛生組織，不能全靠我們。同時，其他人道需求當然也完全沒有消失。」此外，在一個組織可以開始治療愛滋病之前，許多其他系統必須先就定位，包括祕密檢測、輔導民眾的方法，以及有效治療結核病的計畫，結核病是愛滋感染者的主要致死原因。二〇〇四年，在MSF法國分部的專案中，接受反轉錄病毒治療的六千名病人，有高達三分之二罹患結核病。最重要的是，你需要可負擔的藥物，而二〇〇二年以前那根本不存在。三合一治療的價格至少是每人每年一萬美元。「我們如果在一小撮病人身上每年花費一萬美元，很難自圓其說，」貝德爾說，「除非我們認為這是促使價格降低的部分策略。」

這確實是策略的一部分，參與者當然不只有MSF，還包括樂施會、國際保健行動及其他無數推動者。二〇〇二年，他們合力成功壓低反轉錄病毒藥物的價格，不到兩年後，部分國家的愛滋病患每人每年可用兩百美元的低廉價格購買到學名藥版本。這份累垮人的工作，引領人道主義者進入專利法和國際貿易高峰會的複雜世界，而且前路遙遙。但連MSF都承認，降價速度之快，超出他們原本最樂觀的估計。

議題核心在於國家授予製藥公司的專利：給予他們獨占權，並有權訂出遠超過生產成本的價格。一九八六到一九九四年間，眼見愛滋病逐漸蔓延全球，世界貿易組織（簡稱WTO）擬定「貿易相關之智慧財產權協定」（簡稱TRIPS）。對於著作權、專利及智慧財產權，各國政府的相關法規天差地遠，但TRIPS訂出最低限度的指導方針，所有會員國最終都必須遵守，例如確保包括藥物在內的專利產品至少二十年內免於競爭。

然而，TRIPS至少表面上允許政府做出某些例外。例如，公衛危機發生期間，政府可以頒布「強制許可」，允許當地生產者製造、販售專利藥物較便宜的學名藥。另一條類似的條款則允許「平行輸入」，意謂可無須獲得專利權人的許可，就向他國購買學名藥。這些學名藥通常在印度或中國製造，售價遠低於專利權人所訂的價格，因為生產者沒有專利權，不需要收取金額以補貼在研究或臨床試驗的投資。這些藥的品質與專利藥相當，同樣必須獲得授予各式專利的政府主管機關認可。學名藥還帶來另一項好處。舉例而言，針對愛滋病毒的三合一療法中，三種藥品可能由三家不同公司取得專利，沒有意願相互結合；學名藥廠卻可以將三種藥品製成單一藥丸，讓病人更容易維持治療。印度的學名藥廠西普拉即提供名為Triomune的平價固定複方。

TRIPS的彈性應該能平衡兩種合法利益：公司從研發投資獲益的權利，以及民眾以可負擔的價格購買救命藥物的權利。問題是富裕國家比較關注前者，比較貧窮的國家則從後者受益，形成不公平的拉鋸。TRIPS模稜兩可的條款，讓非洲國家納悶可以自由詮釋這些條款到什麼程度，而不致遭受有藥廠強力遊說的富裕國家報復。答案不久就揭曉。一九九七年，南非立法允許進口治療愛滋病的學名藥，立即遭到三十九家藥廠挑戰。愛滋病患和國際組織強力施壓了四年——MSF也參與其中，其「撤回訴訟」請願書獲得二十九萬三千人簽名連署，這些藥廠才因面臨難以承受的惡劣公共關係而退讓；這段期間，數十萬南非人死於愛滋病。

這次爭議之後，二〇〇一年十一月在卡達杜哈舉辦的世界衛生組織部長級會議上，非洲國家要求釐清這項貿易協定。在舉行這場高峰會的前幾個月裡，進用可負擔學名藥的戰役聚

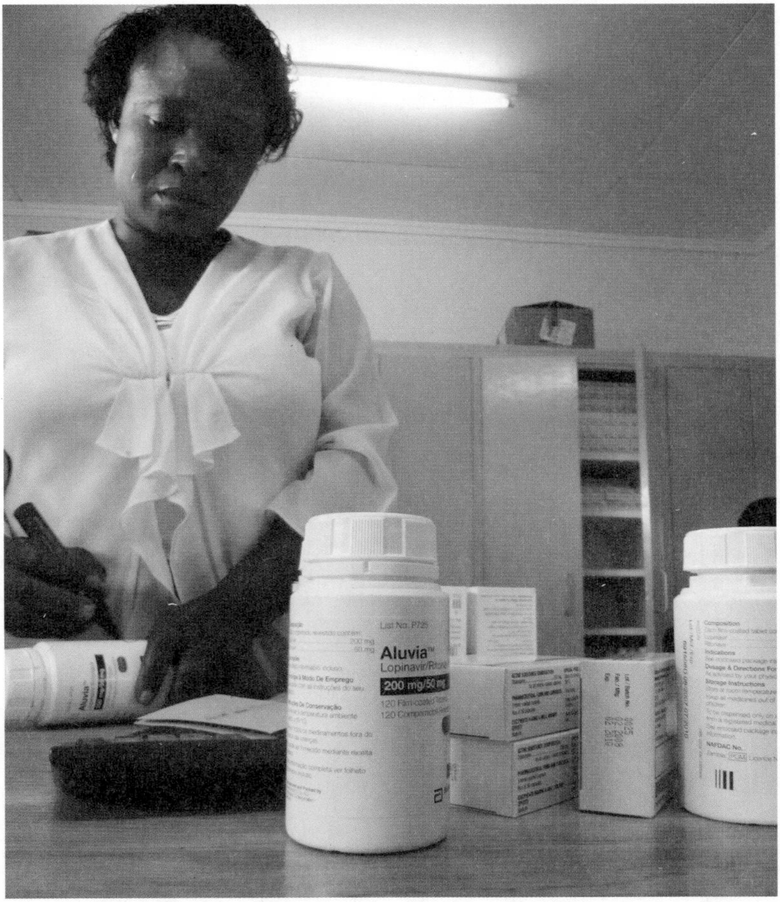

基本藥物進用運動的首要目標之一，包括降低愛滋病人使用反轉錄病毒藥物的價格。MSF和其他幾個遊說團體合作，促使這些藥品的價格降為原本的三十分之一。

焦在提供開發中國家反轉錄病毒藥物；後來發生了某件事，讓北美人士深切體認這項議題。

十月時，就在紐約和華盛頓遭恐怖攻擊數周後，美國有五個人打開帶有炭疽芽孢的信件後死亡。數百萬北美人士因而強烈索求環丙沙星，這種抗生素可用於預防炭疽病。在美國和加拿大，這種藥都由拜耳公司取得專利，以Cipro為名販售，一年的銷售額超過十億美元。炭疽病恐慌時期，需求增加，拜耳批發給藥局時，每錠五百毫克要價四·六七美元，於是美國人平均一個月藥量須負擔七百多美元。值此同時，在環丙沙星沒有取得專利的印度，拜耳於競爭市場以一個月約十七美元的價格販售——而且仍獲利頗豐。

美國衛生及公共服務部要求拜耳提供一億劑作為緊急庫存時，該公司向他們索價每劑一·八三美元——折扣相當大，但仍然遠高於政府願意負擔的金額。據傳衛生及公共服務部研議援引TRIPS條款及一條鮮少使用的美國法律規避拜耳的專利權，因為學名藥廠提供的環丙沙星每錠只要四十美分。對強制許可也有嚴格限制的加拿大衛生部，實際上已經向學名藥廠訂了藥，不過後來在拜耳威脅提告後撤銷訂單。最後，兩國政府都沒有違反專利權，甚至連美國是否認真考慮這麼做都不得而知，因為它知道這種雙重標準的做法在即將召開的杜哈會議上會被拿來大作文章。無論如何，拜耳被迫將價格大幅降至每劑九十五美分，而兩個國家都體驗到，當可能救命的藥物掌控在擁有專賣權的利潤導向公司手裡時，會是怎麼樣的局面。

十一月在杜哈會面時，WTO代表通過協議，清楚地將公眾健康置於利潤之上，明確地指出愛滋病、結核病和瘧疾帶來的苦難，強調關於TRIPS條款「可以且應該加以詮釋並應用於支持WTO會員保護公眾健康的權利，尤其是促使所有人都能進用藥物」。極端貧窮的國家被告知，在二〇一六年之前，他們無須授予製藥專利。杜哈協議也確認這些國家有權製造或進口基本藥物的學名藥版本，而且不限於緊急情況下。然而，與會代表對於學名藥廠是否能夠出口藥品到沒有能力自行製藥的國家，無法達成共識，因為TRIPS載明強制許可「主要適用於國內市場的供給」。結果貧窮國家進口廉價藥品的權利實質上變得沒有意義，因為其他國家沒有獲准接下他們的訂單。

WTO會員同意在二〇〇二年底以前解決這個癥結點。他們激烈交涉，沒能如期解決這個問題，但終於在二〇〇三年八月三十日做出決定，公眾健康再次獲勝。協議允許學名藥廠輸出藥品到缺乏製造能力的國家，規定這些藥廠要符合某些條件：舉例來說，他們必須向WTO公開出口品項，而且這些藥品須設計特殊的包裝、顏色或外形，避免被違法轉賣到其他國家。西方國家奮力爭取比這更嚴格的管控，包括限定哪些疾病構成公衛問題，但沒有達成目的。「最後一片拼圖已經到位，」WTO主席在協議過後自誇，「允許貧窮國家充分利用WTO智慧財產權規則的彈性，以期應付蹂躪該國民眾的疾病。這完全證明我們能夠同時處理好人道主義和貿易考量。」MSF認同這項進展，但仍質疑這些協議是否有任何效力：

「紙上的貿易規則和宣言是一回事，」它在一篇新聞稿中指出，「但唯有當國家開始付諸實踐時，對病人才有意義。」

ＭＳＦ持續強調許多政府畏懼利用強制認可，害怕有製藥產業強力遊說的已開發國家會報復，尤其是美國。直到二〇〇七年初，泰國才成功從印度進口了兩種抗愛滋藥物的學名藥，價格只有專利權人索價的六分之一。泰國官方表示，他們承受來自美國外交官的強大壓力，害怕泰國最後會名列美國的貿易黑名單；然而，截至二〇〇九年為止，這種對經濟後座力的恐懼似乎沒有成真，愛滋病患依然獲得免費治療，而ＭＳＦ稱泰國經驗是成功故事。

不過許多挫折仍然存在。二〇〇四年春天，在工業化國家裡，加拿大第一個立法公然允許學名藥廠輸出可負擔的藥物到貧窮國家。許多觀察家宣示這項立法為一大進步，但ＭＳＦ官方不認同，他們說這項法案的限制條款太多，例如合格藥物名單中不包含對抗愛滋病毒的固定複方。五年多後，只有盧安達一個國家透過加拿大的「藥品進用機制」取得三合一愛滋用藥。二〇〇九年秋天，諮詢過ＭＳＦ後為盧安達開發藥品的學名藥廠奧貝泰克，聲稱這項考驗太艱鉅了，他們「會認真思考未來是否能再度投入這樣的投資和心力，以重複這個過程」。

ＭＳＦ及其盟友證明了反轉錄病毒藥物的價格，至少可以降低到原本的三十分之一，而不會造成製藥公司破產。行動主義者促使愛滋病成為首要的公衛議題，也讓國際貿易協定載明進用可負擔醫療的權利。但每前進一步，總有人更用力扯後腿，於是醫師仍在為病人規畫葬禮。MSF十分清楚自己只能做到這麼多。「這項工作對我們來說太龐大了，」理查·貝德爾說，「但我們不能因為欠缺完美的解決方法而停滯不動。」

瘧疾和愛滋病的狀況顯然適合開始推動「基本藥物進用」，因為當時可以治療這兩種疾病的藥物都存在，即使那些最需要的人拿不到。然而進用運動於一九九九年開始的時候，營養不良並不屬於同一範疇。糧食援助緩解了飢餓，可能大規模治療營養不良的「基本藥物」卻不存在。

世界衛生組織表示，營養不良影響全球約一億七千八百萬名孩童，每年導致多達五百萬名孩童死亡。這些數字高得驚人，因而長久以來想要戰勝營養不良無異於做白日夢。這個問題如此巨大，背後帶有如此深沉的潛在成因，連最有理想的人道主義者都難免認為只有極少比例的孩童可能獲救。但千禧年過後，這種情況改變了。沒人談論終結全球飢餓，但拯救數百萬名孩童免於營養不良這個重要分野，有史以來似乎第一次成為可能。「二十一世紀的頭十年，」曾在紐約協調MSF營養工作隊的美國小兒科醫師蘇珊·雪佛說，「我們治療的嚴重營養不良孩童人數絕對遠多於整個二十世紀。」

MSF的「關懷飢餓」活動始於二〇〇七年，衍生自該組織在尼日的經驗。二〇〇五年可怕的食物危機達到高峰期間，當地有數千名孩童餓死；那年，尼日在聯合國人類發展指數中名列全球最貧窮的國家，也是龐大國際援助行動的中心：非政府組織治療了二十五萬名左右的營養不良孩童。九月時，由於旱災加上糧食價格昂貴，世界糧食計畫署估計尼日有一百二十萬人仍處於「嚴重糧食不足」。

儘管尼日的狀況在二〇〇五年引起世人關注，這個西非國家即使在收成好的年頭，營養不良的情況依舊不減。聯合國兒童基金會表示，百分之四十的尼日孩童長期缺乏營養。這個地區有典型的季節性飢餓問題：當ＭＳＦ在營養不良特別嚴重的馬拉迪地區啟動第一個營養計畫時，他們注意到餵食中心在六月到九月間特別擁擠，也就是每年收成前夕會發生所謂的「飢餓缺口」。

二〇〇五年，ＭＳＦ在尼日治療了超過六萬三千名嚴重營養不良孩童，單單馬拉迪就占了三萬八千人，規模遠大於所有ＭＳＦ做過的營養干預。尼日專案會顯得與眾不同，不僅由於其規模之大，也因為小病人接受治療的方式。過去，嚴重營養不良孩童通常會在治療性餵食中心（專門的營養醫院）待上數周。這項考驗成為孩童家人的負擔，他們被迫遠離工作現場或家務，包括看顧其他孩子，同時也代表醫療團隊只能處置最嚴重的病人。「設立病床數多過兩百張的營養醫院並不安全，」蘇珊．雪佛解釋，「只會製造更多麻煩：引發更多感染，帶來的傷害比幫助更多。」因此ＭＳＦ嘗試了一項新策略：如果檢查時發現厭食、嚴重腫脹或其他嚴重疾病，孩童可以入院；但如果營養不良沒有併發症，孩子會被送回家，帶著一周分量的「胖胖豆」——這種相對新型的產品稱為即食治療性食品（簡稱RUTF）。MSF人員對母親或照顧者說明，孩子每天應該吃兩包九十二克包裝的胖胖豆，一周後再回餵食中心做檢查。

這項門診策略大獲成功：二〇〇五年MSF在尼日的計畫整體治癒率超過百分之九十一，與前一年的百分之八十三相較高出許多，

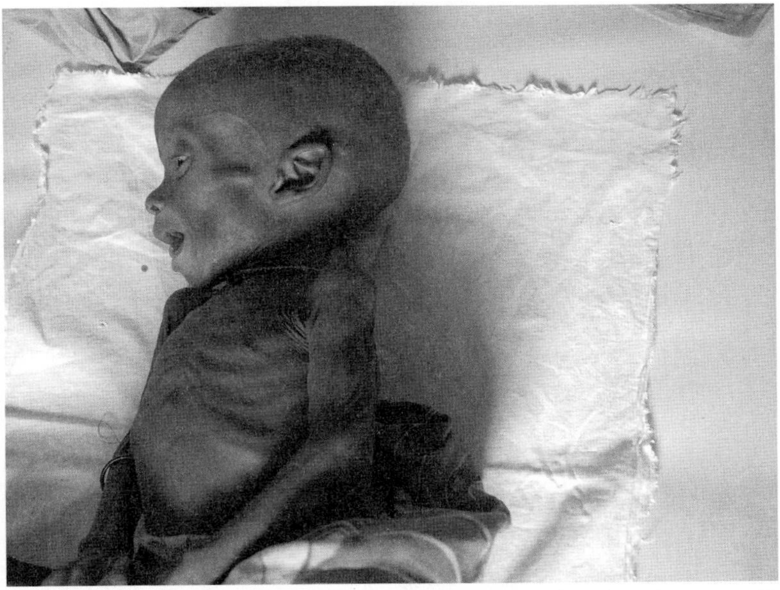

二〇〇七年八月，十二個月大的男孩哈珊嚴重營養不良，躺在尼日馬拉迪的MSF營養診所加護病房裡。哈珊經過治療仍無法增加體重，於照片拍攝三天後過世。

死亡率近乎減半，從百分之六降到百分之三．二。不只如此，這些成功的數字結果，是來自MSF幾乎已將所有資源都用在大量現身餵食中心的孩童身上的狀況下。提供家長在家餵孩子的方法，似乎可以避免許多沒有併發症的營養不良案例演變到危害生命的程度。受到一試成功的鼓舞，二〇〇六年，MSF在二十二個國家治療了超過十五萬名嚴重營養不良孩童，帶來類似的成果。二〇〇八年，人數進一步增加到三十萬名孩童；忽然間，一個看似沉重甚至無解的問題，有了可能的解決方法。

營養不良治療自二〇〇五年開始突飛猛進，有幾個原因。首先是愈來愈了解三歲以下孩童的營養需求有別於成人。「除了母乳，孩子需要從食物中攝取額外的蛋白質、維他命和礦物質，這些營養素的品質必須要很好，才能容易讓孩子的身體吸收。」雪佛說，「絕大部分的營養不良都發生在出生後的頭兩、三年，此時是孩童快速成長的階段，不僅骨骼和肌肉，全身上下都會受影響，包括腦部。」雪佛解釋：玉米、稻米、小麥、小米及樹薯是非洲和南亞地區的主食，這些食物卻無法提供成長中孩童所有基本營養素，國際糧食援助主要提供的強化綜合營養品也辦不到。「過去二十年，我們在營養醫院用治療性乳品治療病入膏肓的案例，其他病人則分配到玉米和黃豆的混合食物，沒有人質疑這種東西的營養價值。現在我們明白玉米和黃豆的混合食物實在不適合成長中的幼兒。」

孩童飲食中缺乏基本蛋白質、維他命和礦物質時，免疫系統可能迅速瓦解，導致營養不

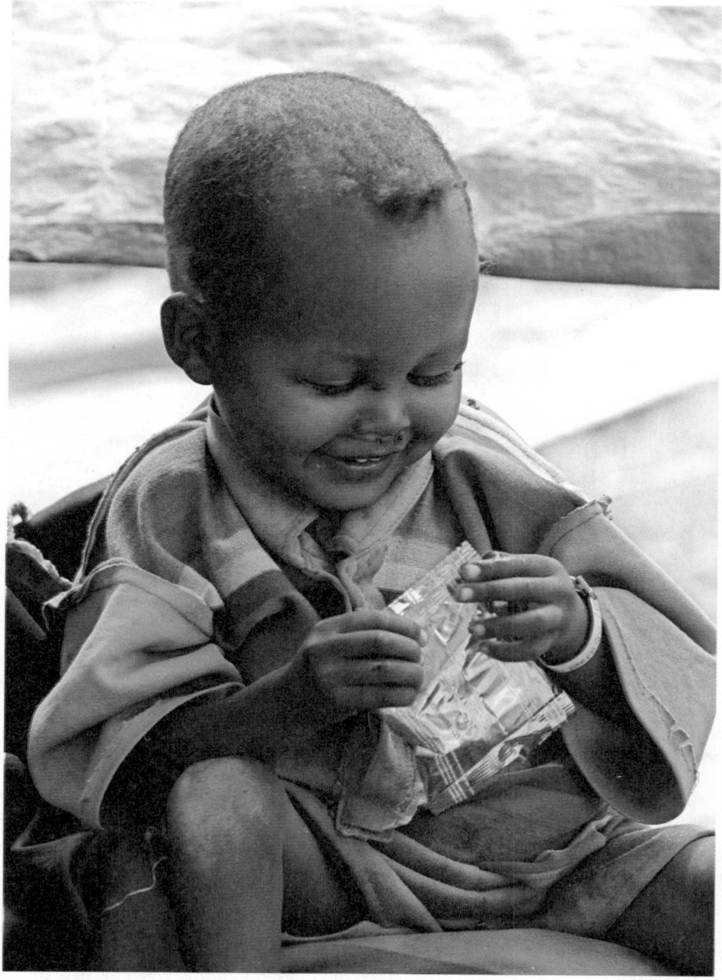

「胖胖豆」及其他即食治療性食品徹底改革了沒有併發症的營養不良治療方法。即食治療性食品讓父母親在家餵孩子，而不是在醫院裡，因而大幅提升了MSF營養計畫的成功率。

良的孩童容易罹患眾多威脅生命的疾病。「在北美洲和歐洲，孩童有呼吸道疾病、感冒和痢疾，但通常不會演變成嚴重感染。」雪佛說，「不幸的是，在撒哈拉以南非洲或南亞，營養不良的孩童免疫系統受損，普通的感冒就可能轉變成肺炎。他們或許一度好轉，但大量缺乏維他命和礦物質抑制了食欲，所以這些孩子的體重不會增加，日後就更容易再度感染。飲食不足、感染、體重減少、無法恢復體重，這種惡性循環不斷重複。」

一九七〇年代，愛爾蘭醫師麥可・高登首創用來治療營養不良孩童的特製食物。在牙買加醫治幾位病人時，他用奶粉和油協助製造出最早的治療性乳品，並添加成長中孩童所需的各種基本微量營養素作為補強。高登最後還替世界衛生組織撰寫指導方針，說明如何用這種配方奶安全地治療孩童，這些配方奶後來依據每劑的卡路里數稱為F75和F100。援助團體「反飢餓行動」在他們一九九四年的計畫中，首先廣泛應用治療性乳品。這個拯救生命的創舉卻有一些嚴格限制：奶粉必須在醫院的無菌環境中以乾淨的水小心混合，而且唯有在混合後兩小時內飲用才安全；這些限制使得這種方法不適合作為居家治療。

一九九七年，有人有了靈感發明解決這些問題的新產品。法國兒童營養師安德烈・伯恩德在馬拉威工作時，注意到世界衛生組織建議用來治療營養不良孩童的食物混合了脂質、糖和蛋白質，成分類似受歡迎的「能多益巧克力榛果醬」。伯恩德向附近餐廳借來攪拌器開始試驗，最後用奶粉、花生、花生油和糖製造出一種抹醬，添加和F100成分相同的維他命和礦物質做補強，但這種抹醬不需要加水混合。法國食品製造商Nutriset以「胖胖豆」為名取得這項產品的專利權，用個別的鋁箔包包裝這項產品，以利長期保存且方便發送各個家庭。

儘管「胖胖豆」及其他即食治療性食品具有革命性創新，要發揮功效也得靠同樣創新的方式，去辨識出嚴重營養不良的孩童，而這種新辨識方法不如聽起來簡單。援助組織在救援現場，傳統上以相對身高的理想體重值來判斷病人是否營養不良，因為更完整的臨床檢測法並不可行。但即使只是要比對孩子的體重和身高，也需要謹慎運用兩項測量工具：刻度精確的度量尺，以及社區保健工作者使用時可能混淆的數據表。近來MSF使用暱稱為「生命力手環」的簡單工具，這種有顏色標記的束帶可以快速量出孩子的上臂中圍（簡稱MUAC）。如果滑動的量規落在綠色區（超過一百三十五毫米）則孩子的營養充足，橘色區代表中度營養不良，紅色區代表嚴重營養不良。

採用這種上臂中圍手環時，一百一十毫米以下的測量值屬於嚴重營養不良。然而，世界衛生組織後來設定的標準更加嚴格，許多過去認定為只有中度營養不良的孩童，如今都被歸類為情況嚴重。在布吉納法索的一個營養計畫中，MSF設定上臂中圍測量值一百二十毫米以下為嚴重營養不良，這個看似微小的改變使得治療孩童的方式大有差異：由於較早辨識出嚴重營養不良的孩子，MSF可以讓他們還沒病重到需要入院治療之前，就開始在家吃即食治療性食品。「經確認為嚴重營養不良的孩童，吃了至少四周的治療性食品、臂圍至少有一百二十五毫米之後，就可以脫離營養計畫。」雪佛說。「從我們在布吉納法索的計畫中，我們發現有百分之八十到八十五的孩子自始至終都不需要來醫院，門診診所和家中的母親完全可以照料他們；我們希望這種模式也能應用在其他地區。」

可惜的是，即食治療性食品的廣泛使用因為某個原因而延緩下來，這個原因就是同樣導致愛滋病患長久以來無法獲得反轉錄病毒藥物的議題。MSF指出，雖然援助國家每年花費數十億提供糧食援助，實際用於對抗營養不良的經費不到百分之二。即食治療性食品沒

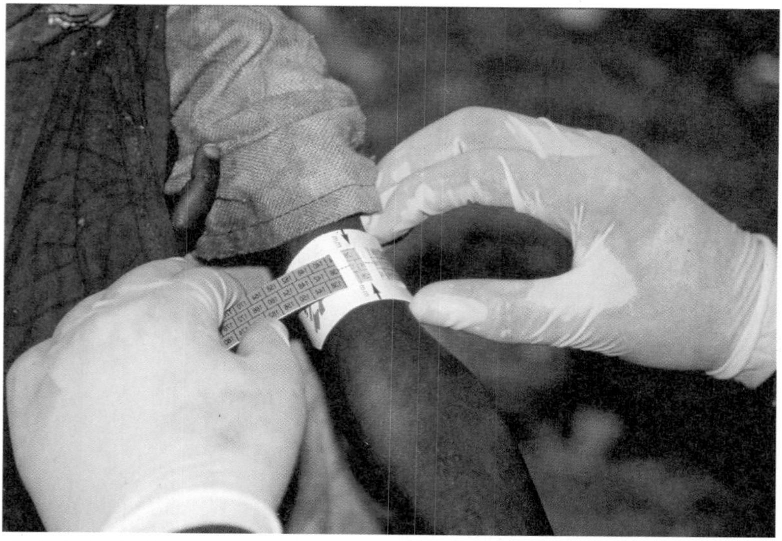

「生命力手環」是有顏色標記的束帶，用來測量孩童的上臂中圍。這種手環是快速評估孩童屬於中度抑或嚴重營養不良的實用工具。

有更加廣泛生產的原因之一，是Nutriset公司握有「胖胖豆」配方的專利權。二〇〇九年年底，MSF寫了一封公開信，批評該公司以智慧財產權訴訟打壓競爭者。「看樣子，」MSF在信中對Nutriset公司說，「貴公司決定採取保護專利權的激烈手段，而針對人道主義產品採取這種手段可視為濫權。」如同可負擔愛滋病治療的法律爭議，有關進用即食治療性食品的議題可能也需要數年才能解決；值此同時，有一億七千八百萬名孩童在等候結果。

第八章
盡力演好支援角色

派崔克．勒繆脫下沾滿灰的涼鞋，低下頭踏進小小的泥磚屋。室內地板上鋪著紅藍相間的編織地毯，陽光從牆上的小洞射入，照亮環繞地毯周圍的軟墊。勒繆坐到兩名帕施圖男子對面，其中一人的衣著從頭到腳都是黑色，另一人則一身純白，兩人都是阿富汗流民社群中的長老，該社群當時暫時安頓在巴基斯坦邊境的史賓波達克。幾分鐘後，一名男子進入屋內，帶來兩壺冒著蒸氣的茶、一碟粉紅色和橘色的方形糖。勒繆問他的翻譯員：「這些糖為什麼是這種顏色？」阿富汗翻譯員點頭微笑道：「糖！」顯然他的英文比勒繆懂的帕施圖語好不了多少。此時超高頻無線電劈啪作響，傳出幾個英文字。勒繆從腰帶拿起話機，舉高讓兩名長老看。「喬治．布希。」他指著話筒說，眾人於是爆出笑聲。

二〇〇三年在阿富汗開這種玩笑可能有危險，但勒繆知道自己在做什麼。MSF團隊在巴基斯坦西南部洽曼的這個營地中的部分工作，是為流民經營基礎醫療單位；勒繆身為代理專案協調員，正在小做公關，設法讓社群領導人了解MSF的角色。不論是和營地中的長老喝茶，或和巴基斯坦邊境的官員聊可蘭經，大眾初次看見的MSF背心通常是穿在他身上。兩天後，他站在洽曼院區的白板前面，對他的當地雇員傳遞同樣的訊息，其中很多人只不過把MSF又視為一個外國組織，而這個地區已經有太多這樣的組織了。「我們是服務難民的醫療性非政府組織，」他對這些當地人強調，「不是來蒐集情報的美國傀儡。」他並非多慮——院區圍牆外側繪製精細的塗鴉，是該區反西方情緒的明證。摩托車騎士呼嘯繞過城鎮，飄揚的黑白條紋旗是塔利班版的海盜旗。團隊人員此刻暫時用沒有標誌的迷你巴士取代他們著名的吉普車，院區沒有懸掛MSF旗幟，大門上也沒有標誌。

勒繆擁有法律學位和企管碩士學位，任務現場有百分之四十左右的MSF駐外人員都像他一樣，既不是醫師，也不是護士，而是扮演支援角色。每個分部都有負責人，監督某個特定城市的所有專案。專案協調員掌管團隊的日常活動，包括僱用當地雇員和監控保全措施；財務協調員與數字為伍；水力與衛生設備工程師負責鑽井、挖廁所；後勤專家從修車到採買補給品什麼都做。在援助工作者的術語中，這群成員分別稱為案協、財協、水衛、後勤。另外還有人道事務員，他們通常是人權律師或國際關係專家，為現場團隊及總部人員提供有關工作地點的政治脈絡。這麼多角色共享舞台，使得組織內有些人認為放錯了重心：「對我來說，這個組織就快變成『無醫師醫師』了。」一名外科醫師挖苦道。不過，少了組織派駐現場的數百名非醫療工作者，MSF將無法提供醫療照護。

克里斯．戴伊一開始跟隨MSF出任務時擔任後勤，不過他坦承自己沒有技術能力：「如果你的車壞了，而後勤專家是我，那算你倒楣。」他現在發現自己適合擔任專案協調員，這份工作既需要冷靜管理也需要沉著外交。到西非出任務期間，他短暫休息後回來，發現內戰已經爆發——團隊中的內戰。「每天都要竭盡心力抑制紛爭，累死我了。我記得有一天實在太累，我放了一片CD，往後倒在地上想躺一會兒，醒來已經過了幾小時。我就那樣昏睡過去，因為應付這

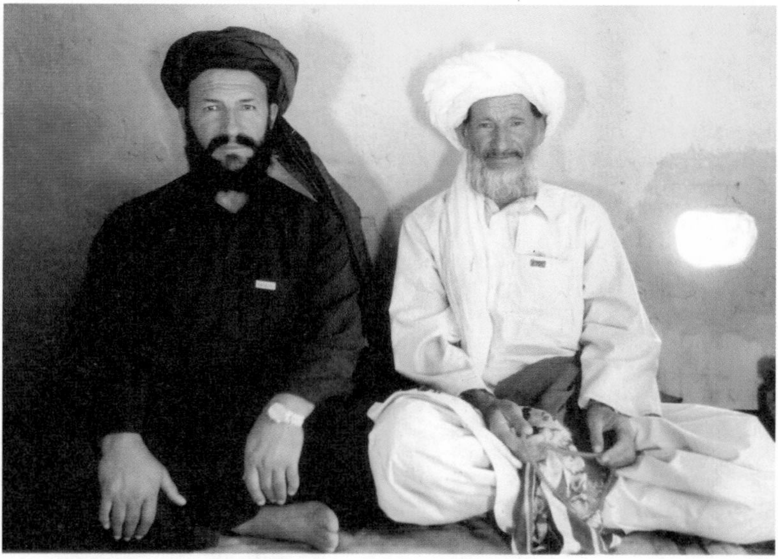

阿富汗與巴基斯坦邊境史賓波達克的營地中，帕施圖長老準備和MSF現場工作者一起喝茶。當組織啟動新專案時，團隊中的非醫療人員成為MSF在社區中的代表形象。

些人的爭吵真是累人，因為他們無法坐下來彼此交談，真是心胸狹窄又幼稚。我真的很生氣，也還在學習怎麼應付那種事情。某種程度上，我相信自己有能力凝聚團隊，我認為這是自己發展出的技能。但誰知道呢，照平均理論來說，每十個人的團體中會出現一個怪胎，對於MSF吸引來的那些孤僻人員更是如此。」

戴伊和勒繆一樣，任務一開始時通常會去見見地方要人，設法建立關係。「我的工作就是成為MSF在社區中的代表形象，確保每個人都知道我們究竟在那裡做什麼。如果叛軍和社區和我有私交，可以具體明白我們在做什麼，而且喜歡我們做的事情，會讓我們的安全更有保障。」然而，二〇〇三年戴伊在象牙海岸的任務一開始時並不順利。他才投入工作兩天，當他和任務負責人走出馬恩鎮的MSF醫院時就遇上槍戰，他們離開車內，被迫躲進草叢中，直到紛亂平息。幾個月後，戴伊和同僚瑞奇．席瑞克去拜訪名叫法格斯的叛軍指揮官，詢問有關前一晚吵醒他們的槍聲。「法格斯只是坐在那裡說：『甭擔心，沒什麼。我們去審問一名婦人，局面變得有點火爆，就有人開槍，沒什麼大不了。事實上，今天早上我正要他們繳械。』我們卻沒想到他正是在當時當地要那些人繳械。

「窗戶被窗簾遮著，所以我們看不見外面的動靜，但聽得到好幾輛車子停下來，我可以在腦海中想像滿車全副武裝的戰士跳下卡車。沒過多久，一大群滿身是汗的年輕人帶著槍現身屋外，充斥著叫喊、推擠和怒氣。我們困在辦公室內，法格斯和一個部屬走進走出，從屋外把武器拿進來擱下，槍枝慢慢堆成一座小山。瑞奇和我呆坐在那兒，而法格斯說：『不好意思，我馬上好。』

「令我害怕的是當保安隊長進屋時，他猛力甩上門，一手放在門上，一手放在手槍上。他讓自己鎮定一會兒，一手撐著門，低下頭深吸一口氣。我以為就要有一群人破門而入開始射擊，我們卻哪兒也去不了。然後他抬起頭來說：『不，不，別擔心，我們馬上回來，沒事。』終於，憤怒的群眾散去，剩瑞奇和我還坐在那裡想著：『搞什麼鬼？』法格斯走進來，點了根菸坐下，閉上雙眼。我們就這樣默默坐了幾分鐘後，他忽然睜開眼睛說起話來。『你們知道嗎，我只有二十七歲，卻肩負重擔。』他算是在對我們訴苦。那件事之後，法格斯和我相處得很好，我們之間有某種連結——死裡逃生的連結。」

在救援現場與政府軍和叛軍領袖協商，是這份工作必須學習的技巧——每次任務都要再次學習。「我和殺手握過手，」後勤專家馬丁．吉拉德說，「這是我在哥倫比亞的部分工作。我們打算在河上航行，需要向帕拉民兵取得許可。」帕拉民兵又稱為哥倫比亞聯合自衛隊（簡稱AUC），這群右翼民兵的主要財源來自毒品，涉及部分當地最殘暴的兇殺案。「我們在該省衛生部部長的辦公室會面，那名指揮官進來和我們坐在一起。他滿身刺青，掛了十六條金鍊子，眼中帶有殺氣。這傢伙可以殺了人後繼續吃他的雞肉，根本不當一回事；你看得出來——他的槍上刮痕累累。他殺了很多人，而我們必須坐下來，客氣地詢問這傢伙：『我們想去那個村落，在那裡啟動專案。您是否同意讓我們駕船順著河流過去？』他問我們是否向哥倫比亞聯合自衛隊的大頭頭卡洛斯．卡斯塔諾取得通行許可，我們說：『有的，他那邊沒問題。』於是他說：『如果卡洛斯說好，我就說好。』他們這種人徹頭徹尾守紀律。

「要和獅子山的童兵打交道就非常困難了，那些十歲大的孩子有的吸毒，有的酗酒，動不動就開槍，你怎麼控制那種事？你怎麼在檢查哨和那樣的孩子講道理？你要必恭必敬，像見到美國四星上將般對待他；如果我的卡車裡有價值二十萬美元的冷藏麻疹疫苗，我非得必恭必敬不可。有些時候你確實可以和那些孩子溝通，這種時刻很稀罕；短短幾秒鐘裡，他們忘了自己有槍，彷彿回復稚氣地說：『你是好人，對我很好。』提醒你，當一名青少年在叢林裡作戰了八年，真正執著於他的運動理念，情況會更棘手。」

「通過檢查哨是一門藝術。」彼得．勞伯認同道，他曾以後勤專家的身分前往非洲和亞洲出過幾次任務。「在塔吉克，我教導其他駐外人員怎麼接近檢查哨：摘下墨鏡，雙手置於明顯可見的位置，絕對務必要關掉所有收音機，藏起所有相機，微笑，把車窗搖下一半，但別全部搖下——你不會想讓他們伸手進來，但也不會想要表現得封閉。如果你停下來，站在檢查哨的人會很害怕，你車開得太快也是嚇人。這裡是敏感地帶，所以如果你可以下車分送麵包、遞根香菸、和人說說話，讓他們知道你沒問題，絕對是好事。不過，在塔吉克接近檢查哨的方式和在奈及利亞並不一樣，每個地方都不同，這種事沒有定則。」

當MSF這樣的機構獲准在一個地區工作時，他們應該不需要交涉就能通過檢查哨。但勞伯在奈及利亞出任務期間，常有軍人索賄，MSF並沒有準備要接受這種事情。「我們決定在每輛吉普車的前座置物箱都放幾盒保險套，到了檢查哨就開始交出保險套代替給錢，打破了僵局。他們開始取笑：『不，這太小了，這太小了！』這麼做符合MSF的原則——我們用有創意的方式解決問題，不賄賂人。這永遠是最好的方式，如果能讓事情有了人情味，你就過關。」

送保險套在非洲其他地方也

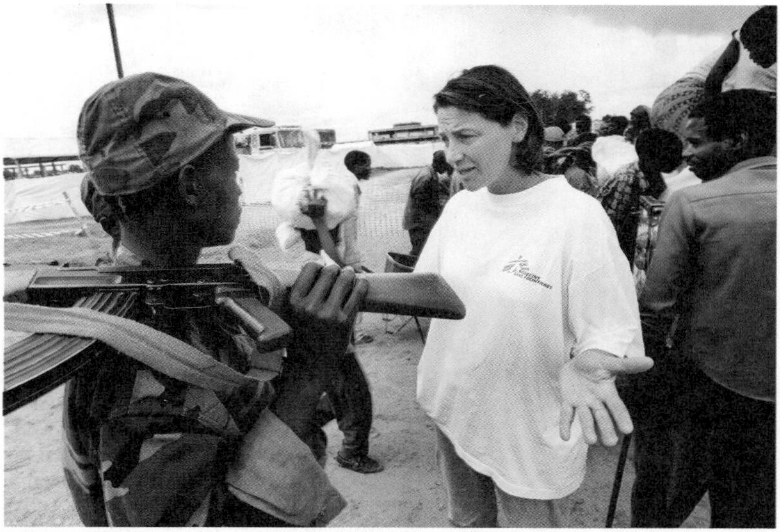

一九九九年九月安哥拉內戰期間的奎托，一位駐外人員正在懇求一名武裝軍人。MSF在紛爭地區最大的挑戰之一，是與交戰雙方洽談接觸受難者。

是常見的做法，許多人認為這樣對雙方都好，但克里斯．戴伊不認同。「他們總想跟我們要保險套，我們只會說：『不行，去醫院要。』我拒絕在檢查哨交出任何東西。原則上，你會認為給他們保險套是好事，但不能在檢查哨給。因為我們有通行證可以讓我們通過檢查哨，從你開始給他們東西的那一刻起，那就成了通行費。當車裡有緊急轉診病人時，我不要停下來和吸毒吸昏頭的青少年交涉，非等我交出保險套他才准我通行。他的指揮官給了我通行證，我不會只因為他有槍就停下來。

「你必須懷抱尊重，但同時不能逆來順受。如果你不對非洲年輕人逆來順受，他們會尊敬你。如果彼此都是年輕人，我認為會有某種共識——你們可以就像年輕人碰在一起時互相耍酷。偶爾你會踢到鐵板，這時候你就需要表示敬意和禮貌。我總是在檢查哨嘲弄他們，他們會大笑出來，不過只有在你稍微了解他們之後才能這麼做。這要靠不斷從錯誤中摸索，相信我。」

彼得．勞伯還沒進MSF之前是地球物理學家和德州的消防隊長，他將後勤專家的角色描述成：「做所有需要完成的事情，好讓醫師能單純當醫師。」克里斯．戴伊打趣地將後勤專家定義成：「無止境地處理瑣碎工作，一天結束時，你會覺得自己什麼都沒完成。」

一趟任務期間，MSF後勤專家可能要監督建造新的醫療診所、安裝無線電通信設備和碟形衛星信號接收器、翻修團隊的生活空間、替故障的吉普車找零件、僱用當地工匠、為駐外人員訂機位、尋找卡在海關的運抵補給品。這一長串的責任意謂MSF後勤來自各種背景：有技工、船長、建築工人、種樹人、旅遊業者（擔任MSF其他職務的男女比例幾乎不相上下，後勤卻一面倒是男性）。優秀的後勤專家對很多事情都略知一二，儘管不全是技術行家，他們的腦筋一定動得很快，可以隨機應變解決困難，迅速適應不熟悉的環境。

「你可能工作一整天，什麼事都沒完成。」大衛．克羅夫特談起他在堪達哈的任務。「你所做的都是在支援醫療團隊、管理或是換掉燒斷的保險絲，一下子就下午三點了，你才驚覺自己碰都沒碰那一長串你想要完成的工作清單。」克羅夫特跟隨MSF前往阿富汗之前，在桑吉巴當浮潛教練，在肯亞經營獵遊營地，在非洲陸地帶團旅遊。「當陸上司機使你的手變靈巧──你開始擅長機械，學到很多關於電學、建築工法及修路的知識──因為路面會在你的車輪下崩塌。你學會和一群陌生人在封閉環境中生活──不僅和他們一起生活，還要帶領他們，為他們安排美好行程，處理他們的問題，在找不到食物時確保他們都能吃飽，看見他們起爭執時設法維持正面互動，這一點可能非常棘手。你包辦很多事情，而你正好合適這份工作。」

儘管去過很多地方，克羅夫特花了些時間才適應阿富汗，不過他很快就喜歡上和他的當地雇員一起工作。「直到親自去了阿富汗，我才真正認識阿富汗人，那些傢伙有奇特的幽默感，不斷開彼此玩笑，很有趣。他們的文化很不一樣，但你可以依賴不變的真理：對人表現出十足尊重並擁有幽默感。我不是對文化最敏感的那種人，但我嘗試表示敬意，這樣做大有幫助。狀況很棘手，因為這些人看過很多駐外人員來來去去，而他們始終都在——真正讓整體運作凝聚起來。他們很清楚自己的工作，而每次駐外人員來的時候都想做點不一樣的事情。我相當容易就適應了他們，不試圖過問太多他們的生活。我尊重他們每天祈禱五次，那沒關係，雖然那往往是你需要用車的時候。」

「這有點棘手，因為你得知道什麼時候該對他們強硬一點、什麼時候該一笑置之。你不想冒犯人，但同時也不能讓人把你踩在底下。有幾個人惡名在外，會蹺班去打盹，我總是去逮他們。我知道他們在哪兒打盹，總是馬上派爛工作給他們做。這幾個人要不就接收我傳遞的訊息，要不就更會躲了。這些雇員大多很有自信，做事可靠。這兒完全是另一個世界，不是北美洲或歐洲，他們不會一天埋頭苦幹八小時；有工作時工作，沒工作時喝茶，我喜歡這樣。」

儘管戴伊和克羅夫特經常覺得自己沒完成多少事情，由於組織的財政資源充足和累積三十年經驗，MSF的後勤管理在援助圈是數一數二的。護士蓮恩·歐森（不可否認，她的丈夫正是一位後勤專家）說，後勤管理讓MSF在救援現場表現突出。「發生緊急狀況時，MSF可以在幾天內連人帶設備進駐當地，他們不需要申請經費，不需要浪費時間取得補給和物資。如今他們已經老練到可以非常高段地迅速運作，似乎隨時準備好能夠支應他們需要的人事物，在需要時加以利用。他們做事的方法不一定正確，也不一定採取最圓滑的方式，但他們有能力去做。在我參與過的每個專案中，如果我說還需要一個司機、一輛車、一個護士，或者需要翻新這個地方——不論需要什麼，我都會得到。在獅子山，我需要在十天內有一間診所，他們就在十天內從頭蓋出一間診所，柵欄、圍牆、建築物、水井、廁所、清潔人員、護理人員一應俱全。」

某些進行中的專案，後勤人員可以在當地覓得他們需要的資源。然而，為了在緊急狀況下快速行動，MSF使用事先包裝好的醫療工具組，它們可以在四十八小時內迅速從倉庫運送到世界各地。MSF的兩個後勤中心分別位於波爾多附近和比利時北部，他們也將這些工具組供應給其他援助機構。雖然每個危機事件都獨一無二，不過天然災害和疾病爆發都有許多可以預測的元素。舉例來說，應付地震時，一支團隊可能訂購幾個救難工具組，每一包都含有醫療補給品，可以在沒有醫師的醫療診所治療一千名傷勢輕微者。如果難民營爆發霍亂，標準的霍亂診療工具組包含治療六百二十五名病人所需的一切：口服電解質補充液、靜脈注射液、殺菌劑、水源氯化配備，甚至有鉛筆、原子筆、信紙。為了更方便安排空運，還有目錄列出這些工具組的大小與重量——救難工具組重兩百七十二公斤、霍亂診療工具組將近六公噸，清單並列出所有需要保冷或特殊處理方式的藥品。除了這些醫療工具組，還有事先包裝好的通訊工具組（如無線電和話機）、水力與衛生工具組，以及各種個人補給品的目錄清單，從噴墨印表機到廁所蹲板，什麼都有。

不過，就算是準備最充分的後勤專家也無法事先預測到所有問題；勞伯在前蘇聯共和國亞塞拜然的醫院設置冷藏系統時，醒悟到這個道理。由於MSF在當地執行藥品發送計畫，勞伯需要建立冷鍊，讓疫苗在運送過程保存在適當的溫度下。「你竭盡所能打造冷藏庫和冷凍庫──有些東西需要深度冷凍，有些東西需要冷藏，於是我經歷了一場又一場奮戰。我取得一條專用電線，從軍方那邊接到我們打算開始推動預防接種的診所，因為當地每天只供電一、兩小時。即使如此，電力卻可能在八十伏特到三百伏特之間變動，天天不同；我無法安裝夠好的穩定裝置來避免冰箱燒壞，所以我買了一箱香檳送給軍事指揮官，於是取得一條專用電線接到我的冷藏倉庫，把所有冰箱放進去，還放了能夠記錄溫度變化的電子裝置。我很滿意，於是我們便把疫苗放進去。第二天我回去查看時，疫苗全堆在地上，冰箱裡放的是醫院經理的伏特加、芬達橘子汽水和一顆羊頭，疫苗已經壞了。你能怎麼辦？有時候你會大吼，有時候你會發笑。」

掌管財務的MSF成員（某些專案需要經手的現金可能相當多）也必須認識、引導當地經濟。「腐敗不只是邪惡的小註腳，」勞伯說，「世界上有很多地方，腐敗就是經濟。所以，如果你抱著自以為是的態度突然進入一個陌生地方，對自己真的完全沒好處。」他承認使用某些有創意的協商方式讓醫療貨品快速通關，不過這種手段在烏干達為他招來反效果。「我想讓一些靜脈注射液通關，而安特比的海關辦公室即將休假三天。當時一大群人爭先恐後想要進去，我奮力擠到前頭，終於來到海關人員面前，給了他一些錢，而他深深覺得受到冒犯，站起來開始對我吼：我以為他是什麼樣的人？想像一下，你在一個混亂且有點失序的地方盡力想把工作做好，卻有人拿錢來侮辱你的原則。」

在許多開發中國家，援助機構就是當地人民的大雇主，他們為當地經濟體系帶入大筆金錢。納比·歐特克瑞特在五個國家擔任過MSF的管理者職務，他坦承自己懷疑有時這些金錢是否進了不當的口袋，甚至可能造成腐敗情形永難滅絕。一九九三年他在索馬利亞的基斯麥猶進行首次任務，當時他的工作內容包括付薪給一百二十名當地雇員。他會將一大堆索馬利亞幣交給助理，助理再發給員工——由於當地貨幣貶值，每個人都領到一大袋鈔票。然後其中一個和當地一名軍閥有交情的男人，會從每個同事那裡收取一筆錢。「那是一種簡陋的抽稅體系——他們如果拿到二十捲鈔票，他就會收走其中一捲。至於他怎麼處理那些錢，我們始終不得而知。我每個月要經手大概四萬美元的現金，弄得我焦頭爛額，而這筆錢全都直接流入當地經濟體系。好吧，四萬美元也不算什麼大數目，但是基斯麥猶的經濟活動實在太不發達了，我們真的擔心自己會對戰時經濟造成什麼影響。我們握有周遭最值錢的設備，而且我們也確實有幾回遭竊。當地的經濟活動實在太少，我們算是唯一的選項。我得坦白說，當時我並沒有怎麼思考這個問題，因為這是全體員工期望看到的情形，根本沒人抱怨。」

若說MSF內部有無名英雄，那一定非水力和衛生保健專家莫屬。當媒體焦點都集中在醫護人員身上時，卻沒有讚美湧向抽水機和水井，沒有電視特寫拍攝針頭收集容器，也沒人在清空廁所的水肥車行經路線上灑玫瑰花瓣。但在腹瀉疾病躍升為主要死因的地區，或經由蚊子傳播的瘧疾盛行地區，水衛人員也可能救人一命。

MSF的水衛專案通常屬於緊急救援活動，例如治療難民營中的傳染病，或是包含於更大的計畫中，例如新設醫療中心。水衛人員確保他們支援的診所和醫院供水充足、廢棄物處理安全無虞、妥善的感染控制到位。他們設計隔離病房，確保病房通風，人員移動時危險性降至最低。他們的工作也可能帶有流行病學的要素：追蹤霍亂爆發的源頭或蚊子繁殖的模式。「有些組織純粹為了水而治水，」比利時分部的水衛顧問麗茲・沃克說，「因為除了健康效益，也要考量社會經濟效益。但MSF確實將重點鎖定在特定疾病或問題上，依據是我們從本身的醫療計畫中蒐集來的資料。」

沃克在英格蘭受教成為土木工程師，在業界待過幾年，但前往坦尚尼亞擔任短期志工時，她明白自己的英式訓練在非洲「幾乎一無是處」。她返回家鄉修習碩士學位，專攻開發中國家的水科技。畢業一年後，她來到西藏偏遠地區，那裡有許多小村莊遭受痢疾、疥瘡、

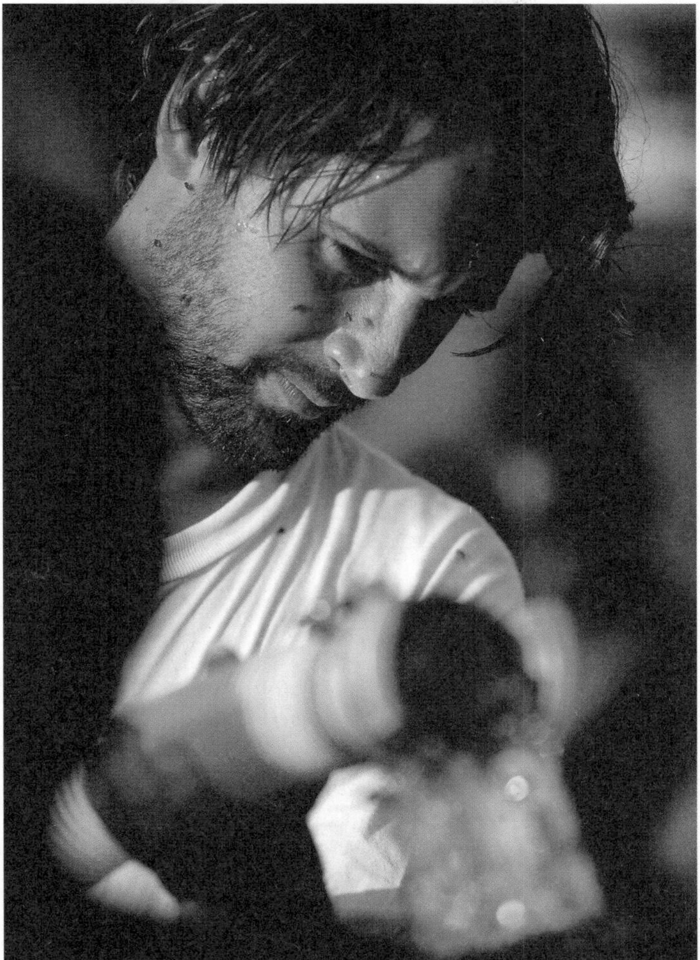

水是生命的基本元素，卻也可能成為疾病和死亡的源頭。MSF的「水衛人員」負責支援醫院、醫療中心、難民營可靠的新鮮供水及有效的衛生設施。

眼部感染摧殘。「這些村莊多半位於山谷底部，居民通常到老遠的山坡上取水，但愈來愈多人喝灌溉渠道裡的水，那種水當然受到嚴重污染。」

ＭＳＦ打算從山上的泉源汲取乾淨的水，用輸送管引到這些村落的貯水池。沃克所屬的團隊要先找出泉眼，也就是泉水冒出地表處，因為泉水一旦到達地表就不再純淨。「你要做的是將它限縮到一小點，以便擷取泉水且避免泉水受污染。在岩層地形，你經常看見泉水只來自一處地表；若是混合地質，則必須挖到岩石層。你可能看見泉水從四、五個地方冒出來，這時就必須向下追溯六到八公尺，有可能要削去一半的山坡。」找到泉源所在地後，工作人員會在村民原本挖掘的溝渠中鋪設數公里的聚乙烯輸運管，通達村裡接了數個水龍頭的貯水池，村民會帶著容器來盛水。在西藏嚴寒的冬季期間，泉源到貯水池之間的水不會結凍，因為輸運管埋得夠深。「但貯水池到水龍頭之間的水以及水龍頭出口還是會結凍，所以冬天他們會指派一個人負責每晚流光貯水系統的水，每天早上再重新注水。這個人通常會忘記一次，但之後村民就會確保他永遠不再忘記。」

沃克後來在盧安達協調一個類似的專案，將泉水輸運到ＭＳＦ醫療中心，沿途每隔一段距離便裝置水龍頭供社區使用。「你不能只供給醫院，否則民眾會來挖起輸運管。」她在蘇丹工作時，ＭＳＦ用飛機載運了五公噸的鑽挖設備到處飛，每隔幾百公尺就鑿孔提供地下水給民眾。在這些個案中，流到水龍頭或手動幫浦的水是純淨的，但仍可能在裝入未清洗的水桶或骯髒的油罐時遭污染，所以水衛人員在水源添加餘氯，即使水離開了源頭，它仍能發揮效用。在民眾飲用溪水或河水的地區，某些個案裡甚至飲用沼澤水，情況就更為複雜。非洲的河流大多混濁，滿是沉積物，加氯消毒還不足夠。為了淨水，技術人員運用名為混凝與膠凝的方法，讓硫酸鋁等化學製品造成微粒結合並沉至底部，然後取走上端乾淨的水，用氯加以消毒。「我們在緊急狀況下會這麼做，」沃克解釋，「由MSF提供所有的化學製品。但在社區專案中，我們會設法尋找乾淨水源，因為社區無法長久維持化學處理方式。」

二〇〇二年，非洲大湖地區有一回爆發瘧疾後，沃克協助推動類型截然不同的水衛專案，與飲用水完全無關。MSF鎖定一些高海拔的蒲隆地村莊，這些地方的海拔高度接近瘧蚊能夠存活的上限。當地農民開始種植包括稻米在內的新作物時，瘧疾病例數量急遽增加。「稻田為蚊子提供絕佳的繁殖地，因此在蒲隆地及其他地方的高地，如肯亞、盧安達、烏干達，蚊子能設法在超出牠們適應的海拔高度處生存。」這些蚊子將瘧疾帶到不常出現這種疾病的區域，連成人都開始死去，因為他們少有甚至缺乏免疫力。沃克協助推動「病媒控制」計畫，以殘餘殺蟲劑處理瘧蚊繁殖地附近的房舍。「我們希望這能夠成為上方住宅的屏障。蚊子飛不了那麼遠，飛得到的蚊子會在中途被殺死。我們與一萬三千戶人家交涉，只占了大約一成，但我們希望能對這個地區帶來更遠大的影響——藉由提供這層屏障，保護所有其他人。」

如同純粹的醫療專案，水衛行動不僅有技術面的挑戰，也有文化面的挑戰。疾病不會在水龍頭一流出乾淨的水時就馬上消失，所以團隊中會有一名衛生推廣員，通常由駐外人員擔任，負責檢視民眾的做法和態度，判定出最大的風險因子。民眾上完廁所後是否洗手？他們是否使用骯髒的盛水容器？他們有沒有好好替孩童洗澡？MSF通常鎖定某些族群，如母親或孩童，工作人員再依據民眾識字程度及可取得的媒介，透過電台廣播、發送傳單或繪製系列圖畫，塑造出良好習慣的模型。「我們經常與學校合作。」沃克說，「在盧安達專案中，我們要求孩子以衛生為主題演話劇，各校戲編得最好的班級再一起參加競賽，我們發現這種做法很有效，幾乎所有我們問到的人都聽說過這個競賽或去看了戲。有時我們會組成劇團四處巡迴演出以傳遞特定訊息，或者有歌曲或有獎徵答。我們有衛生主題的蛇梯棋遊戲：如果孩子答對問題，他們可以沿著梯子往上；如果答錯了，他們就沿著蛇梯往下。」

政治脈絡有時也是一個因子。藏人在社會主義體系下生活了幾十年，所有基礎建設都屬於國家，表面上亦由國家加以維護。沃克說，村民因此有時不願自行負責照料新的水系統（總體而言，由於無法在中國的公衛體系下工作，MSF於二〇〇三年已全面撤出西藏）。「另一方面，當你嘗試動員民眾去做社區工作時，反應之熱烈極為驚人，數百人現身挖掘溝渠——他們只會說：『好，你們想要挖哪裡？』便動身去挖。有些系統長達數公里，每個人都出去挖幾公尺，甚至不會想問：『薪水怎麼算？』」

沃克也很驚訝地發現，這些村民引水的理由不見得和MSF相同。「對我們來說，我們是推動健康，同時也在做教育：『喝安全的水、養成洗手習慣。』諸如此類。但藏人想要新鮮的水有一千零一種理由，健康卻不一定在他們的名單中。完成一個專案時，我們會有落成典禮，盛大慶祝，民眾總是不斷來替我倒啤酒，一連好幾個小時，向我道謝，這種時候我們才會聽見他們從中獲得了什麼。這些婦女過去跋涉三到五公里上山取水，所以這個專案替她們省下時間和力氣。接著來了一群十幾歲的小夥子，以扭扭捏捏的態度表達感謝。以他們的認知而言，這工程的好處是山谷裡所有的女人現在都想住到他們的村莊來，所以他們結婚的可能性倍增。」

水工程師可能會把這種現象稱為涓滴效應吧。

第九章
新冰箱症候群

蘿拉・亞契二十四歲時，判定自己的生活需要一個新方向。亞契生於愛德華王子島的夏洛特鎮，她在出生地取得護士學位，然後搬到加州，將護理技巧應用於工作上。她先後在洛杉磯和舊金山為許多醫院工作，做急救護理，協助器官移植。她說工作很有挑戰性，卻少了點什麼。「有一天早上，我站在早餐店外，心想：『我應該去看看外頭還有什麼。』事情來得很突然，砰，我需要做改變。兩周內，我賣掉所有物品，坐上飛機去越南。」接下來的十八個月，她遍遊亞洲，接近二〇〇四年底時，她在泰國與一位朋友會合。他們原本說要在普吉島碰面，但亞契認定這個昂貴的觀光景點不適合自己，因此他們選擇另一岸較為樸實的景點。幾天後，也就是十二月二十六日，印度洋的大海嘯淹沒普吉島，數千名本地人與外國人同在泰國沙灘喪命。

「一聽到海嘯的消息時，我說，好吧，我不可能再坐在這兒喝啤酒了。」亞契回憶道，「所以我去了曼谷，想當志工，但沒有人真的要用我。泰國紅十字會和其他組織回覆我，因為我沒有加入他們的系統，他們無法任用我當護士。」亞契沒有就此作罷，她丟掉多帶的一雙登山鞋，在背包裡裝滿縫線、口服電解質補充液和繃帶，然後跳上飛機，前往也遭受海嘯嚴重襲擊的印度。「到了當地，那些大城市給了我類似的回應：『妳想要幫忙很好，但我們不能隨便為妳安插位置。』事實上，這是我第一次接觸MSF，因為我認為這個組織會用我。但當然，他們不會隨便接納背包客當志工；MSF甚至沒有回應我。」

亞契決定主動出擊，她坐上開往海邊的巴士，經過看起來需要幫助的社區時，她下車搭起臨時帳篷，待了幾個星期。「從泰國到印度海濱花了我將近一個星期，所以當我到那裡時，已經沒有那麼多緊急醫療狀況。但當地的水受到污染，民眾有擦傷、骨折等小傷，多半導因於重建過程而不是海嘯本身。我待的村莊沒有本地醫療人員，甚至沒有人解說應該先把水煮沸再喝。」

這正是十八個月前亞契在加州的早餐店前嚮往的體驗。「這讓我明白自己徹底喜愛護理工作、醫療挑戰及接近人群。我意識到自己在北美洲工作時會感到沮喪，不是因為我討厭當護士，而純粹是我不適合在那種環境工作。我很尊敬北美洲的護士，我不是認為自己太優秀或太聰明之類的，只是明白自己的個性更適合緊急狀況：即刻行動、拚盡全力，不是為了薪水去值八小時的班。我想要完全捲入其中，否則不做也罷，所以我決定重出江湖。」

亞契在亞洲待到二〇〇五年，然後再次接洽MSF。這回組織接納了她，立刻派她前往查德，MSF在那裡為兩個難民營大約四萬人提供醫療照護。身為推廣護士，她的角色是在營地內做社區教育，協助民眾了解MSF的角色，以及判斷自己何時該來就診。她最後還協助推動營養計畫，並為遭受過性暴力的婦女開設診所。後來她從查德遷往鄰近的中非共和國，在那裡參與行動診所，深入叢林尋找躲避村莊內暴行的家庭。

「那種工作令我著迷，

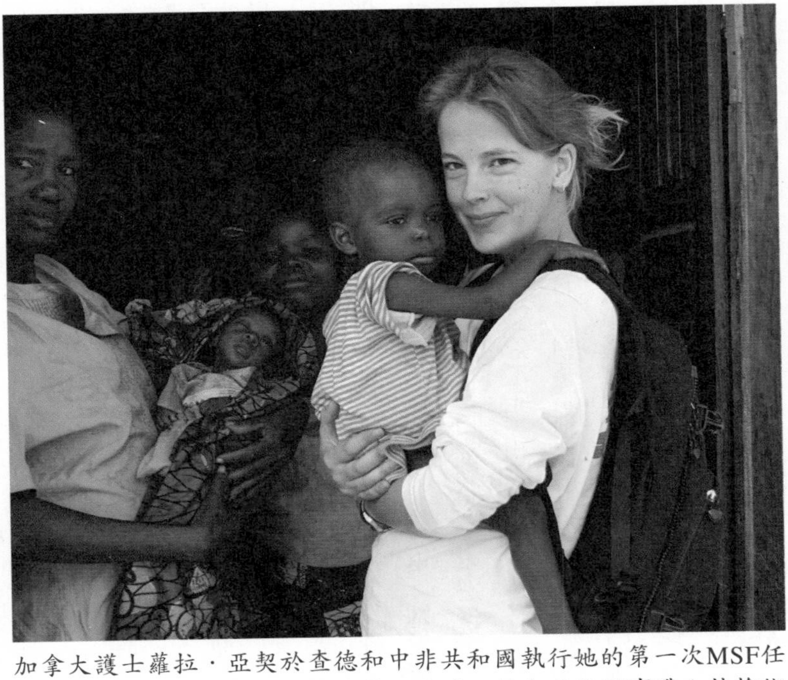

加拿大護士蘿拉·亞契於查德和中非共和國執行她的第一次MSF任務。二〇〇九年她在蘇丹的達佛工作時，她和兩位同事遭人持槍綁架，被挾持了三天。

因為你真的可以看見民眾如何生活。我們很多行動診所服務的對象村莊都被燒了，所以他們住在灌木叢中的臨時住所。」有些人的家蓋在樹林裡，距離最近的水源有數公里遠，目的是為了躲避野獸和軍人的劫掠。「我抵達那裡時，他們已經這樣生活了好幾個月，有許多人不打算再回到自己的村莊，或者至少短期之內不會回去。」

到中非出過任務後，亞契在蒙特婁定居，她想找方法和家人、朋友及周遭其他人分享自身經驗。「談到我們所做的工作或世界的這些地方發生什麼事情，總是充斥著數字和縮寫字，很難使人產生連結。」她說，「媒體很多時候沒讓接受援助的對象聽起來像人，但受援對象哪天可能是我，也可能是你。促使我繼續這份工作的是個別的故事，沒做這種工作的人也會從中獲益。」亞契決定用顏料和畫布講述自己任務期間碰到的人物故事：她根據自己為當地雇員、社群領袖、病患拍攝的照片，繪製一系列肖像。「以前我從未拿過畫筆，但當我從非洲返家時，我決定休假一個月，弄懂我人生未來該怎麼走，也適應回家時必須經歷的一切。我心想，好吧，如果我允許自己無所事事一個月，何不暗地裡嘗試作畫？畫完頭幾幅後，我的家人朋友來訪時會問：『那幅畫背後有什麼故事？』忽然間，他們想要知道那些非洲人的故事。在這之前，他們的問題會是：『妳出任務時有遇到什麼帥哥嗎？』或者：『妳都吃什麼？』現在大家突然有興趣聽我想談的狗屁事情了。」

二〇〇八年秋天，亞契已經準備好要跟隨MSF重返非洲。這回她加入比利時分部在蘇丹西部的達佛運作的專案。「MSF比利時分部在那裡有三個不同專案，」她解釋，「一個在叛軍區做真正的叢林醫療，另外兩個地處政府掌控的城鎮。我不隸屬單一專案，而是為整個任務巡迴各地的營養師。我的工作是尋訪這三個專案，評估營養狀況。我們的三個專案間只相隔幾小時行車路程，但我必須藉由直升機往返，因為在路上被劫車的機率高到我們不能冒險。」

無法搭乘直升機的當地民眾，往返於達佛的村莊之間當然也同樣危險。「我記得和幾名婦女談論她們的日常生活，她們說最大的挑戰之一，同時也是營養不良的情況這麼多的原因之一，是無法取得柴火烹煮配給的糧食。城鎮中的樹木大多已遭砍伐，即使婦女到兩公里外去撿柴火，十之八九都會遭輪暴；若換作她們的丈夫去取柴，則有可能被殺害，所以這些婦女還是會去。你只得咬牙忍耐，去撿你的柴火，期望自己回得了家；如果你辦到了，也絕口不提發生了什麼事。聽這些婦女告訴我這些故事，彷彿在描述去一趟商店，讓我難以應對。」

二〇〇九年三月十一日晚上，亞契親身體驗了這種暴力。那個月稍早，國際刑事法院（簡稱ICC）對蘇丹總統巴席爾發布拘捕令，此舉導致國際援助團體立刻遭受強烈抵制，巴席爾指控他們與國際刑事法庭勾結。十多個非政府組織被逐出蘇丹，包括MSF法國分部和MSF荷蘭分部，但比利時分部逃過一劫，亞契馬上擔心自己可能引來特別的關注。「我確定他們會想：『這個西方人為什麼飛來飛去查看狀況還寫報告？』」但她沒有準備就這麼逃往安全地帶，拋棄她的蘇丹同僚。「我們和本地雇員充分討論他們是否覺得來工作安全無虞，他們告訴我們：『拜託千萬別離開；如果你們離開，我們就慘了。這兒只剩你們一個國際團體，我們獲得糧食配給是因為有你們，我們沒有被攻擊也是因為有你們，我們的水井裡沒有堆死屍也是因為有你們。如果你們離開了，這鎮上的八萬名流民最終也得離開，而我們沒有地方可以去。』」

那次討論過後數天，亞契和兩位同事：義大利醫師毛羅．達斯加諾和法國籍現場協調員拉法葉．慕尼葉在沙拉夫恩拉的MSF院區準備遲來的晚餐，沙拉夫恩拉是MSF正在服務的其中一座政府管轄的城鎮。「忽然間，我們聽見門那邊有騷動，接下來只知道出現了六名戴著穆斯林頭巾的重度武裝份子。拉法葉在他們手上，因為他去門那邊查看守衛為何大喊，然後他們來到毛羅和我所在的廚房，抓住我們。他們用槍托把我們三人推向院區外等著接應的貨卡車，還抓了兩名蘇丹守衛，就這樣把我們五人丟進卡車後，整個過程不超過一分鐘。」

兩名綁匪在座艙，另外四人站在卡車貨斗警戒，一人守著一角。五名人質被迫躺下，挾持者拿走他們的手銬、行動電話後，把毯子蓋在他們身上，如此他們便無法分辨車子開往何處。「就在我們駛出城鎮時，我們的一名守衛開始變得有點緊張，大聲叫喊起來。我認為他是想吸引住戶或看見這輛車疾駛而過的人注意，所以我們剛離開鎮上，他們就釋放了他。我們不知道他們對他說了什麼，但絕對有口語威脅，還用槍指著他的頭。他們綁住他的雙手，蓋住他的頭，我一度還擔心他即將被處決。」

這群綁匪有些年紀輕輕不過二十歲，年紀最大的大約五十歲，亞契說他們完全掌控了情勢，彷彿清楚知道自己在做什麼，卻從沒說明自己是誰、為何鎖定MSF。綁架案發生於晚間八點半左右，亞契估計車子至少開了四小時。「我們懂一點阿拉伯語，所以知道那些人何時說停、走等基本用語。阿拉伯語讓我有能力表達我們何時需要小便，他們也真的允許我們去小便。那些人說了很多沒道理的事情，我認為他們是想要混淆我們。我們和綁匪互動不多，我們明白做出我們認為對的事情，也就是死命閉上嘴。」

卡車最後停在開闊的沙漠中，亞契和她的同伴在那裡待了三天三夜。「他們有一張小小的雙人泡綿墊供我們三人共用，我們輪流換位置躺，來保護我們的尾椎骨和頭部。我們也只有一張毯子可以用，所以晚上真的很冷。他們餵我們吃的東西十分豐足：有天晚上烹煮了一整隻動物，而且很美味。」

綁匪允許亞契、達斯加諾和慕尼葉在這段痛苦經歷中待在一起。「我想不出還有哪兩個人比他們更適合陪我一起經歷那種狀態，」亞契說，「我已經出任務五個月了，和他們兩位已經有了頗深的交情。毛羅和我經常一同出巡，我們會熬夜苦思醫療事務；拉法葉和我都有某種幽默感，處理事情的方式也相似。甚至在這件事情發生之前，他和我就時常談論保全問題及如何應付狀況。所以，我們三人都沒有恐慌、哭泣或做出讓情勢更危險的事情。這種情況很奇妙，我們不須透過語言就能溝通，如同你和好友或親人溝通的方式；一個眼神就可以表達許多。後來我們還有機會真正彼此交談，但通常是悄聲說話，而且總是受到監視。但因為我們太熟悉彼此了，很多事情根本用不著開口。」

亞契記得自己擔心兩位朋友的安全，更勝過擔心自己，因為當綁匪對這群人當中唯一的女性吃豆腐時，他們明顯激動起來。「有時其中幾個綁匪碰觸我的頭髮和腳，他們從未更進一步，我也有能力應付這種狀況，但偶爾毛羅和拉法葉看見這種事情發生時，我的壓力就大了。因為我心想，假如真的演變成某種性侵害或暴力，我知道自己該如何應付，但他們會如何應付？他們是否會發飆，因為想要保護我而中槍？當你碰上六名武裝份子，如果事情要發生就會發生，說什麼或做什麼都改變不了這種狀況。我希望他們倆明白自己什麼也做不了，先讓我自己捱過那種時刻，之後我們再來處理。」

三月十四日，遭挾持三天後，亞契、達斯加諾和慕尼葉安全獲釋。一如處理任何綁架案的方式，MSF除了證實他們未付贖金外，對於協商過程守口如瓶。新聞機構報導，一個自稱「巴席爾之鷹」的團體聲稱綁架案出自他們之手，公開要求國際刑事法庭撤銷對蘇丹總統的拘捕令。無論動機為何，這樁綁架案改寫了達佛的規則，從前當地雖然充斥著暴力，但從未有國際援助工作者遭挾持。MSF迅速撤走達佛專案基幹人員以外的所有人，有兩個專案永久關閉，不過在這樁事件落幕後，慢慢又開始有些活動進行。這次經歷沒有澆熄亞契想從事援助工作的渴望，不過她知道自己很可能永遠無法再前往阿拉伯世界工作，因為在有關她遭挾持的媒體報導中，說她是間諜的謠言甚囂塵上，也有的把她說成基督教特使及類似的荒謬角色。「這整樁磨難最讓我難過的部分在於必須離開達佛，離開這些專案；我覺得自己因為這件事再也無法重回蘇丹。」

回到蒙特婁的公寓安頓下來後，亞契很快又拾起畫筆及壓克力顏料，創作出她命名為「凝望達佛」的一系列肖像。畫布上的人物大多是她在任務期間所拍攝的難民或流民，每一幅都標示了畫中主角的名字。但其中有一幅畫以柔和的紅色調，描繪出一名留著鬍子、眼神堅毅的男性，他既不是朋友，也不是病人。這幅畫像沒有命名，只標示著：「依據畫家對發生在蘇丹達佛北部的事件記憶描繪而成。」

這是亞契不借助照片而畫出的唯一畫像。

看見一輛車從路旁冒出來擋住自己的護衛隊行進時，肯尼．葛拉克知道有事情不對勁了。「我們四台車開離醫院，都還沒出城，就遭到兩輛車一前一後攔截，只見一夥人頭戴面罩、手持衝鋒槍走下車。」這群男子開了火，但沒有人受傷——他們的目標不在殺人，而在

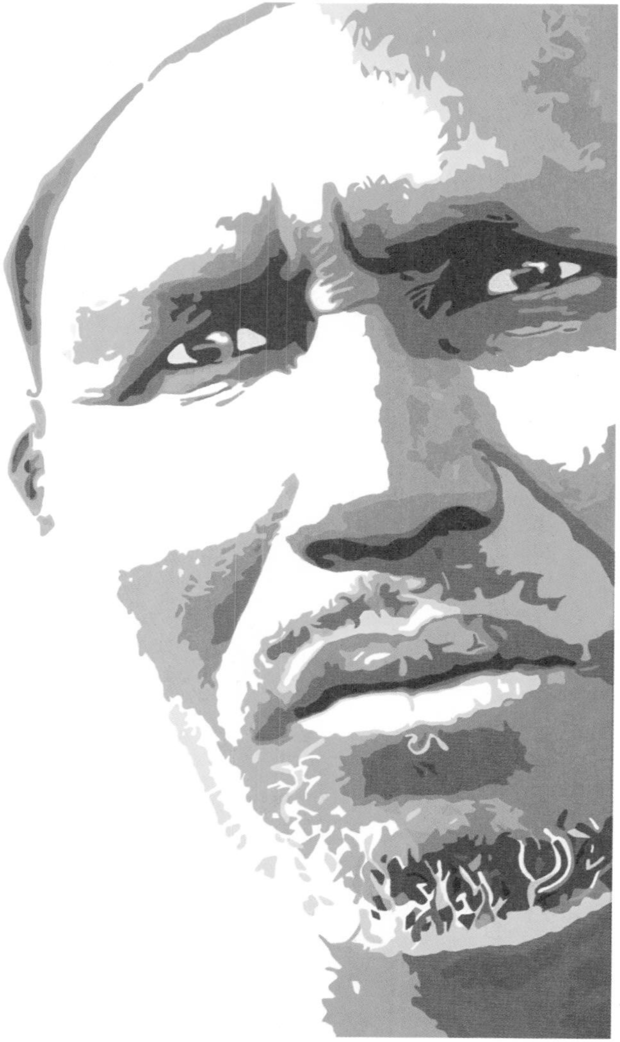

在達佛遇險後，蘿拉·亞契於這幅未命名的畫中畫出一名挾持她的人。

威嚇。「他們成功了，」葛拉克語調平平，「把我拖下車，推我上他們的車。他們用槍托敲我的頭，然後把外套蓋到我頭上，讓我看不見。」

那是二〇〇一年一月九日，葛拉克當年三十八歲，是MSF荷蘭分部北高加索任務的負責人，任務範圍涵蓋受到戰爭摧殘的車臣。被擄走的那天，他正要離開史泰利阿塔基鎮，當地距離車臣首都格洛斯尼約二十公里，是他十分熟悉的區域。一九九四到一九九六年間，他跟隨另一個非政府組織在車臣工作，二〇〇〇年初以後則是跟隨MSF。他的俄羅斯語也很流利，不過那天當他在綁匪車上時，這一點並沒有助益。「那些人只說了：『閉嘴，低下頭。』車子開了將近一小時後，我們換了台車，然後他們把我安置到一間屋子，我們在那裡等了一段時間。」頭一晚他們要葛拉克換了三個地方待，最後被趕進另一間屋子的地下室。天花板只比他高沒多少，很難坐起身子。骯髒石頭地板上擺著洋蔥、甘藍菜、紅蘿蔔，還有一張床墊，那就是葛拉克接下來九晚的睡床。

綁架算是車臣的在地消遣，駐外人員也免除不了這種暴力事件。一九九五年，資深援助工作者弗瑞德．卡尼代表富豪慈善家喬治．索羅斯拜訪車臣，結果在四月時失蹤。一般認為他和三名同僚遭謀殺，不過四人的屍體從未尋獲。隔年，四名歐洲人、一名加拿大人和一名紐西蘭人，總共六名紅十字會的工作人員在醫院院區睡覺時，遭蒙面人以裝有滅音器的手槍處決，該地距離葛拉克被擄走的地方不遠。後來，跟隨小型的貴格會非政府組織工作的英國心理學家卡蜜拉・卡爾和強・詹姆士於一九九七年七月被擄走，遭挾持了十四個月。卡爾和詹姆士獲釋時，MSF已經基於安全考量撤出車臣，但二〇〇〇年二月又重返當地，綁架案也再度發生：那年八月，又有三名紅十字會工作人員被擄走，不過他們一周後便獲釋。一九九六年以後，總計至少有五十位人道援助工作者在北高加索遭綁架。二〇〇九年七月十五日，花了十年撰寫這類綁架案相關文獻的人權運動份子娜塔莉亞・艾斯坦米諾娃本人也在格洛斯尼被擄走。數小時後，通往鄰區印古什的公路附近一處林地裡，發現了她彈痕累累的屍體。

要找出這些攻擊事件的主使者極為困難。首先，這些綁匪通常不會要求贖金，往往整個過程完全沒有協商。當地的權力政治複雜——葛拉克估計有五十到六十個活躍軍事團體，他們的結盟關係幾乎難以釐清。因此，當他被拖出車外，MSF也未接獲攻擊者傳達的訊息時，線索很快就斷了。組織立即暫停在當地的所有活動，呼籲俄羅斯當局調查，但就連葛拉克本人都不知道自己為何遭挾持。「那些人跟我說了很多，但我不認為那些跟我說話的人是主使者；他們只是衛兵。那些人說希望能用我來交換被逮捕的人，但我不知道是不是真的。他們是車臣人，我分辨得出來，但我不知道他們是支持還是反對俄羅斯，我沒去管這些問題。」

葛拉克的案例證明了最好的安全保障是在社群中具有知名度。「那裡所有的車臣醫師都知道我，我在那個地區有很多朋友，他們開始接觸各方人馬：俄羅斯團體、犯罪團體、支持車臣的團體，表達出他們無法接受這種做法。從事這種活動的人經常受傷，所以車臣醫師替很多人治療，他們用盡各種管道，開始要求我獲釋。他們對自己認為可能參與的各個團體說，『聽好，你的母親或是表哥在MSF設立的醫療機構看過病，使用肯尼親自帶過來的藥物。你怎麼能這麼做？你得負責把他弄出來。』他們有些人會說出罔顧道德的話，例如：『如果這件事持續下去，我們要停止治療你們的人。』

「事情發生後九到十天，我的境遇大幅改善，我很肯定大約在這個時候，這些車臣醫師之中有些人好運找到對的團體交涉。有人找上那群綁匪並交代：『對他好一點。』在那之後，我被移往約一坪大的房間。我被他們嚇了一跳：他們來問我想吃哪種食物，問我需要什麼。我沒有要求更換食物——我認為之前的食物沒問題，他們給我吃的就是車臣村莊的一般食物，沒有什麼怪東西，而且分量超出所需。我只說自己需要新聞，需要有東西可讀，於是他們讓我如願以償。」

從地下室移往小房間幾天後，挾持者向葛拉克擔保沒什麼好怕的。「根據他們的說法，事情搞定了，只需要想好該怎麼釋放我。我們雙方談了很多相關做法，最後他們完全照我的要求去做。」他建議綁匪把他載到一位車臣醫師家，對方和他有私交，分離派人士和支持俄羅斯的團體也都認識他。然而日子不斷推移，他開始懷疑那是虛假的希望。「嚇人的事情會發生——有時候我以為他們帶我出去是要槍斃我，有時候房子因砲擊而劇烈搖晃到灰泥都從牆壁剝落。」

終於，二月四日晚上，葛拉克得知自己即將獲釋，他們將面罩套在他頭上，匆匆帶他離開屋子坐上車。「車裡的人連聲抱歉，那是另一批人——我從他們的聲音可以分辨出這些人比較年長，也明顯比較有權力。他們向MSF道歉並說：『這個團體不知道你是誰，我們很抱歉，我們會懲罰他們。』之類的。他們把護照

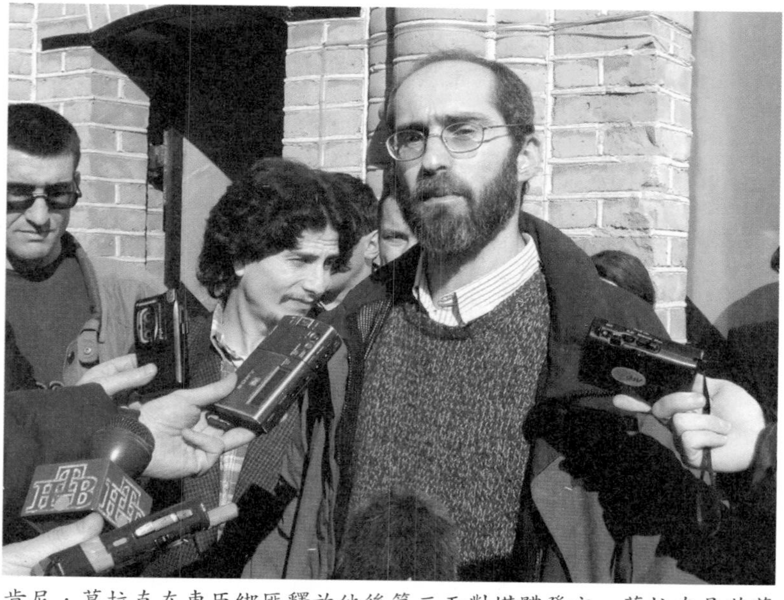

肯尼·葛拉克在車臣綁匪釋放他後第三天對媒體發言。葛拉克是荷蘭分部任務負責人，於二〇〇一年一月被擄走，遭挾持將近一個月。綁匪沒有要求贖金，他們的身分至今仍然成謎。

交還眼睛蒙住的我，也把俄羅斯軍方允許我前往車臣的通行證還給我，還有我的MSF識別證。我的錢包裡原本有七百美元現金，因為我們需要預付建材的部分款項，他們把那筆錢還給我，讓我很吃驚。我一直戴著一只十分廉價的錶——就是紐約運河街上賣的那種七元錶；而他們說：『很抱歉，我們找不到你的錶。』我的反應是：『我承受得了。』」

大約在午夜時分，神祕人指示停車，推葛拉克下車。葛拉克詢問能否取下遮眼布，但對方拒絕，吩咐他只需要遠離車子，隨即駕車離去。「我聽見有人用車臣語對我大喊，所以我說：『我不會說車臣語，跟我說俄語。』於是那人用非常粗魯的語氣說：『你他媽的是誰啊？』我拉開面罩，發現就是那位車臣醫師。」釋放葛拉克的人直接把他載到了那名醫師的院區。「他對妻子大喊：『起床囉！有客人來了，把食物端上桌吧。』」

俄羅斯的祕密部門聯邦安全局（簡稱FSB）立刻聲稱促成了葛拉克獲釋，但大眾很快就知道這項聲明是鬼話；當援助工作者遭綁架時，俄羅斯當局一向缺乏效率，這次也不例外。MSF表示不清楚到底是誰綁架或者釋放了葛拉克，但在葛拉克給推下車之前，釋放他的人將一封信塞到他手裡，那是來自獨腳車臣指揮官巴薩耶夫的道歉信——二〇〇二年，巴薩耶夫聲稱莫斯科劇院人質挾持事件是自己所指使，該事件最後造成約一百七十人喪生。但巴薩耶夫沒有在信中提到是自己手下的人綁架了葛拉克，他只說運用了自己的威信促使葛拉克獲釋。「他說那個團體不歸他指揮，否則就不會發生這種事，還說因為我們在這一帶提供醫療照護，他已經下令誰都不准碰我們，而且他們不會把我們視為反車臣人士。這到底算不算宣告他是幕後主使者？有點模稜兩可，我也沒法兒回去問他們，因為我完全沒看到他們，只聽過聲音。」

對MSF成員來說，如果有什麼問題比問他們為何從事人道援助工作更煩人，那就是問他們是否害怕喪命。許多成員對風險輕描淡寫，辯稱因交通意外或可避免的愚蠢行為而喪命的援助工作者，多過因地雷或持槍叛軍而遇害的人。「開車穿過芝加哥南部時，我的擔憂比在地球上去過的任何其他地方都多。」外科醫師布魯斯．法蘭克說，「大眾對安全問題十分偏執，胡亂想像去到不同國家有多危險，但事實上並沒有真正明顯的危險。」當然，這種說法不完全正確，但MSF成員都贊同，當他們真正到當地做事時，總會感覺那份工作比較沒那麼危險。宵禁和行事準則給了他們安全感，無論這種安全感有沒有符合實際情況。有時候醫療診所或餵食中心的事情實在太多了，根本沒時間擔心有關叛軍來到鎮上的謠言。資深的團隊成員可以感受到所在地區的情勢，即便幾公里外的暴力事件也感覺不具威脅性；家鄉的朋友和家人卻常將整個國家都視為同樣血腥——或者以非洲而言，是將整個大陸都視為一體。他們問，布尼亞發生了暴力事件，你真的還想去金夏沙嗎？這就像因為底特律的兇殺案很多，而不敢走在土爾沙的街道上一樣。

一般人對援助工作者的支持，也誇大了他們對危險的看法，正如同他們看待警察和消防隊員所抱持的心態。由於這些工作涉及冒著個人危險服務他人，人員死亡或受傷登上頭條的頻率，往往高過工作內容更加危險的伐木工人、漁夫或礦工。援助工作者因工作而喪命的風險究竟有多高？因為缺乏廣泛的統計，這個問題沒有確切的答案。雖然援助團體會建立成員的傷亡紀錄，許多團體並未將資料公開，但有些研究人員嘗試分析可以取得的資訊。二〇〇〇年發表於《英國醫學期刊》的一份研究，調查了一九八五年到一九九八年間喪命的三百七十五位人道援助工作者，包括當地雇員和外地人員。這份研究發現有百分之六十八的人死於蓄意的暴力行為，例如槍擊、轟炸或觸動地雷，只有百分十七的人死於交通意外；遇害的駐外人員平均年齡為四十歲——幾乎都不是會因輕忽而犯錯的新手。儘管這份研究證實死亡人數在那段時期攀升——這是援助圈的共同認知，不過也指出救援現場的人道援助工作者人數在那段時間也有增加，所以無從根據統計數字判斷當時援助工作的風險是否提高。美國政府設立的「人道資訊單位」的丹尼斯．金近來做了一項調查，檢視一九九七年到二〇〇一年間經通報的援助工作者死亡案例，也發現暴力事件是主要死因——將近半數的非意外死亡導因在車上遭強盜或叛軍伏擊。

援助工作者也有罹患瘧疾、傷寒甚至愛滋病毒的風險。但這些疾病連同地雷、墜機、流彈，都是MSF的救援現場工作者有心理準備要面對的職業災害（假使他們很天真地沒想到有這些風險，出任務之前也會被要求簽署令人望而生畏的棄權聲明書）。他們遠遠更不願接受的事，是愈來愈常有人專門鎖定援助工作者予以綁架甚或處決。這類個別的事件已經存在幾十年，但近年來變得頻繁多了，尤其在伊拉克、阿富汗及北高加索，不過這三個地區的驅動力各不相同。在伊拉克，聯合國和紅十字會都是自殺炸彈客的受害者，援助圈有許多人相信，這些機構會遭到鎖定，即使嚴守中立的紅十字會也無法倖免，是因為這些機構被認為受到占領該地的聯合部隊利用，而且他們相信這種形象是美國和英國政府有意塑造的。前美國國務卿鮑威爾提到非政府組織是「我們的作戰團隊非常重要的一部分」，前英國首相布萊爾也指出「這場戰爭包含軍事、政治、人道主義三個面向」，兩者都強化了援助組織是他們的夥伴而非獨立角色的概念。在阿富汗，發動攻擊的通常是遭驅逐的塔利班政權餘孽，包括五名MSF人員於二〇〇四年七月遇害事件；他們希望威嚇國際機構永遠撤離該國，而他們也的確取得些許勝利，令許多組織縮減自家活動。塔利班政權最初是在一九九〇年代，利用阿富汗人的恐懼不安來贏得支持，他們恢復權勢的唯一機會在於擾亂國家安定及其過渡政府；少了討厭的援助組織從旁提供醫療照護並促使民眾正常生活，他們要達成企圖會容易得多。到了二〇〇三年十二月，平均每天都會發生一起援助工作者遭攻擊事件。

「美國派來一些軍方人員，身穿T恤、開著白色吉普車到處走，」肯尼．葛拉克說，「這些人想做什麼？在我們看來，他們是想模仿援助工作者，刻意要讓阿富汗人認為（援助工作者）可能是軍人；這麼做是把我們工作的環境攪成一片混水。那些美國人希望我們成為盟友，我們不想，因為如果我們成為美國軍方的盟友，等於人道主義精神死亡。他們希望伊斯蘭好戰份子將我們妖魔化，視我們為敵人。所以，我們非得想方設法去接觸在阿富汗發動攻擊的對象，無論對方是舊塔利班份子還是誰，然後對他們說：『我們不是美國的盟友，甚至沒想改造這個國家。我們只是想幫助人活下來，減輕他們的痛苦，等待你們和美國人解決紛爭。』這就是其他非政府組織和聯合國覺得我們難搞的地方。許多其他非政府組織談到重建的需求——呃，我不想投入重建，因為我不要塔利班先生覺得我想依照美國的政策重建他的國家。我希望能夠坦坦蕩蕩去找他，對他說：『我們想做的只是讓民眾活下來，為受傷或生病的人提供醫療照護；我們壓根兒沒想要建設你的國家，那不是我們的工作。』」

在北高加索，俄羅斯政府同樣遭指控暗地破壞人道援助，卻是基於不同的理由。一九九四年以來，俄羅斯軍方和車臣分離派時有衝突，軍方殺死了數萬平民，企圖重新掌控這個區域。俄羅斯政府不希望國際組織窺探到這些事件。「我們前往車臣工作，等於是在俄羅斯最痛的傷口上撒鹽巴。」MSF瑞士分部的俄羅斯專案負責人說。坐視非政府組織因安全疑慮不敢入境，使俄羅斯擁有既得利益，而綁架、殺害援助工作者是達成目標的有效方式。沒有證據顯示俄羅斯當局曾親自下令或執行任何攻擊行動，不過MSF內部有些人悄悄暗示有這種可能。無論如何，俄羅斯人確實利用了這些事件，不斷用它們來證明這個區域太危險，不適合在此地工作。「俄羅斯人製造了不安，」葛拉克說，「在我被綁架之前，一名俄羅斯將領上電視說MSF是『間諜，也是俄羅斯的敵人』。還真是會幫忙呢。他們藉由這類舉動及不尊重獨立人道行為，刻意損害我們的安全。他們從沒帶著證據來找我們，甚至任何蛛絲馬跡，以證明確有其事。他們只是在媒體放話，所以我們認為這是意圖削弱我們在武裝派系眼中的正當性；我們認為他們將我們推入險境。」

儘管冒著這種風險，葛拉克獲釋後，MSF仍繼續在北高加索工作，二〇〇二年八月十二日，這個組織再度被盯上。擔任瑞士分部負責人的荷蘭公民奧揚・厄克爾在馬卡赤卡拉被擄走，該地為俄羅斯達吉斯坦共和國首都，與車臣為鄰。沒有團體出面承認主使這起綁架行動，六個月後，連厄克爾是否還活著的消息都沒有，他的妹妹羅莎莉製作了一支動人影片放到網上，懇請眾人簽署請願書以呼籲俄羅斯當局改進敷衍的調查工作；這份請願書最終獲得數十萬人連署。

這起案件疑點重重，使得MSF懷疑是否是單純的犯罪行為。兩名俄羅斯聯邦安全局成員目睹綁架卻沒有介入，綁匪勢必也要通過數個檢查哨，才能將厄克爾帶出馬卡赤卡拉，而他們似乎輕易就辦到了。至於這個祕密部門最初為何要監視一位人道工作者，荷蘭《鹿特丹商報》寫道：「在厄克爾那周稍早請兩位美國軍事觀察家吃了一頓晚餐後，達吉斯坦的聯邦安全局便盯上他。」

ＭＳＦ幾度透過俄羅斯當局收到的照片和錄影帶，證實厄克爾還活著，調查人員也和綁匪有所接觸，卻沒有任何進展。二〇〇三年二月，帳單顯示厄克爾的行動電話撥出超過五十通電話，ＭＳＦ將這些號碼交給俄羅斯當局，好讓他們能夠追蹤，卻被告知「所獲資訊皆無實質效益」。ＭＳＦ當然大感受挫，於是在七月轉而求助「退伍海外情報人員協會」，這個團體的成員為前俄羅斯國家安全局特務人員，是厄克爾的家族友人推薦給ＭＳＦ的。綁匪顯然聽得進這些退伍人員的意見，到了十二月，這個團體宣布綁匪同意了釋放厄克爾的日期和條件。「然後他們忽然又宣布厄克爾無法獲釋，」ＭＳＦ法國分部的尚哈維・布拉多後來告訴巴黎《世界報》，「我們於是中止與他們協商。」

綁架案期間，ＭＳＦ不僅批評俄羅斯和達吉斯坦當局無法解決這起案件，也批評荷蘭政府無力保護其公民。但因為不想損及協商，ＭＳＦ未將挫敗公諸媒體。二〇〇四年三月九日，厄克爾三十四歲生日這天，ＭＳＦ獲知他肺部感染，綁匪威脅要處決他，組織終於把外交手段擱到一旁。「我們面對的不是躲在樹林中的孤立綁架集團，」布拉多告訴《世界報》，「我們確定俄羅斯的地方和聯邦管理階層涉入協商並從中得利。」

一個月後，四月十一日星期天凌晨，退伍海外情報人員協會致電表示厄克爾已經獲釋，在達吉斯坦等人來接，ＭＳＦ立刻派遣一組人去找他。那天稍晚，厄克爾在莫斯科步出車外，對記者發言。此時他蓄起鬍子，瘦了將近二十公斤，但看起來健康狀況良好。「我想感謝上天在復活節這一天讓我重獲生命，我感覺棒透了，如果此刻我在鹿特丹，我會親吻土地。」他擁抱退伍海外情報人員協會的領導人，感謝他協助自己獲釋；而在這個時刻，俄羅斯國家電視台完全忽略這則新聞。

退伍海外情報人員協會究竟如何設法讓厄克爾獲釋，而且後來它應該已經停止為MSF工作，這部分沒人知道答案。想當然耳，因為擔心讓其他援助工作者陷入險境，沒人想討論是否有交付贖金。然而，二〇〇四年五月二十九日，《世界報》爆料：荷蘭外國事務部在一樁顯然由克林姆林宮仲介的交易中，支付了一百萬歐元換取厄克爾獲釋；後來荷蘭稱這筆錢為「貸款」，要求MSF償還。根據這份巴黎報紙所述，MSF官方將此要求視為勒索：悄悄迅速付錢，否則我們將停止資助你們（無疑還記恨遭MSF批評無能的荷蘭政府，一直是MSF的主要資助者）。

MSF片面聲明荷蘭協商者「在最後一刻」來電表示即將達成協議，但堅稱組織從未同意借款。「他們說：『聽著，事情會這樣進展，你們同不同意？這麼做要花費這樣的金額。』」MSF國際主席羅文．吉利斯於這篇報導六月份成為國際新聞後表示，「我們說：『我們完全沒辦法承諾給付這筆錢，但當然要這麼做，我們希望讓他獲釋。』」然而，到了七月時，由於爭議仍未解決，荷蘭政府採取激進手段，控告綁架案發生時聘用厄克爾的MSF瑞士分部。二〇〇五年四月二十一日，這起訴訟案於日內瓦開庭審理，纏訟了將近兩年，法院才判定MSF勝訴；而這段期間，綁架厄克爾的人仍逍遙法外。

這整起事件大大挫折MSF，因為這樣使得他們繼續在當地工作更加危險。「這類事件重創整個組織，」肯尼．葛拉克於厄克爾仍遭挾持時表示，「迫使你懷疑自己是否應該進駐那個地區。我被綁架之後，很多人都說MSF應該離開那裡，但撤手不管感覺真是爛透了。」

MSF的現場工作者

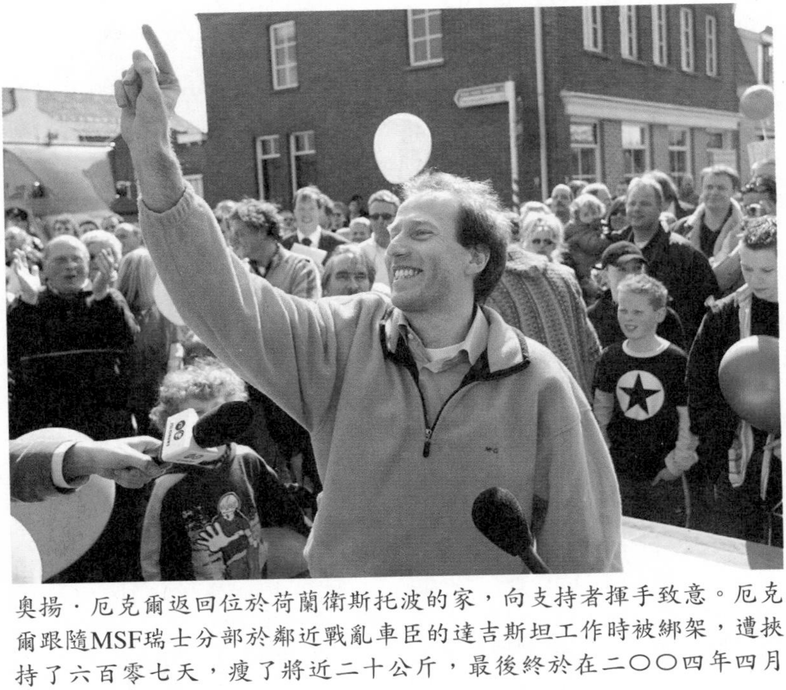

奧揚．厄克爾返回位於荷蘭衛斯托波的家，向支持者揮手致意。厄克爾跟隨MSF瑞士分部於鄰近戰亂車臣的達吉斯坦工作時被綁架，遭挾持了六百零七天，瘦了將近二十公斤，最後終於在二〇〇四年四月十一日獲釋。

大多從未遭到綁架或肢體攻擊，但他們都有認識的人經歷過這種事，許多人自己也瀕臨危險；在這種時刻，他們會認為輪到自己遭殃了。現場工作者可能見證暴行，或者至少是暴行導致的後果，所有人也都目睹過疾病、饑荒及戰爭造成的巨大苦難。基於許多理由，他們也可能看淡救援工作帶來的心理壓力。首先，現場工作者對種種狀況很快就司空見慣。新手經常談到很驚訝自己迅速習慣聽見槍聲或砲擊，剛開始，恐懼讓他們睡不著，接著這些聲響變得純粹擾人，到最後則完全不會困擾他們。MSF成員往往也憎惡一般人把他們想像成浴血工作，伴隨著子彈從頭旁邊嗖嗖飛過。這當然不是全部——對許多人而言，甚至根本沒有這回事。無疑有些人會懷有抗拒心理，不願意承認自己並非時時能掌控狀況，因為一般人無法在長期感覺缺乏保障的環境下工作，但做這種工作可能需要付出情感代價，即使是那些活躍於壓力大又危險的不安全地帶的人。

援助圈不是軍方，無法承受刺激的人——至少是無法繼續承受刺激的人，通常不用背負污名。「十年前，」洛伊．塞德斯全德說，「MSF盛名在外——我不想說那個盛名是所謂的牛仔機構，但傳言有醫師在蘇聯占領期間，騎著驢子花了三天時間非法入境阿富汗，在山洞裡做手術，與外界失聯——那時候他們沒有衛星電話。所以參加者幾乎一定是某種類型的人，會說：「我要不顧一切去遠方囉，而且可能會待上好幾個月。」你帶了點那種心態出發，回來時則說：『我體驗過了，但我沒事。』現在的氛圍可大不相同。」塞德斯全德是M

SF荷蘭分部急救隊的成員，在高危險地區發生最嚴重的危機時執行短期任務，例如二○○三年夏天的賴比瑞亞。抵達當地後才沒多久，他馬上看見不到三十公尺外有名小男孩遭子彈射穿下顎，另一顆流彈則擊中距他不到三公尺外的樹；後來在那次任務裡，他又碰上一名男童兵朝MSF公務車前方的地面掃射。先前在索馬利亞的專案中，和塞德斯全德一同工作的助產士被一名軍人用手槍抵著頭扣下扳機。手槍沒有發射——只有那名軍人知道是子彈射不出來還是本來就沒裝子彈，但助產士自此終止任務。MSF荷蘭分部由專業諮詢師組成的社會心理團隊，正是為這類事件聽候召喚，他們立刻搭機前去與她會面，最後她撤退到阿姆斯特丹，在那裡組織可以提供更長期的諮詢。

那些準備出第一次任務的人所上的預備課程涵蓋了應付壓力的技巧，資深現場人員也要接受進一步的壓力管理訓練，包括辨認其他人的壓力徵兆。除了有專業團隊可以應付救援現場的嚴重事件，部分分部還有資深志工分配到新手，組成沒那麼正式的「同儕支援網絡」。他們會在任務開始前和完成後用電話對談，頻率視情況需要而調整。當MSF成員接到很難應付的任務時，很快就會發現朋友或家人再怎麼支持自己，卻不可能真正體會他們的心情，因此他們需要和有過親臨現場經驗的人談談。這個模式並不完美，有位後勤專家表示「不想只是透過電話和遠在幾百公里外的陌生人交談」，不過用這種方式好歹能嘗試處理近期以前大多遭到漠視的問題。

曾參與同儕支援網絡的蓮恩．歐森坦言，援助工作者本身仍不太情願承認壓力可能影響自己。即使他們從未經歷創傷事件，援助工作經年累月帶來的影響也會逐漸消蝕一般人。「我還是認為我們有種陽剛氣魄——我們不屈不撓，我們有英雄氣概，我們是援助工作者，我們可以去任何地方做任何事。有這麼多堅毅的人物為MSF工作——這是一份危險的工作，不喜歡高風險的人不會去做；我認為一般人會設想：既然我這麼強悍又堅毅，應該能打點好自己，我知道自己的極限在哪，只要不要挑戰極限就好。但人未必總是知道自己的極限在哪，也未必總是知道自己已經超過臨界點。你未必總是會注意到自己已經兩個星期沒睡好覺，或是你瘦了十五公斤，或是你晚餐時從喝一杯啤酒增加到兩杯，然後開始喝起威士忌。」

喝酒或者比較少見的用藥，是部分MSF成員在救援現場應付焦慮或空虛的方式。一名專案協調員憶起自己如何在西非的艱鉅任務中不知不覺染上酒癮。「我們沒有每天晚上灌酒、每天早上醒來還宿醉，但就是喝得比正常分量還多一點，恰恰足夠上床呼呼大睡，我們沒有其他事情可做。後來幾天演變成幾周，幾周演變成幾個月。我對任務負責人提起這件事，我說：『聽著，你需要和大家談談喝酒的問題，我也是其中一份子，我和其他人一樣犯了錯，事實上，我覺得自己是罪魁禍首，但我們需要想想用什麼來取代冰箱裡的啤酒。』」

儘管MSF致力於協助其工作人員重新適應家鄉生活，但有些人認為MSF往往沒有妥善評估人員是否已經準備好再出任務，就派他們填補空缺。歐森記得自己有天重讀她的日誌時，驚訝自己寫到那麼多正面經驗，因為她腦中浮現的淨是負面經驗。「你需要時間認真思考什麼是好的，什麼是不好的；因為假如繼續下一趟任務之前沒有擺脫負面經驗，你就會全都帶著走。我認為很多人太快繼續出任務，沒有機會在家減壓。他們回家兩個星期，接著又繼續出任務。這樣不對，應該要花一個月，花六個星期，花一個夏天，花些時間重溫你和家人朋友的關係，找回你的能量。人手永遠這麼缺，組織永遠會說：『你準備好上路了沒？』讓人很難說不；你愈資深，他們愈會催你。」

布萊恩．菲力普．穆勒傾向認同歐森的看法。當他完成查德的艱鉅任務後，MSF建議他休息幾個月，卻幾乎馬上又打電話要他前往加薩。穆勒坦承自己有時覺得MSF把資深人員逼得太緊了。「但我沒有時時這麼想，我認為這是必要的，因為現今世界有這麼多人道需求。我最後是否會精疲力盡還很難說，我不希望發生這種事情，但我加入這個組織是要努力工作，貢獻我的一切，我對這一點沒有猶豫。某種程度上，一旦你開始擔任現場協調員，就需要有那種擔當和奉獻，否則為何要去做？這不是度假，我們不是為了海灘和啤酒來這兒，我們一天工作十四、十六或十八小時，一個星期工作六或七天，但我們就是因為這樣才來的。」

另一位資深的非醫療工作者則比較不留情。「這就是MSF真正糟糕的地方——表現得並不在意為它賣命的人，這也是我對組織最主要的批評。拜託，他們總可以對我多點關心吧？他們拿我當檸檬一樣壓榨，榨完就往背後一扔，等到欠人手的時候又來求我去做事。他們沒有實際嘗試在人身上下工夫，設法提升我們。也許有一點啦，但完全要靠你在辦公室時耕耘的密友網絡。」有些人抱怨營運分部的人員流動率高，表示在他們出發前向他們做簡報的人，到了他們任務結束時往往已經不在了；當他們完成任務回來時有滿肚子的事想說，無論是有關專案或個人經驗，卻感覺派他們過去的組織冷漠相待。

當然，有人年復一年繼續出任務，不是因為他們被MSF總部硬推上飛機；決定是他們自己做的，但在某個層面來說，這樣的決定多半是出於慣性，出於逃避其他選項，而不是主動積極地選擇這種生活方式。「有天我和MSF法國分部的人在開玩笑。」一位人道事務長說，「她差不多四十歲，她說：『你知道嗎，我已經做了十二年。』我告訴她，我認為當你過了特定年齡，就會給MSF綁住。某些人有特定的目標；他們說：『我今年三十四歲，我想要有孩子，我想住在某個地方，我想領更高的薪水。』後來卻變成：『我不是真的需要孩子，我不是真的需要房子。』然後到了三十八、九歲，剩餘的人生就給了MSF。」

「你確實會看到有人待得太久了。」塞德斯全德同意，「他們認為：『我已經過了那個時點，現在已經安定不下來了。我沒辦法有孩子，所以就繼續做下去吧。』你也會看到有人精疲力盡、疲憊不堪，這些人不一定需要停止做這工作，但應該停止到救援現場工作。有些人意識到這一點時已經太晚，有人精神崩潰，而援助機構不喜歡談論這種事，不想承認旗下成員可能崩潰。我自己也在救援現場看過這種事，看過同僚崩潰，復原需要很長的時間，因為屆時他們不得不回到原來所屬的社會。」

有人可能以為家鄉有你關心的人圍繞在身邊，正是你要從救援現場引發的壓力中復原時想待的地方。恰好相反，大多數人都說出任務比回家容易得多。「MSF擅長讓人準備好前往某處，」彼得．勞伯說，「你也會自動自發準備好。你心想，好吧，我得讓自己適應新文化、新地方，於是刻意思索這件事。但沒人刻意思考回家需要做準備，因為那是家。要從亞塞拜然回來時，我在那個真的什麼都沒有的地方待了九個月，那裡混亂、破舊、斑駁，空蕩蕩的。三十六小時後，我回到加州南部。我記得非常清楚：我置身超市的蔬果區，吃驚到說不出話來——我數不清那兒有多少種蘋果，震驚地在超市中走動。

「我拜訪一位阿姨，我們沿著街道走，一間餐廳後門外面放置了一些箱子，裡面是他們丟棄的蔬菜。我看著那些甜椒——每個都只有這麼一小點碰傷就被丟棄；比起我之前在市場買到最好的蔬菜，這些甜椒的狀態每一個都要好上太多了。我甚至聽不進阿姨在說些什麼，我目瞪口呆：馬路這麼平坦，轉動圓鈕就有熱水，好神奇，真的好神奇。你知道電影《浩劫重生》中，有一幕是湯姆．漢克在旅館房間不停開開關關那個電燈開關嗎？我看到那一幕時說：『我知道那是什麼感覺。』你不敢相信只消扳動一個開關，房間就亮了。

「我回到家真的沒辦法產生連結；某些任務過後，我有幾個星期或幾個月的時間不好相處。我會騎上摩托車，帶著睡袋和幾本書，離開六個星期，在那段期間學會一點禮貌。從索馬利亞回來後，我根本是個刻薄的混蛋——我討厭周遭的一切，不是個好人。」

勞伯回憶起比較資深的團隊成員如何設法讓自己準備好重返家園。「我在MSF上第一堂訓練課程的時候，那裡流傳著一個笑話，叫作『新冰箱症候群』。你即將出任務，然後回到家，和家人一同坐在餐桌前，你想和所有人談你的任務——你看見了什麼、腐化、死屍、開心的事情，而你的母親會看著你說：『嗯，這樣啊。我有沒有告訴你我們買了新冰箱？』」

MSF成員往往最難處理家人朋友的這類反應。派對中每個人都想聽他們的故事、看他們的照片——幾分鐘的時間。過不了多久，這些聽眾的眼神就會變得呆滯，心裡想著剛剛經過的鮮蝦盅。「你回來時會懷念一些事情，」萊斯莉．桑克斯醫師說，「包括你曾和一群人一同工作，他們全都關注增進民眾的健康，改善狀況。然後你回到家，發現沒有人在意。雖然離家時你懷念家人和朋友，要回去卻很困難，因為大家不理解——有些人是不想理解，有些人是沒辦法理解。你也可能會覺得講給他們聽會讓他們承受不了，你很難調適置身這樣的處境，因為怕對聽眾造成創傷而無法分享自身經驗。這些還是感興趣、想聽的人；除了這些人之外，還有很多人甚至無法在地圖上指出你去過的地方。『那是在哪一洲？哦，原來那裡有戰爭啊？』你才看過有人在眼前被屠殺，結果即使你去過那個地方也無法激起親友的關注。」

有些返鄉的駐外人員渴望分享他們的故事，增進自己國人的關切。然而這些人很快就明白，一般人不想聽人說他們應該覺得自己有多幸運、自己的煩惱有多麼不重要。當他們沖馬桶時，不想被提醒在遙遠的土地上，有些難民一整天分配到的用水量都比不上他們剛沖掉的水。讓人覺得你認為他們整個人生放縱又輕浮，也是一種可能風險。「讓自己像過去那樣重新融入生活並不容易，」派崔克．勒繆說，「因為改變真的很大，一切看起來都變得微不足道。你聽最好的朋友抱怨，你的反應是：『是哦，那又怎樣？』你聽到電話響會覺得煩；在這個層面上，你幾乎變得反社會化，至少以西方標準來看。但這種現象會逐漸消失，然後你學會下次出任務不再這麼感情用事。朋友告訴我：『派崔克，你變了。頭一回你總是在抱怨，告訴我們應該為這個或那個覺得內疚；你會說要搭公車，別搭計程車。現在你看起來比較隨和。』我認為他說得沒錯。到了第三、四次任務，你就比較容易調適，比較容易接受這些不公平，比較容易接受一般人對你做的事情只會有短暫的興趣，因為他們無法產生連結。有些人嘗試去理解，確實花時間檢視照片、影片，還有那些你頻繁收發電子郵件的對象，他們比較有概念，但這些人沒有……」他的聲音變小，「不管怎麼說，他們對你的故事感興趣。」

馬西米蘭諾．柯西回憶起在義大利的某些家人根本沒辦法理解他和MSF在做什麼。「有天我那快要九十歲的祖父問我：『馬西，你可以告訴我你為什麼要去非洲出這些任務嗎？二次大戰期間，我們還去非洲殺這些人。』所以他從來都搞不懂。他會說：『如果你想去國外，你可以去法國。』我父親為我的選擇感到驕傲，我母親擔心我的安全，但她的驕傲更勝過擔心。不過剛開始時，他們不想多談，不想知道我的生活是如何，他們想談論天氣、食物、女友。

「我出完第一次任務後，朋友真的很感興趣，我也開心他們有這麼多問題想問。後來幾次任務，他們的問題還是那些，所以我知道他們不曾理解。他們的問題有時候好空泛，但不是因為他們不聰明或不感興趣，純粹因為那些真實事物離他們好遠。電視沒辦法讓你聞到血腥味，你聞不到跑了整晚逃亡的男子身上的汗味，聞不到霍亂營地的氣味。最初的四、五年過後，我就不想回歐洲了。我真的排斥歐洲：我認為真爛，這些人什麼都不懂。他們每天只是去辦公室，然後回到孩子身邊，晚上看電視，吃義大利麵，他們唯一的煩惱是周末要做什麼，和我面對的問題南轅北轍。我批評很多人，包括我的朋友，所以我決定休息一陣子，因為我不想變成那樣。這樣不對，沒人逼我這麼做。

「當時我有女朋友，我去和她一起生活。我想休息一下，我想待在歐洲，我想重溫自己過去擁有的生活。我想過得快活，但我辦不到。我懷念著什麼：腎上腺素，出任務的興奮感。我懷念一同出任務的朋友，以及彼此之間如此強烈、深刻的情感。你在任務中和朋友在夜裡喝著啤酒討論事情，然後你回到自己的國家，領悟到你不能把這類討論場景套用在尋常的事情上。我住在女友家，但六個月過後就結束了，因為她想要孩子，想要好房子、正常的生活。所以我們分手，我再次離開。我又花了兩、三年才明白自己必須找到平衡，現在我參與時間比較短的任務：這是我的解藥。」

克里斯．戴伊說，重新適應的過程會隨著你的經驗和任務難度有所差異，你回家後做些什麼也會造成影響。一位MSF同僚給了他一個建議：「他說：『別回歸你認為舒適、熟悉的生活模式，因為假如舒適、熟悉的東西都讓你覺得陌生，日子真的會很難捱。去做點完全不一樣的事情，完全脫離你習慣的文化模式。去參加拖拉機大賽！』」住在南加州查爾斯頓的戴伊說，你絕對不會想去的地方是消費天堂。「從獅子山回來後真的很難捱，感覺糟透了。我回來時在紐約待了一個月，那裡不是我該去的地方，感官負擔太重了。一個月後，我出現壓力引發的禿頭症——我掉了一些頭髮。在紐約，你會想乾脆在身上夾一些二十元鈔票走出門，好讓別人從你身上拿錢。我的壓力有很大部分是財務煩惱，因為在MSF，沒人重視錢。

「從象牙海岸回來後，我只有一天不好過。導火線是我需要買一條牛仔褲，所以去了查爾斯頓的購物中心。當你剛從非洲回來，不適合在聖誕節前後去那個地方，我真的覺得：

『啊，我不應該來這兒。』不好過的時候，是我覺得周圍的人認為重要的事情，和我用生命去達成的事情差異很大。一般人藉由消費建構身分認同，每個人都結婚、買房買車，我卻沒有，讓我開始納悶：『我是不是應該那樣做？我是不是該來買共同基金？』你突然開始恐慌，認為：『我的老天，我做錯了，進度落後了。』你驚慌失措，因為你離無家可歸相去不遠，但這種情緒僅止於那一天。」

從救援現場回來的醫護人員可能還多了一層障礙，因為要重新適應原本的醫療環境。在開發中國家，每天都會看見有病人步行數小時來到醫療中心，病情卻嚴重到沒有指望救活。然後他們回到家鄉，候診室內淨是流鼻水的病人。對某些人來說，這根本不算問題。「我壓根兒不覺得那是問題，」一位醫師說，「因為我們身為醫師，就是要處理病人認定有毛病的毛病，而病人的困擾會擴大影響到他們的生活。所以，很抱歉，這裡的趾甲內生毛病就和第三世界的任何困難同等重要。我的工作不是批判病人的困擾夠不夠痛苦。」另一位醫師坦承MSF之旅使他質疑西方傾向積極治療絕症，但沒有影響到他平日對病人的照顧。「當我看見扭到腳的孩子，我不會說：『你來幹什麼？要是你在難民營的話……』那樣講有什麼意義？兩件事完全不相干，你得克服這一點。」

其他人卻發現自己沒那麼容易在兩個世界間來去自如。「我在兒童醫院的急救部門工作至今已經三年，」住在魁北克的蓮恩．歐森說，「打從第一天到現在，我始終介意父母親對健康照護抱持速食心態。『我只有十分鐘，你可以現在看看我的孩子，治好他嗎？我有預約。』人怎麼會這麼自以為是和自私？這裡還有病得很重的孩子，但他們不在乎，只希望醫師立刻診視自己的孩子。頭一年很糟——我實在不知道自己待不待得下去。結束MSF的任務後，我到荷蘭服務過難民，來這裡是我之後第一次回醫院工作，打擊真的很大。有些時候我還是得咬緊牙根以免自己說出：『你知道，你們的醫療照護是全世界數一數二的好，而且不用花錢，所以閉上你的嘴。』有時我討厭去工作。」

護士卡蘿．邁柯麥可從非洲回來，到位於北極圈內的加拿大北部小社區工作時，則碰上自己的難題；藥物濫用的情況在那裡很普遍。「我喜歡照顧沒有那樣不自愛的人，還有我真的不會應付和酗酒有關的事情——有人喝醉酒半夜打電話給我、對我又吼又罵。我從蒲隆地回來時，比現在更難忍受這些事情。我記得自己完全不同情自己的病人，真的必須隱藏這種心態，因為我可能因此惹上麻煩；我確實公然對某些病人這麼說——我得看緊自己的嘴巴。但這種情況後來逐漸消失，我只是會想抓住他們的衣服，搖晃他們並說：『你真是他媽的幸運。你能過正常生活，身體還算健康，不用每天冒著中槍的風險，可以接種疫苗預防腦膜炎。』他們不知道自個兒有多幸運，他們虐待自己，也虐待彼此。」

安頓下來後不久，邁柯麥可發了一封電子郵件給一位同僚：

上星期二，我們這兒發生了一宗謀殺案，是五年內的第一宗——以八百五十人的社區來說還不算太糟。我為那名已沒有生命跡象的男子施行心肺復甦術時，訝異地發現自己好漠然。這名男子攻擊別人，然後胸口被對方刺傷——兩人都醉得驚人。後來當我們宣告這名男子死亡，我既不同情他，也不同情他的家人，沒有絲毫難過；那晚和我一同工作的兩名護士則嚇壞了。第二天院方要為我們做「任務簡報和諮詢輔導」時，我差點笑出來。過去那個貼心又善感的我怎麼了？我一直害怕自己回到家鄉會有這種反應；在蒲隆地的時光創下先例，重新定義了什麼事情重要、什麼是真正的苦難。不是那個因為和人打架而頭部掛彩需要縫合的男人——他自始至終都叫我臭婊子；不是電話中那個連續喝了六個星期的酒，這會兒嘔吐不止、來要煩寧的人；也不是那個因為十二歲就開始抽菸而咳個不停的女人。我對這些病例已經沒有耐性，卻愈來愈擅長假裝我關心。

縱使沒有其他人理解，MSF的夥伴卻一定能懂。「我從奈及利亞回來，那次任務極端艱難，」彼得．勞伯說，「那個可怕地方真是一團糟——同時卻又很美妙，我的腦中和心中無比充實。我坐在桌邊，家人說：『跟我們說說奈及利亞吧。』我早該知道別說比較好，但仍然情不自禁地說：『卡杜納北方發生衝突，那裡有人在別人頭上套輪胎點火；然後在比亞夫拉是怎樣怎樣；還有在拉哥斯那邊，你不會相信那個貧民窟長那樣。』而我母親千真萬確坐在那兒說：『真不得了耶。對了，我有沒有告訴你，我們買了新冰箱？』我對天發誓這是真的。我不敢置信，心裡想著：『MSF那些傢伙真的知道自己在說什麼。』」

第十章
醫師阻止不了種族屠殺

荷南·德瓦爾癱在無國界醫生組織設於堪達哈房舍的電視間裡，憶起自己加入MSF的理由。這位阿根廷人權律師有極佳的幽默感，曾和其他幾個援助組織合作，包括兒童援助會和樂施會，但他說「只有MSF『有種』叫其他人都他媽的滾開」。

那份伶牙俐齒惹得其他援助組織把MSF歸類為傲慢、自以為是的麻煩製造者。無論如何，身為阿富汗與巴基斯坦專案的人道事務長，德瓦爾的工作包括設法確保其他組織是否做出MSF認為對民眾最好的事情，這些組織包括聯合國難民署、兩國政府及外國資助者；而當這些組織沒有達到他們的期望時，他就公開宣揚；這是MSF稱作倡導（témoignage）的一部分。

témoignage字面上的意思是「見證」，不過更常翻譯成「倡導」，但就算這麼翻也沒有捕捉到這個詞的微妙之處，所以MSF成員都使用這個法文字，無論他們的母語是否為法語。這個組織的主要角色始終在於提供醫療援助，雖然倡導只占了組織活動的一小部分——

二〇〇八年的花費占了營運成本不到百分之四，對組織認同卻是重要的一環。一名MSF成員這麼解釋：「黑猩猩有百分之九十八的DNA和我們一樣，témoignage就像那另外的百分之二，讓我們和其他非營利組織有所區隔。」這個概念可以一路追溯到庫希內和比亞夫拉，卻不容易有定論，MSF承認這一點導致爭論不斷。公開發言的尺度莫衷一是；每個人對於什麼時機恰當都有自己的詮釋，各分部的主要觀點也不同。MSF法國分部可能要數對這個概念最有共鳴的分部，曾在法國分部擔任主席的尚哈維・布拉多認為，把提供醫療援助和倡導視為完全獨立的兩種行為，會造成誤解。「就我看來，說和做之間沒有這麼大差別。在某種程度上，我認為我們始終直言不諱。」他提到的概念是指單單有國際性非政府組織存在，就能對不公不義多少發揮遏制作用。

然而，直言不諱需要付出代價，不僅會引發其他組織反感，也違背了支撐人道主義的中立原則，讓現場團隊冒著受到報復的風險。舉例來說，在蘇丹的達佛地區治療數百名遭殘忍強暴的婦女和孩童後，二〇〇五年三月，荷蘭分部針對這些惡行發表報告，八頁厚的文件節制地沒有明白責怪喀土穆當局，卻描述攻擊者大多穿著軍服，指稱當地官員放任這些罪行。蘇丹政府要求組織為種種指控提出證據，沒有得到滿意的回應之後，他們逮捕兩名MSF工作人員：保羅・佛曼和文森・霍德，以對抗政府的罪名起訴。後來告訴雖然撤銷了，但人權團體宣稱身處該國的援助工作者經常受到蘇丹部隊威脅；這份對MSF歷久不消的怨恨甚至可能是二〇〇九年蘿拉・亞契和同僚在達佛遭綁架的成因之一。

布萊恩・菲力普・穆勒說自己會加入，是因為MSF致力於人道理想。「我一讀到MSF憲章就做了決定。未來我可能會想替其他非政府組織工作，但除非組織強迫我離開，或者我得用雙手和膝蓋爬著走了，否則我會一直待在MSF。」然而他坦承二〇〇八年兩次出任務到加薩期間，自己掙扎著是否要放棄這些理想；那一年，以色列國防軍「暖冬行動」，對象是他們所謂的軍事目標。「當你發現百分之六十的受害者都是婦女和孩童時，就會自己做出結論。」穆勒說，「我發現維持公正和中立十分困難。我會想回到加薩，不過實際上我得再花兩、三年才能重拾中立心態。我覺得這很自然：如果你站在柵欄的某一側，就會從那一邊看事情。」

處理自己的情緒已經夠難了，但身在加薩期間，穆勒記得組織本身也幾乎跨過中立的界線。二〇〇六年六月，巴勒斯坦激進份子擄走以色列士兵吉拉德・沙利特，之後便一直將他扣留。由於沙利特具有法國公民身分，法國的外交官一直居中協調要讓他獲釋。如今有人代表沙利特的家人找上MSF巴黎辦事處，要求MSF出面轉交一封信給這名年輕士兵，並設法了解他的狀況。「這麼做對現場團隊來說可能非常危險，」穆勒說，「而且有可能損害我們的中立。我們在救援現場的爭議是：一名以色列士兵遭人扣留在加薩走廊某處，柵欄另一邊的以色列卻囚禁了一萬兩千名巴勒斯坦人。我們打算關切一名以色列士兵的福祉和健康，

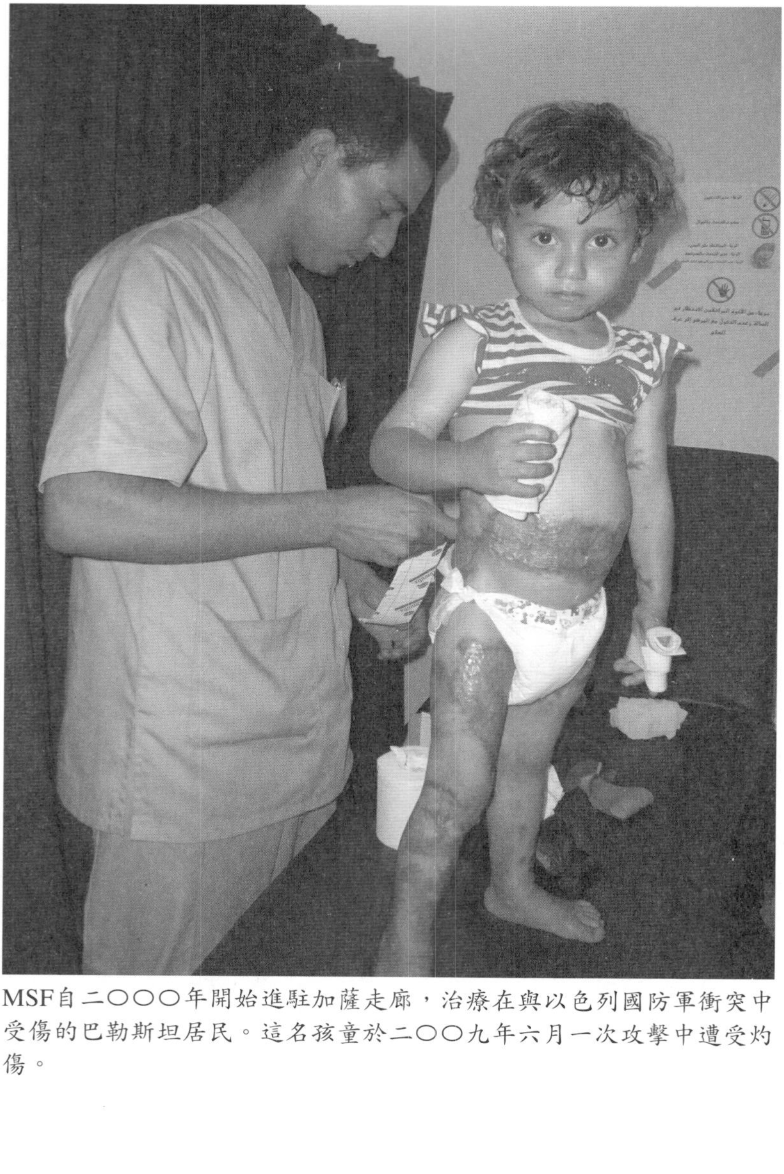

MSF自二〇〇〇年開始進駐加薩走廊，治療在與以色列國防軍衝突中受傷的巴勒斯坦居民。這名孩童於二〇〇九年六月一次攻擊中遭受灼傷。

而不是那一萬兩千名巴勒斯坦囚犯嗎？」穆勒擔心MSF診所中的巴勒斯坦病人會怎麼看待這件事。「和加薩各個政治團體建立關係，讓他們同意我們進駐，要付出很多心力，那一切努力可能只消一個周末就給毀了。最後，他們聽從現場團隊的意見，我們沒有走向那個局面。坦白說，在我的七趟任務中，那是唯一一次我們幾乎要違背中立。」

以巴衝突在組織內部掀起某些論戰。有人質疑，如果MSF中立公正，為何只在巴勒斯坦境內工作，而沒有照顧以色列居民？穆勒說組織曾經考慮進駐加薩邊境附近的斯德洛和阿什凱隆，巴勒斯坦激進份子發射的火箭經常擊中這兩個城鎮，但發現這些城鎮的居民已獲得足夠關注後，組織便打消這個念頭。「現實上來說，以色列境內沒有需求。但加薩有需求，會有這些需求是因為國際法遭破壞。MSF選擇協助巴勒斯坦居民，並非因為他們是巴勒斯坦人，而是因為他們有醫療需求。」

穆勒和團隊要接觸加薩的病人前必須經過重重關卡，令他經常深感挫折。「任何人出入加薩走廊都得有通行證，而以色列有能力延遲發放通行證。他們決定誰可以進去、誰不能進去：你可能要花三個月設法取得某人的通行證，其他人卻能在四天後取得。那不是國界，但當你通過唯一接納人道援助工作者的通行點艾雷茲時，任何出入加薩走廊的東西都要受他們掌控。我一生中經常旅行，但那是我至今最難穿越的地方。過程真的很艱辛，多次脫衣搜身，有三回我們頂著火箭攻擊、迫擊砲發射通過艾雷茲，偶爾還會被扣留在艾雷茲，接受六到七小時的搜索和盤問。」

偏離中立的後果對駐外團隊而言已經夠嚴重；然而對他們服務的民眾來說，下場可能更要悲慘得多。國際團隊可以在情勢變得危險時退出專案，當地雇員卻沒有這種福分。一名MSF成員憶起自己在哥倫比亞曾和過度熱心的任務負責人一同工作，那位「笨牛仔」說要帶著他目擊的侵害人權事件名單去找媒體。「當地雇員大驚失色地說：『如果你那樣做，明天他們就會殺光我全家。』」

在極端案例中，MSF公然抨擊當權者，導致最後必須撤離當地——如同一九八五年在衣索比亞及一九九八年在北韓發生的狀況。就算他們所服務的民眾狀況再怎麼不好，也只能就此喪失醫療照護，所以公開譴責是最後的手段，當其他方法都行不通時的惱火坦白。吸引世人關注侵犯人權的行為並非MSF的核心事務，這屬於國際特赦組織或人權觀察組織這類團體的職責；但當受苦的民眾需要的不只醫療照護，周遭又沒有其他組織能夠發聲，或者醫療援助遭濫用時，MSF會擴大管轄權。「北韓發生饑荒期間，」賀尼．布赫曼說，「我們發現我們帶去的一切，無論是醫療服務或高蛋白糧食，都被北韓政權用來壯大自己，成為加害者的資源，而不是受害者的資源。」與其受到操縱，MSF寧願選擇將團隊撤離該國，公開揭露此一狀況。「我們的想法是，我們這個非政府組織提出言之有據的批評，有損他們的公共形象，我們可以藉此建立某種權力平衡──我們沒有武器，我們沒有任何東西可以用來威脅這個國家，但我們可以破壞它的形象，削弱它。」

布赫曼也認為，當只有MSF見證大規模危害民眾的罪行時，就有正當理由直言不諱。這種情況發生在二〇〇二年的安哥拉，MSF是戰爭結束後第一個進入某些地區的非政府組織。「我們撞見大批民眾處於駭人的狀態：飢餓，由於強迫勞動、奴役、強暴等可怕境遇而極度虛弱。政府軍和游擊隊都把這些民眾當奴隸，我們是唯一的目擊者，所以我們認定自己必須揭發這件事，因為如果我們什麼都不說，沒有其他人會說，而我們不能不告訴別人這件事。」

MSF的倡導工作還帶有實幹性，荷南．德瓦爾向阿富汗流民伸出援手時，就實踐了這個部分。不過有人又因此批評MSF自認是民眾福祉的守護者，以為自己永遠知道怎麼做最好。針對這一點，德瓦爾也再次使出MSF的王牌：自行籌募大多數資金所造就的獨立性。「做這份工作，你大可以說：『我在為民眾發聲。』誰能夠反對？你可以真的在開會時說：『我們不是因為想向聯合國難民署要更多錢才為這個營地要求更多的水，而是因為民眾需要喝水。』」他說其他非政府組織會勉強承認，他們希望自己也有同等直言不諱的自由，卻擔心失去聯合國或政府機構的合約。「他們會私下告訴你：『我們同意你們說的，我們認為這才是正確的原則，但我們的薪水從那裡來。』」因此，曾撰文批評援助機構如何可能為資助者的利益左右的記者大衛．雷夫，就說MSF「讓其他團體既羨慕又怨恨。重要的是，它是人道主義世界的良心」。

二〇〇二年三月，聯合國難民署、阿富汗及巴基斯坦政府開始大力協助數十萬阿富汗難民回家。到了二〇〇三年八月，約有兩百三十萬人從巴基斯坦和伊朗返鄉，之後每周都有一萬人左右返鄉。表面上，這聽起來很正面，但MSF說這些民眾並非全都自願遷移。「MSF一直反對將阿富汗民眾遣送回國，而且話說得很直接，因為我們認為時機還沒成熟。」德瓦爾說。維護國際難民法屬於聯合國難民署的正式權責範圍，而法條內容包括難民有權不在違背意願的情況下接受遣返；假使MSF相信聯合國難民署沒有克盡這份責任，就會大聲嚷嚷。

由於巴基斯坦的難民數量已經超出它自認所能負荷，它於二〇〇二年二月關閉與洽曼的邊關。約有兩萬五千名阿富汗人困在後來稱為「等待區」的三不管地帶。「當時展開一場有點荒謬的大辯論，討論他們的處境，」德瓦爾說，「討論圍繞著一小片沙漠，那整片空間距離兩國邊界不到三百公尺。」簡言之，等待區中的民眾需要食物、水及醫療照護，而MSF說沒有人想要提供——阿富汗不想，巴基斯坦不想，聯合國難民署也不想。「各方都用可以規避提供協助的方式來解讀這個狀況。」

聯合國難民署和兩國政府都聲稱，對他們來說，那個臨時的等待區完全沒有正式難民

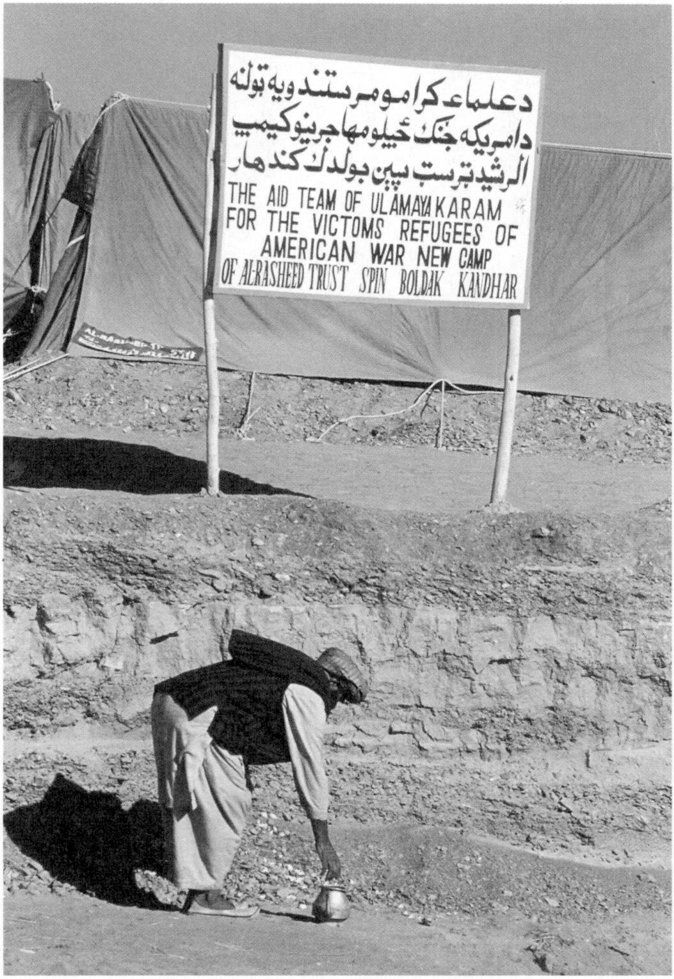
THE AID TEAM OF ULAMAYA KARAM
FOR THE VICTOMS REFUGEES OF
AMERICAN WAR NEW CAMP
OF AL-RASHEED TRUST SPIN BOLDAK KANDHAR

二〇〇一年底美國領軍攻擊阿富汗後，數百萬居民被迫離開家園。其中有幾萬人落腳於阿富汗與巴基斯坦邊境的營地群中，MSF為其中幾個營地服務。

營該有的公共設施——這一點簡直連MSF都必須認同。水必須透過卡車運送，衛生設施不足，整片區域都很危險，因為聯合部隊和復活的塔利班在鄰近城鎮交戰。二〇〇三年五月，等候區的難民面臨抉擇：返回家鄉、移往穆罕默德基爾（一個較為深入巴基斯坦境內的營地），或者重新安置到阿富汗邊境新蓋好的札哈達西營地——他們在那裡將被歸類為境內流民，而不是難民。大批民眾於七月離去，將近一萬一千人落腳札哈達西，大約七千八百人同意移往穆罕默德基爾，在那裡因為具有正式的難民身分而獲得食物和其他援助。

重新安置解決了MSF的一項顧慮，但截至此時，難民已經在等候區待了十五個月，正開始適應當地的生活。德瓦爾說，由於那裡非常靠近洽曼和史賓波達克等城鎮，有些居民甚至已經找到工作。「諷刺的是，當民眾終於發展出生存策略，適應那個地方，搭建起自己的泥屋，在市集找到零工打，卻被告知必須馬上離開那裡，再次遷移到其他暫時的居留地——不是持久的解決方案，只是又一次重新安置。」MSF指稱這些民眾受到操控。「有股推力在打壓民眾自由選擇的能力：為了取得食物，你必須登記要遷移。不過，當我們發現無法改變遷移這些民眾的決定時，MSF決定把焦點放在損害控制，專注倡導如何進行重新安置，設法替難民爭取最好的條件，因為在那個時點我們已經做不了其他事；雖然大多數民眾都想留下來，那卻已經不再是選項。」

「當時是二〇〇〇年十二月八日晚上八點半，我們受到政府軍攻擊，他們把我們當成叛軍，但他們主要是想偷東西。」一位年輕的剛果男子在多倫多市區禮堂裡，對著一小群觀眾用悅耳的聲調念出這段話。他口述的段落出自MSF團隊在剛果民主共和國（簡稱DRC）集結成冊的多篇證詞，這個故事的主角是喀坦加一位三個孩子的父親安德烈。「他們搶走我的腳踏車，逼我那加入紅十字會的外甥交出藥品，拿走我小弟褲子上的皮帶。軍人毆打我，要承認我們自己的軍人毆打我們很心痛，但這是真的，就是發生了這種事情。」

那晚在場的觀眾就算知道剛果民主共和國有戰事持續，多半也不曾聽聞親身經歷者的故事。MSF某些規模最大的醫療專案就是以剛果為基地，根據當地一位MSF成員的說法，那是「我們這個時代最大的人道災難之一」。然而根據MSF的統計名單，這個國家卻年年名列全球最少受到報導的人道事件。即使當非洲內戰在西方世界成為新聞，報導數字也大到讓人難以有印象——數百萬人流離失所，數十萬人遇害。témoignage有時比較無關改變政策，而是單純替像安德烈這種受苦的個人發聲，避免大眾誤以為剛果民主共和國及其他戰亂國家的人民已經習慣暴力，不像西方人會感到那麼痛苦。「那完全是胡說八道，」到該國出過三次任務的MSF醫師說，「差別在於他們沒有放棄。」

MSF根據第一手的觀察做倡導，而不是根據其他團體的報告，並且有可靠的證據支持。事實上，組織已經逐漸專精在緊急情況中追蹤疾病爆發、做營養勘查及蒐集流行病學資料。一九八七年，MSF創立「震央」諮詢機構，以巴黎為根據地，為其他非政府組織提供前述服務。沒人質疑這些資訊的價值，但MSF內部有些人認為這種témoignage過於技術性，偏離了人道主義的基本原則：人道主義是對苦難的慈悲反應，不須藉由科學來證明其正當性。「不只MSF，現代生活往往過度重視可以量化的事物。」理查．貝德爾說，他曾為MSF荷蘭分部擔任醫學倫理顧問，「現代的理性心智認為可以量化的事物多少比較穩當且可複製，比任何無法量化的事物都更真實；這種沒經過驗證的假設，認為能夠量化和計算的事物可能比較優越。」

假如法國人在歷史上向來為行動熱情發聲，荷蘭分部則最有可能偏向貝德爾所警告的過度實際。「我認為，相較於一九九六年我剛開始在總部工作時，現今的荷蘭分部比較貼近MSF的核心理念。」他說，「當時我覺得他們危險地偏離憲章中某些核心議題，朝某種類型的公衛手段靠攏。他們有很多好的公衛主張，也有很多好方法，但欠缺許多MSF著重的倫理，例如關切個體。假如你過度著重公共衛生的角度，就可能喪失這類留存在典型MSF觀點中的倫理。」

置身當地，直接和病人及其家屬互動，也是典型的MSF觀點，這種做法挑戰醫療團隊成員暫時擱下自身的價值觀。貝德爾憶起在塔利班掌控的阿富汗運做專案時，碰上拒絕讓男性護理員治療自己妻子的男子。「重要的是提醒自己，除非在最不尋常的極端情況下，男人不會想傷害自己的妻子，即使在阿富汗，男人也不會希望眼睜睜看著自己的妻子死去。他只是沒看出選擇的後果，我們不能忘記這一點。就算不能理解，我們也不能忘記要尊重人，因為想要改變對方的立場而不尊重對方是行不通的，強迫、嘲弄絕對無效。我不認為這一點我們做得很好。大多數人第一次赴現場任務前會接受預備課程，這課程裡大致揭示了文化差異的現象，但即使盡我們最大的努力，成員還是會碰上自己沒預料到的情況。所以你需要讓成員具備某種學習

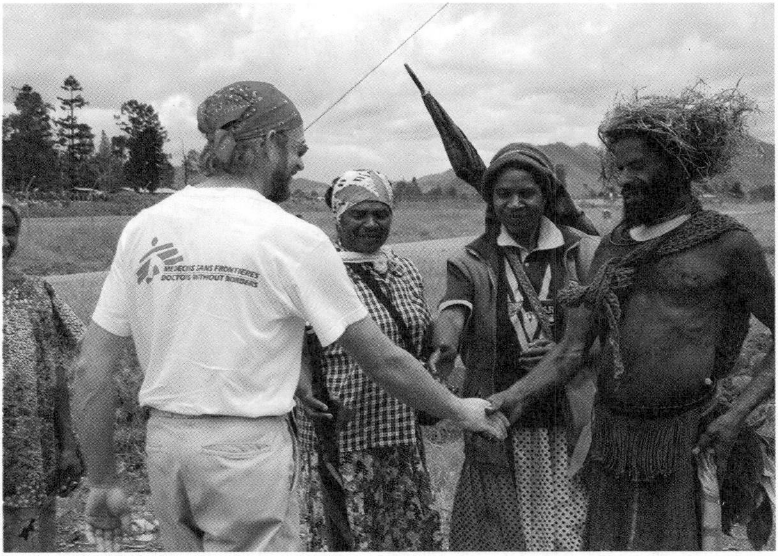

MSF的目標包括促進不同文化之間的凝聚力。照片中為一名美國後勤專家問候巴布亞紐幾內亞塔里的胡利族人。MSF於二〇〇八年九月進駐這個偏遠地區，在此之前，當地醫院已經超過十五年沒有醫師。

的態度，願意去觀察、聆聽和學習。」

外地的人道主義工作者是否能與自己援助的對象真正有凝聚力，是個很大的問號。「我不像許多MSF的人那麼肯定。」「無國界醫生基金會」的研究主任費歐娜・泰瑞說，這個組織是MSF設於巴黎的智庫，「我不知道有人穿著MSF的T恤出現是否會讓我感覺比較好，我很不習慣這種凝聚力的概念，我認為MSF在某些方面讓凝聚力淪為口號。我的意思是，我們到底想藉此表達什麼？我們沒有陪他們一起生活，晚上就回到我們舒適的屋子，開著我們便利的四輪傳動車，我們享有一切電子郵件的現代便利，可以和我們的朋友和家人聯絡。我們真的能說自己和他們有凝聚力嗎？話說得好聽，讓我們感覺比較好，但認為救援現場的受害者也有相同感受，可能就太天真了。」

有些救援型非政府組織在救援現場幾乎清一色聘用當地雇員，外地人員只待在首都擔任管理工作。MSF刻意決定不依循這種模式。「打從一開始，我們就想增進兩個社會之間的關係。」MSF比利時分部的尚馬利・金德曼斯說，「MSF是要助人沒錯，但也是要讓來自不同社會的人認識彼此，增進包容，增進了解。將來自不同文化的人聚集在一起很有價值；來自歐洲的人認識了其他國家的志工，返回家鄉並在自己的社會發聲，也很有價值。」隨著組織逐漸茁壯，它努力要保有此一親善的理想。舉例來說，二〇〇二年，MSF呈報的營運成本較之前三年增加了百分之十九，救援現場的職務數量卻只增加百分之五。「我們愈來愈偏重內勤作業。」當時的國際主席摩頓・羅斯楚普寫道。在一份內部文件中，羅斯楚普描述他近日剛造訪過救援現場，當時是一輛黑色BMW來載他到有門控的MSF院區，那裡有衛星電視、兩台冰箱及配備衛星數據機的筆記型電腦。那支團隊的駐外人員全都沒有直接診察病人。

當我問到這些配備是否有必要時，得到的答案是：在他們「犧牲」自己造福當地人時，這是MSF至少能夠做到的……我懷疑某些志工雖然身在救援現場，不知道他們的心是否也在那裡……我們和住在當地的民眾、那些我們幫忙提供醫療照護的民眾，究竟建立了什麼樣的關係？如果我們把自己和當地民眾隔絕，如果我們開著自己的白色大吉普車，如果我們只和其他駐外人員交際，如果我們從不親自治療病人，我們能期待和當地民眾建立什麼樣的關係？MSF的口號「親善」究竟代表什麼？

馬丁・吉拉德如此總結：「我們有更多人坐在電腦後面，更少人和南蘇丹那個可憐傢伙一同坐在火堆旁，試圖了解他。」對吉拉德而言，人道行動極端私人，即使他與那個南蘇丹人從未真正彼此了解，光是坐在火堆旁也是有價值的。「你加入這種組織是因為覺得人類要有凝聚力，這是基本線。你對一個碰上大麻煩的非洲人有任何凝聚的感覺嗎？還是沒有？這個問題非常簡單，而我的回答是有，百分之百。那驅使我去和這些人並肩站立，並說：『有些我家鄉的人從你的境況獲利，但我並不認同他們，我來這裡是要讓你們知道，我們不是一丘之貉。』當地人見證你的付出，會抱持敬意。但當你到達一個村落時，他們不會跪在地上說：『謝謝你，謝謝你，來自MSF的白人，我們真高興看到你。』曾有人拿石頭、矛和箭丟過MSF的車子，因為那些團隊沒有掌控好情勢，或者在救援現場搞砸了。

「我們不是人類學家，但當你在南蘇丹的叢林裡，和丁卡族和努爾族打交道，你就是在火星上。你的生活方式和這些人絕對沒有任何連結，他們打獵、畜牧、遊牧，擁有一千年的歷史。但你努力了解他們受的苦，了解他們經歷過什麼。你的了解永遠不完整，你以為你這個白屁蛋在救援現場待上三個月就會了解嗎？但他們說：『哇，你沒忘記我們。』凝聚力是這樣產生的，因為你捨棄富裕的國家或生活，跳進這堆大麻煩陪他們，代價是每個月九百美元。」

克里斯．戴伊說當MSF進駐城鎮時，民眾的接受度落差很大。「在喀什米爾，我們是唯一的非政府組織。那裡的民眾和來到村莊的駐外人員沒有多少接觸經驗。他們的態度混合了幾種：喀什米爾人民教育程度很高，有滿多人會說：『回你的國家去，告訴他們這裡怎麼了。』其他人則會直接說：『你只是美國政府的傀儡，帶著你的文化帝國主義滾蛋。』在賴比瑞亞、獅子山這類非洲國家，非政府組織已經來來去去超過十年，人道援助、非政府組織和駐外人員成為社會運作的一部分，因為我們為許多不存在的服務提供替補方案，這些都成為民眾求生存的部分方式。

「我完全理解為何有些人認為談論凝聚力太自我放縱了，那確實是自我放縱。MSF建立的緣由，有很大一部分是為了給予歐洲來的白人醫師體驗第三世界國家的機會——非常法式作風，如今這也籠統詮釋成凝聚力。」

然而，身陷危機的民眾經常因為知道世界沒有忘記自己而受到鼓舞。「我十分確信這對民眾很重要。」理查．貝德爾說，「有時他們甚至意識到這比技術層面的協助更重要。」他有認識的MSF成員在科索夫和車臣聽見那些民眾這麼說。「感覺世界知道他們在那裡、知道他們正在受苦，是非常重要的事。我們不想只是做出象徵性行動，但我們也不應該低估這種行動對於激勵民眾自助的重要性。我們不是對一群攤著手被動枯坐的民眾提供協助。這是會互相影響的，如果我們給他們一些希望，他們與我們的互動會成功多了，那也是我們提供的東西之一。」

「我不是企圖暗示MSF展現出的凝聚力比其他組織好。」麥可．蕭爾醫師說，「但確實有些組織沒這麼善於運用駐外人員。難民也許貧困又缺乏力量，卻很少是愚笨的。他們了解世界如何運作，也明白我們有許多駐外人員來自政治力量相對強大的國家。」

蕭爾在救助孟加拉的緬甸難民時發現這一點。孟加拉政府決心在違背難民意願的情況下遣返他們，即使此舉觸犯國際法。營地中有許多聯合國難民署官員是孟加拉人，不會說難民的語言，於是大眾質疑他們的面談是否有效。「有人擔心翻譯不精確，導致難民看起來想要回家，其實心裡不想。我們在車子駛進或駛出營地時經常收到難民丟給我們的紙條，他們不希望有人看見他們向我們傳遞訊息，但他們說：『我們將在違背意願的情況下被送回家；請將這個訊息傳遞到外頭的世界。』」

如果人道機構曾認為與身陷危機的民眾同在是表現善意的單純做法，這種想法在盧安達碰壁了。

一九九四年四月六日，在盧安達境內占多數的胡圖族，有極端份子開始一絲不苟地屠殺近八十萬圖西族及胡圖族溫和派。受到廣播宣傳的推波助瀾，殺手開始一家一家搜索圖西族「蟑螂」，按部就班地用開山刀砍死他們。那年春天，三個最大的MSF分部：法國、比利時和荷蘭，都有團隊進駐當地，服務的對象大多為盧安達境內和鄰國進行的內戰導致流離失所的民眾。雖然有些團隊已經在這個地區待了數年，看過無數暴行，還是沒有準備好目睹他們即將面對的狀況。

種族屠殺開始後剛過了兩天，MSF法國分部就決定將盧安達東南部一處營地的團隊撤走。三十位駐外人員和大約五十位當地雇員（大多是圖西族）爬上十幾輛車子，前往蒲隆地邊境，他們安排好要和駐紮在另一側的MSF成員碰頭。然而，到達海關時，對方說盧安達人不得離境。經過數小時的協商，天色快要黑了，官員宣布邊境將在晚上六點關閉。駐外人員被迫決定拋下當地雇員，進入蒲隆地。一位法國後勤專家在任務總結報告中，描述了這令人恐懼的一幕：

下午五點十五分，「A」（一位MSF駐外人員）還在協商，但只是為了四名肯定會遇害的圖西族婦女。海關官員仍然直截了當拒絕，「A」開始大吼大叫，場面相當緊繃，導致協商暫時中斷。後來，各營地的協調員做出決定……傷感場面隨之而來。我和相處了數個月的司機道別，還有其他我很喜歡的當地雇員，但我覺得自己已經盡力設法讓他們跟我們一起走。其他駐外人員看見他們離開，不禁哭了起來。「A」因為協商失敗感到沮喪，跑去找（外地）協調員，直言有三十位盧安達人的性命要算在他們頭上。他仍然確信我們有可能把他們弄出去，三十名駐外人員在邊境過夜根本不可能有危險……

團體出現決裂，大多數人想要捨棄當地雇員先行出境，其他人則認為我們應該繼續協商，認為我們等於讓四十人赴死。在布松布拉，有兩位總部人員來籌畫會議，協助我們「公開家醜」，所有敵意都浮上檯面。

協調員做出捨棄盧安達雇員自行出境的困難決定是正確的，我們當然不該和那些缺乏指揮官又酒醉的軍人一起過夜。何況，MSF不能違反地主國的法律。盧安達雇員繼續在那些營地工作，但我們聽說有十七人遇害，其他人無疑也遭遇相同的命運。

接著在四月二十二和二十三日，南部城市布塔黑有一百五十名圖西族病人在醫院遭砍死，就當著MSF人員面前。當胡圖族軍人抓住一位懷有七個月身孕且與駐外團隊交情深厚的盧安達護士時，一位比利時醫師出面干預：「他們來抓莎賓，我挺身介入並說：『放開莎賓，莎賓與這件事無關……而且她是胡圖族。』負責帶領不同軍隊的總隊長十分仔細地端詳我，然後打開口袋，拿出一張紙，那張紙上印有一串名單，而莎賓的名字在裡面。他看看那張紙，然後看著我說：『對，你說得沒錯，莎賓是胡圖族，但她的丈夫是圖西族，所以她的小孩會是圖西族。』我忽然明白盧安達小孩從父系的殘酷事實，因此莎賓遇害了，她肚子裡的寶寶也一樣。」

四月中時，MSF開始討論是否應該正式公開昭告盧安達境內發生了什麼事，不再顧慮點名胡圖族會帶來什麼後續問題。對現場的援助工作者而言，呈現出不中立的形象可能代表被判了死刑。事實上，有些盧安達的MSF醫師投奔紅十字國際委員會，認為紅十字會的謹慎提供他們更多安全保障。MSF則認定謹慎不再是他們的選項，五月十三日，巴黎辦事處公布他們有將近一百名盧安達雇員遇害的消息。儘管並非全無異議，大聲說出真相的意願在法國特別強烈，因為密特朗政府是胡圖族政權的盟友。五月十八日，MSF法國分部花了七萬法郎在《世界報》刊登了一封給密特朗的公開信：「總統先生：國際社會——特別是法國，必須負起政治責任，終止大屠殺。」信件刊登後，尚哈維·布拉多在一場電視訪談中表示：「法國政府太清楚這些人（胡圖族政權），因為它提供他們裝備。」密特朗的顧問後來要求與MSF會面，在會面時告知布拉多：「你得知道總統對你的電視訪談相當反感，你那樣做很不聰明。」

幾個星期過去，由於聯合國仍然不知所措，MSF法國分部做出史無前例的決定。六月七日，董事會通過號召軍事介入制止這場種族屠殺。在最殘暴的戰爭中工作了二十三年，MSF之前從不曾採取這種手段，之後也沒有。有些人主張人道組織不宜在任何情況下號召軍事攻擊，他們也懷疑已經考慮要干預的法國政府，是否會利用MSF的立場來獲取政治利益。然而，大多數人相信用武力中止這場殺戮是唯一合乎道德的回應，而且完全受國際法認可（盧安達曾簽署的一九四八年《防止及懲治滅絕種族罪公約》，不但允許且要求其他國家介入中止種族屠殺）。六月十七日，MSF法國分部召開記者會表達訴求，使用了令人難忘的標語：「醫師阻止不了種族屠殺。」

七月到九月間，法國軍方執行「綠松石行動」，在盧安達建立安全的避難所。儘管干預行動及其動機備受爭議，卻減緩了難民移出，而且可能拯救了數千名圖西族人性命。但對盧安達和MSF而言，問題還遠遠沒有解決。在坦尚尼亞、薩伊（當時的稱謂，現在為剛果民主共和國）和蒲隆地，原本已經聚集大量的盧安達難民。四月的殺戮才剛開始，圖西族主導的「盧安達愛國陣線」（簡稱RPF）立刻發動反擊。到了四月底時，有二十五萬胡圖族人逃入坦尚尼亞。這場難民危機初期，援助工作者可以誠實地說自己相信這些胡圖族人純粹只是在逃避盧安達愛國陣線進犯。不過，到了六月初，他們已經看出胡圖族軍事領袖策動盧安達人出走潮，拖著平民跟他們一起走。後來在營地中揭露的文件詳細記載了他們的計畫：一旦民眾越過邊境，投靠等在那裡的援助機構，這些屠殺者會勒索國際援助來資助他們的政權。他們會利用營地的庇護來休養生息、重振旗鼓並計畫返回盧安達，完成他們啟動的種族屠殺。不知情的援助團體正好稱了他們的意。

七月時，又有多達八十萬盧安達難民在短短四天內入境薩伊哥馬——依然大多是受到領導者脅迫的胡圖族人。大規模的霍亂和痢疾疫情幾乎立即爆發。到了七月二十八日，MSF通報有一萬四千人死於哥馬，最終的死亡人數可能達五萬人。比利時和荷蘭分部派員介入，萊斯莉．桑克斯是那年夏天跟隨MSF荷蘭分部飛抵薩伊的醫師之一。「我記得很清楚，我在飛機上思索這趟任務會真正考驗自己的人道原則。六、七月時，我們還不太清楚那場種族屠殺期間發生了什麼事，但我知道執行種族屠殺者就在我要去的營地，那些人犯下令人難以置信的大屠殺，而我要去拯救他們。可是說到底，我是醫療人員，如果有人病了，他們先前做過什麼或往後打算做什麼都不重要。如果他們病了，我的工作就是治療他們，不是評斷他們。沒有人應該死於像霍亂這樣的小病，這種疾病如此容易治療。」

然而，一旦霍亂受到控制，MSF內部有些人開始質疑他們是否還能為這種邏輯辯護。八月下旬，高達四十萬人的第三波難民定居薩伊，此時約有兩百萬胡圖族人就安置在他們的祖國邊境外。「至於我們，」一名資深MSF成員說，「只是在後頭一路追趕。」費歐娜・泰瑞是當時MSF法國分部駐坦尚尼亞的任務負責人，她後來寫道：「援助引發無法避免的副作用並不罕見，但在盧安達營地的案例中，舊政權完全是靠援助在維繫。」不僅如此，援助工作者的行為如果違背這些胡圖族領袖的期望，就會收到死亡威脅。MSF開始有人在嘀咕要撤離並公開揭露這種情況；資金有限的機構幫不了所有受苦的民眾，但它能否基於道德立場而拒絕提供援助？營地中不是兇手的胡圖族平民怎麼辦？守住原則的同時，MSF會放棄正在接受治療的婦女和孩童，讓他們喪命嗎？如果MSF察覺本身的援助受到操弄，是否就此成為共犯？在十月十四日的團隊激辯中，這些問題只占了其中一小部分；當時他們聚集在盧安達首都吉佳利，討論接下來該怎麼做。

吉佳利會議期間，來自法國、荷蘭、比利時的代表試圖達成共識，結果卻沒有成功。荷蘭和比利時在不同程度上各自主張，短期內留在營地提供醫療照護比較好，同時用文件記錄援助遭濫用的情形，遊說政府改善（由於狀況始終未獲改善，比利時和荷蘭分部於一九九五年也決定撤退）。相反地，MSF法國分部則在十月二十八日片面宣布將於一個月內撤出坦尚尼亞和薩伊。這個決定令許多其他分部的人不滿，甚至包括MSF法國分部內部的某些人，因為覺得他們忽略了救援現場的團隊。每回

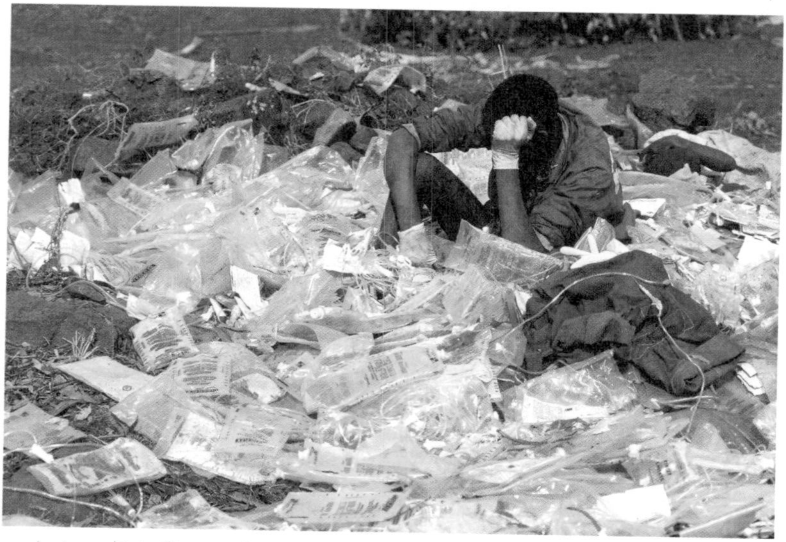

一九九四年七月，一名MSF當地雇員在薩伊慕尼吉一個難民營的瓦礫堆中陷入絕望。即使是經驗最豐富的援助工作者，也在盧安達種族屠殺期間及之後遭受精神創傷。

總部打算撤離團隊時，救援現場都情緒激昂，因為駐外人員已經和當地雇員及病人發展出交情；在盧安達，這種情緒增強了十倍。「我記得第一次聽取任務簡報時，得知MSF內部所有人都有相同的發言權，我覺得很驕傲。」費歐娜．泰瑞聽聞自己的團隊必須離開坦尚尼亞時，在發給巴黎的傳真中憤怒地寫道，「後來我明白那是誇大，但直到今天才知道是這麼可笑。」

許多其他救援組織也爭論盧安達難民營的狀況，但主要團體當中，最後只有美國設立的「國際救援委員會」撤離，引述的理由與MSF法國分部類似。大衛．雷夫指出，他們的立場如同良心反對者：

> 這是一種複雜的表態，既有原則又空洞。因為非政府組織採取這種立場固然重要……其他救援團體卻已經作勢要填補撤離者的空缺……國際救援委員會或MSF都有幸不需要面對真正的問題，也就是如果他們處於類似的政治情勢，卻是在場唯一的援助團體，他們是否還會撤離。

對無國界醫生組織和整個人道圈而言，盧安達事件是個分水嶺。先前已有援助曾遭濫用，機構受到操縱，流亡的軍事政權把難民營當成庇護所。但過去賭注從來沒有這麼高，援助機構的角色也從來沒有在兇手的計策中這麼不可或缺。「這促使我們所有MSF成員深刻省思人道行動代表什麼，」費歐娜．泰瑞寫道，「以及到了什麼時點它就失去意義，淪為服侍邪惡技術性功能。」

超過十年後，這樣的省思還在持續。二〇〇四年春天，隨著盧安達種族屠殺事件十周年逼近，MSF國際辦公室決定不要舉辦témoignage活動來紀念這個事件。對於無法中止種族屠殺的醫師而言，盧安達事件劃開的傷口尚未癒合。

盧安達事件的可怕及無國界醫生組織與其他機構因此陷入的難堪情勢，是說明人道行動限度最戲劇化的例子；但這不是第一個，也不會是最後一個。從比亞夫拉到蘇丹持續中的內戰，四十年來的干預行動玷污了MSF和援助圈可能曾經擁有的道德清白。只有無可救藥的天真才會看不見提供協助的兩難——但同時也只有無可救藥的憤世嫉俗才會捨棄這種理念。詹姆士．歐賓斯基在諾貝爾獎受獎演說中解釋：「今日我們以不完美的運動團體自居在奮鬥，但數千名志工與當地雇員給我們力量，還有數百萬名資助者在財務上和道德上支持無國界醫生計畫。」

的確，即使這麼常引發質疑，MSF不僅存活下來，而且可說是已經成為世界上最受尊敬的援助機構。它的領導人顯得特別擅長適應、親身關切並以身作則，組織的影響力也遠遠超出本身的醫療診所和餵食中心。「儘管不可能誇大MSF過往成就的價值，」大衛．雷夫在組織獲頒諾貝爾獎後寫道，「這個團體下一個偉大成就，可能是解救並重新定義人道主義本身的理想。」

二〇〇一年的九一一攻擊事件及隨之而來的阿富汗和伊拉克戰爭，正是達成此目標的機會，而MSF很快就知道這項工作不簡單。那年十月，MSF主張美國軍方空投食物給阿富汗平民的舉動既諷刺又危險，導致許多北美洲的長期資助者憤怒不平。組織從經驗得知空投食物的風險：MSF的醫師治療過的傷患，有些把塑膠炸彈誤認為救援包裹、有些進入地雷區撿拾食物。部分糧食最後還可能落入戰士手中，而這些糧食無論如何都不可能足以應付飢餓。然而，最重要的是，如同MSF在新聞稿中所聲明，美軍「一手開槍，另一手提供藥物」。

從那時開始，聯合人道行動成為MSF這類團體最大的威脅。人道非政府組織必須在紛爭中維持第三者的立場，不和任何一方為友，而且必須被人認定為中立。然而透過空投援助包裹還有炸彈，以美國為首的聯盟硬是將自身定位成包含了人道主義者的團隊。「假如要有效處理引人注目的問題，政府與政府間組織更加有必要和非政府組織合作。」前美國國務卿鮑威爾於二〇〇一年十月二十六日表示，「此時此刻，美國的非政府組織就像我們的外交人員和軍方一樣態度堅定，正站在自由的前線去服務和犧牲自我。」即使是非政府組織本身也容許界線變得模糊，這些組織當中有許多都接受美國及其他西方政府資助。

在這種情況下，事情的發展並不令人意外。九一一事件後那幾個星期，群情激動，北美人士覺得世界一夜改變，民眾希望有什麼可以信賴，想要相信人道團體是好人，是我們對抗恐怖份子的夥伴。「我必須處理的第一通媒體來電顯示出食物空投的宣傳有多成功。」當時擔任MSF加拿大分部執行幹事的大衛・莫利說，「那名記者告訴我：『當我在享用感恩節晚餐時，我很欣慰除了丟炸彈，我們也空投食物。現在你們的意思是我有這種感覺不對嗎？』」那正是莫利要說的：MSF必須提醒大眾，軍方不會只因為提供糧食就成了人道主義者。

「我們需要和政界及軍方人物真正保持距離，即使他們可能來自我們的社會。」前MSF美國分部執行幹事尼可拉斯・德托倫第說，「當然，我們在文化、歷史和政治上都和美國政府比較親近，勝過極端激進的那些伊斯蘭團體。但我們需要真正相信我們的原則，而不只是空口說白話。」戰爭期間保持中立是人道主義的基本宗旨，但在「非友即敵」的思維中很難推廣這個概念。不過，MSF知道這麼做是正確的，而到了二〇〇三年三月英美聯軍入侵伊拉克時，連最嚴苛的批評者都如此承認。「現在，假如你談起美國企圖利用人道援助，在伊拉克努力宣傳想贏得人心，每個人都會說：『沒錯。』」德托倫第在那年稍晚表示，「大家都這麼說，報紙會寫，這不構成問題。但九一一事件剛發生時，根本不可能提出這種論點。」

在「伊拉克震懾行動」開始前幾周，MSF再次展現領導力。儘管某些美國非政府組織意識到利益衝突，拒絕接受美國「國際開發署」資助，其他組織卻沒有做出這樣的選擇，因此成為賀尼・布赫曼口中「一個好戰政黨的轉包商」。在光譜的另一端，某些歐洲援助組織受到大眾施壓，要它們公開反對迫在眉睫的戰爭，因而積極反對對伊拉克展開軍事攻擊，因為此舉將造成人類苦難。MSF反問這些非政府組織，從何得知美國入侵會比海珊獨裁政權還糟。他們主張人道主義者不該去問一場戰爭中誰對誰錯，只要問誰需要幫助——他們的表達在援助圈內就算不是獨樹一格，至少也比其他團體更有力。即使他們渴望和平，和平卻不是他們的職責。MSF內部有些人承認自己有時會為此氣餒，卻明白沒有其他辦法。說到底，那有可能是MSF的最大力量。

MSF智慧、魄力和情感兼具，設法避開了人道援助的陷阱。它的醫師和護士能認清自己提供的援助有其極限，而且經常省思自身的工作。然而他們不會在危機中不知所措——相反地，這個團體派人進駐現場、提供醫療援助的效率，不輸其他非政府組織。MSF也許會因憂慮或沮喪而扭絞雙手，卻不會綁住它們。

無國界醫生無法拯救世界，而且很早以前就不再假裝自己辦得到。「我們很多人想要做更多，」大衛・莫利說，「我們想要看到更公正的世界，但我們必須專注在自己能做的事情上，而我們能做的是簡單、微小、深刻的事情。」

那不只是大海中的一滴水，而是一艘救生艇。它可能無法阻止船隻沉沒，卻可以拯救生命，更重要的是，它帶來希望。

「我們做得還不夠」

歐賓斯基醫師諾貝爾獎受獎演說節錄

一九九九年十二月十日，當時擔任無國界醫生組織國際主席的詹姆士·歐賓斯基醫師，在挪威奧斯陸代表組織接受諾貝爾和平獎。

以這個場合的正式程度而言，大眾可能會體諒他淨說些陳腔濫調和得體謝詞，但那向來不是MSF的風格。相反地，歐賓斯基立即提起當時全球最嚴重的人道危機：「車臣人民，還有格洛斯尼的民眾，過去三個多月以來一直到今天，都遭受俄羅斯軍隊任意轟炸。」

這是個挑釁的開場白，後續內容也同樣有力。以下為精簡版的受獎演說。

容我馬上來談談，對於諾貝爾獎賦予無國界醫生組織的非凡榮耀，我們由衷感謝，但也深感不安，因為知道那些遭排拒者的尊嚴每天都受到打擊。這些人包括被遺忘在危險中的民眾，例如那些每一刻都在煎熬的街童，只能依靠那些為社會和經濟秩序所接納者丟棄的垃圾掙扎求生。這些人也包括我們在歐洲服務的非法難民，他們無法取得政治地位，害怕尋求醫療照護，唯恐這樣的接觸導致自己遭驅逐。

我們行動是為了幫助身陷危機的人，而我們做得還不夠。為處境危急的人提供醫療援助，是嘗試保護他們，抵禦威脅到他們生而為人的事物。人道行動不只是單純的慷慨、單純的慈善，而是力求在不正常中建構正常。我們不僅提供物質上的協助，還企圖使人重獲生而為人的權利和尊嚴。身為獨立的志工團體，我們致力於為需要的人提供直接的醫療援助。但我們不是在脫離外界的狀態下行動，也不是對著空氣空泛發言，而是以清楚的意志去推動、激起改變、去揭露不公。我們所做的、所說的都基於義憤，拒絕接受積極或消極地打擊他人。

今日諸位賦予我們的榮耀，大可以改頒給無數其他組織或是在自己的社會中奮鬥的傑出個人，但顯然諸位選擇認同MSF。我們於一九七一年正式成立，因為一群法國醫師和記者決定要貢獻己力；那代表有時必須排拒直接打擊人民尊嚴的國家。長久以來，沉默被誤認為中立，沉默也被當作從事人道行動的必要條件。打從一開始，MSF就是基於反對這個假設而成立。我們不確定呼告是否總能救人，但我們知道沉默絕對可以殺人。成立二十八年來，直到今天，我們仍堅定秉持這種排拒的美德。這是我們驕傲的身分起源，而今我們以未盡完美的運動團體自居在奮鬥，數千名志工與當地雇員給我們力量，還有數百萬名資助者在財務上和道德上支持無國界醫生計畫。

人道主義發生於政治失靈或出現危機時，我們行動不是為了承擔政治責任，而是為了優先緩解政治失靈造成的不人道苦難。這種行動必須不受政治影響，政界也必須意識到有責任確保人道主義得以存在。人道行動需要有架構方能施展。

在衝突狀態中，這個架構是國際人道法規。它建立受害者及人道組織的權利，並規範國家的責任，以確保這些權利受到尊重，且認同侵害這些權利即是犯下戰爭罪。今日這個架構顯然失靈，我們經常遭到阻絕而無法接觸戰爭受難者，交戰國甚至將人道協助用來當作作戰工具；更糟的是，我們看見國際社會將人道行動軍事化。

在架構失靈的情況下，我們將直言不諱，迫使政界扛起其無可迴避的責任。人道主義不是終結戰爭或創造和平的工具，它是公民對政治失靈的回應，是即時的短期行動，無法消解對政治責任的長期需求。

而我們抱持著排拒的美德，不容許任何政治失靈造成的道德問題或不公不義被消毒或抹去，而不能彰顯其意義。一九九二年波士尼亞與赫塞哥維納發生違背人道的罪行，一九九四年盧安達發生種族屠殺，一九九七年薩伊發生大屠殺，一九九九年車臣平民遭受刻意攻擊。這些個案不能掩藏在「複雜的人道主義緊急事件」、「國內的安全危機」這類名詞，或任何其他委婉說法之下——彷彿它們是偶發的、性質未明的政治動盪。語言有決定力，它圈出了問題重點，決定了回應與權利，因此也決定了責任。它定義出某個醫療或人道回應是否恰當，也定義出某個政治回應是否恰當。沒人把強暴稱作複雜的婦科緊急事件，強暴就是強暴，如同種族屠殺就是種族屠殺，兩者都是罪行。對MSF而言，人道行動是：試圖減輕苦難、試圖回復人的自主、見證不公義的真相及堅持要政界負起責任。

MSF選擇的工作，不是在與世隔絕的真空中進行。我們身處的社會秩序，既包容又排外，既肯定又拒絕，既保護又打擊。我們每天的工作都是奮戰；是極度醫療面的奮鬥，也是極度個人面的奮鬥。MSF不是正規機構，如果幸運的話，也永遠不會是。MSF是公民社會組織，而今日公民社會有了全球性的新角色，新的非正式合法性，根植於其行動及大眾輿論的支持，也根植於其意圖的成熟度，其意圖包括致力於人權、環境運動、人道運動，當然還有公平貿易運動。公民社會不僅關注衝突和暴力，我們身為其中的一份子，只要保有清楚的意圖與獨立性，就能維繫我們的角色和力量。

現今我們面對的不公義愈來愈多。傳染病造成的死亡和痛苦，百分之九十以上都出現在開發中國家。民眾死於諸如愛滋病、結核病、昏睡病及其他熱帶疾病，有部分是由於拯救性命的基本藥物太貴，或因為這些藥物被視為在財務上不可行而無法取得，或者對於重要熱帶疾病根本沒有新研究和發展。這種市場失靈是我們接下來的挑戰。然而，這不只是我們的挑戰，也是政府、國際政治機構、製藥業及其他非政府組織都要面對的不公義。身為公民社會的運動團體，我們要求的是改變，而不是慈善。

我們堅持人道主義獨立於政治之外，但不是要好的非政府組織去對抗壞的政府，或是要公民社會的善去對抗政治權力的惡；這種二元對立既虛幻又危險。從歷史上的奴隸制度和福利權可以得知，公民社會產生的人道關懷要直到進入政治議程，才會發揮影響力，但這種交會點不能蒙蔽政治與人道行動之間的差異。人道行動是短期的，從事的團體和針對的目標都有限；這既是它的長處，也是它的局限。政治則必須做長期的設想，它本身就是社會行動。人道行動本質上是世界性的，否則就不能稱為人道行動。人道責任沒有疆界，世界上哪裡有苦難，人道主義者就必須依其職志加以回應。相反地，政治卻有界線，危機出現時，政治回應會因為必須考量歷史淵源、權力平衡及各方利益而有所差異。人道主義和政治產生的時間和空間都不同，兩者背道而馳，這也以另一種方式確認了人道行動的成立原則：拒絕藉由任何犧牲弱者的方式來解決問題，不能因為任何人的利益而刻意歧視或忽略受害者。今日的人命不能用明日的價值來衡量，緩解此地的苦難，也不能成為放棄援助他方的正當理由。受限於資源，我們自然必須做抉擇，但不論處於什麼情況、受到什麼限制，都不會改變此一人道願景的基礎，而此一願景本質上必然忽略政治抉擇。

人道行動有其限制，無法取代政治行動。在盧安達發生種族屠殺初期，MSF公然要求世人動用武力制止種族屠殺，紅十字會也有志一同。此等呼喊卻面臨體制麻木，面臨對私利的默許，面臨拒絕擔起政治責任去制止絕不該再放任的罪行。到了聯合國發動「綠松石行動」時，當地的種族屠殺已經結束。

人道主義有其極限。任何醫師都無法制止種族屠殺，任何人道主義者都無法制止種族肅清，任何人道主義者也都無法引發戰爭。任何人道主義者都無法創造和平，這些是政治責任，不是人道義務。容我清楚說明：人道行動是最無關政治的行動，但若認真考量其作為及道德寓意，人道行動卻具有最深刻的政治意涵，其中包括反對縱容犯罪者。

針對前南斯拉夫和盧安達事件設置的國際刑事法庭正肯定了前述論點，國際刑事法庭的法規正式通過也同樣肯定此一立論。這些進展都意義重大，但在《世界人權宣言》頒布滿五十一年的今日，這個法庭仍未成立，相關原則去年也僅獲得三個國家認可。以這樣的速度，這個法庭還要二十年才能成立。我們非得等這麼久嗎？無論各國要花多少政治成本締造公義，MSF都能夠且將會證明人類為縱容犯罪者付出的代價大到難以負荷。

的確，人道行動有其極限。人道行動也有其責任，它不僅規範了正確舉措和技術表現，還以道德框架下產生的倫理為起點。人道行動合乎道德的意圖必須對照其實際結果，依此排拒任何形式「不問何者為善」的道德中立。這種道德中立產生的惡果，包括利用人道行動於一九八五年支持強迫遷移衣索比亞民眾、一九九六年支持哥馬難民營中發動種族屠殺的政權。退場有時是必要的，如此人道主義才不至於被用來對付身陷危機的群眾。較晚近的例子是，MSF在一九九五年成為第一個獲准進入北韓的獨立人道組織，卻選擇在一九九八年秋天離開。為什麼？因為我們認定無法在不受政府當局的政治干預下自由、獨立地提供援助。我們發現最脆弱的民眾狀況很可能未獲改善，因為糧食援助被用來支援最初造成了數百萬人脆弱挨餓的政治體系。我們的人道行動必須獨立進行，可以自由評估、提供並監督援助，才能優先幫助最脆弱的民眾。援助必不能掩飾了造成苦難的原因，也不能淪為內政或外交政策的工具去製造而非消除人類苦難。如果發生這種狀況，我們必須兩害相權取其輕，考慮退場。身為MSF，我們經常質疑人道行動的限度和模糊地帶——尤其當它默默臣服於國家政權及武裝勢力的利益時。

獨立的人道主義是每天都奮力去援助、去保護，在我們規模龐大的各個專案裡，絕大部分都遠離媒體和政治強權的關注，最深刻、最密切地存在於被遺忘的戰爭和危機每日的磨難中。非洲大陸蘊含豐富的天然資源與文化，無數非洲人民實質上卻苦不堪言。數十萬和我們同一時代的人被迫離開家人，到異地去尋找工作和食物、去教育孩子、去求生存。男男女女冒著生命危險偷渡，結果卻被關進地獄般的外來移民拘留中心，或者在我們所謂的文明世界邊緣勉強求生。

我們的志工和雇員在尊嚴日日遭踐踏的民眾當中生活和工作，這些志工自願用他們的自由，使世界變得更讓人能夠忍受。有關世界秩序的爭議儘管喧騰，人道行動卻只歸結於一件事，那就是個別的人類向處境最困難的人類同胞伸出手；一次繫上一條繃帶，一次縫合一個傷口，一次注射一支疫苗。無國界醫生組織在約八十個國家工作，其中超過二十國處於戰亂狀態，我們有項特別的使命，那就是告訴世人我們的所見所聞，而這一切全都在冀望暴力與破壞的循環不會永無止境。

接受這項殊榮的同時，我們想要再次感謝諾貝爾委員會肯定人道援助遍及全球的權利，肯定MSF選擇的路：持續直言不諱、懷抱熱忱、堅守志願服務精神的核心原則、一視同仁，以及相信每個人都應該得到醫療援助及其生而為人的認同。我們想要利用這個機會表達我們對志工及當地雇員最深切的感謝，他們讓這些雄心勃勃的理想具體落實，而且我們相信，他們為歷經如此巨大苦難的世界帶來些許和平，是MSF的活見證。

作者後記

無國界醫生在許多方面都是很傑出的組織，包括他們的志工慷慨分享親身經驗，才能有本書誕生。許多人都坦率地講出不甚愉快的回憶，我希望他們能覺得自己的信賴沒被辜負。本書英文版於二〇〇四年初次出版至今，許多志工和我依然保持友好情誼，我想這代表他們的答案是肯定的。

我很感激MSF團隊，他們熱烈歡迎我進入他們在援助現場的居所和院區，在此我要特別感謝的有：詹姆士·諾克斯、瑪莉亞艾蓮娜·歐多涅茲、瑪莎、安德森、莫妮卡·羅德利桂茲、卡拉·佩魯佐、林亞青（音譯）、彼得·德貝克、賽巴斯提奧·威巴、麥提亞斯·歐森、派崔克·勒繆、伯婷·凡吉賽爾、荷南·德瓦爾、凱絲琳·波斯勒、大衛·克羅夫特、葛哈·施米德、班傑明·烏格比、馬汀·凡赫克、崔西·凱伯利、米歇·普羅夫、薇若妮卡·賽班卡頓、莫妮卡·奧斯瓦德森、萊斯莉·貝爾、馬西·柯西、蓋碧·波爾、艾莎·葛文。

MSF加拿大分部不遺餘力為我提供協助。我要特別感謝湯米·勞拉亞能和大衛·莫利，他們從一開始就對我的寫作計畫很有信心，另外也要感謝卡蘿·迪凡的鼓勵。在撰寫本次的新版時，要感謝艾薇兒．貝諾、班．查普曼和娜歐蜜．蘇托瑞斯的幫助。尤其要對伊莎貝兒．江森獻上「熱情感謝之吻」，她的友情歷久不衰。

對紐約的MSF美國分部，我要感謝尼可拉斯．德托倫第、克里斯．托格森、凱文．費倫、蘿娜．邱和艾蜜莉．黎嫩道。

克麗絲塔．虎克、理查．貝德爾和蘇珊．雪佛幾位醫師，耐心且詳盡地解說技術性題材，並改正我有所誤解之處。如果內文仍有任何疏漏謬誤，我要負完全責任。

也有許多非MSF人士提供我寶貴洞見，其中兩位尤其讓我獲益匪淺。芮妮．佛克斯是賓夕法尼亞大學的社會學榮譽教授，閱讀過我的部分稿件後給予睿智的建議，並無意間在我最需要鼓勵的時候激勵了我。艾曼達．亞倫來自墨爾本大學，研究人道援助工作在社會心理方面的影響，她慷慨至極地與我共享她的研究成果。

感謝螢火蟲出版社的萊諾．考夫勒、麥可．渥瑞克、布萊德．威爾森和凱絲琳．菲爾瑟，你們提供我千載難逢的良機；感謝我最棒的編輯蘿絲瑪莉．奢普頓，妳思維清晰地提供我最需要的指引，讓我能把最初的草稿轉成最終的定稿；謝謝瑪莉亞．德坎布拉勇敢不懈地研究照片故事；以及感謝珍．蓋茲協助籌畫這次的第三版出版。

我最深的感謝要獻給溫蒂，感謝她容忍我撰寫此書時必須經常在身體上和情感上缺席，並且在我完成著作後張開雙臂歡迎我回家。

名詞釋義

ACT：青蒿素類複方療法（artemisinin-based combination therapy）

ARV：反轉錄病毒治療（antiretroviral）

DRC：剛果民主共和國（Democratic Republic of the Congo）

ECHO：歐盟執行委員會人道援助部門（European Commission's Humanitarian Aid department）

EU：歐盟（European Union）

ICRC：國際紅十字會（International Committee of the Red Cross）

IDP：境內流民（internally displaced person）

IRC：國際援救委員會（International Rescue Committee）

MINUSTAH：聯合國駐海地穩定特派團（United Nations Stabilization Mission in Haiti）

MSF：無國界醫生（Médecins Sans Frontières）

NGO：非政府組織（non-governmental organization）

PC：專案協調員（project coordinator）

RUTF：即食治療性食品（ready-to use therapeutic food）

SFC：補充性餵食中心（supplementary feeding center）

SP：周效磺胺（sulfadoxine-pyrimethamine）

TB：結核病（tuberculosis）

TFC：治療性餵食中心（therapeutic feeding center）

UN：聯合國（United Nations）

UNHCR：聯合國難民署（United Nations High Commissioner for Refugees）

UNICEF：聯合國兒童基金會（United Nations Children's Fund）

WHO：世界衛生組織（World Health Organization）

WTO：世界貿易組織（World Trade Organization）

參考資料

二〇〇二年至二〇一〇年之間，我與MSF成員以及學者與客觀局外人進行了超過一百次面談。我花了幾星期探訪安哥拉、阿富汗、巴基斯坦及海地的工作團隊，還有歐洲和北美洲的幾個MSF分部。這些面談累積出撰寫本書的豐富材料。

以下的紀錄並非完備無缺，不過我在本書中引述過的材料都含括其中，這些材料提供了極有幫助的背景資料，對於有興趣深入了解MSF和人道援助工作的讀者來說也相當具有參考性。

網路上有許多很棒的新聞網站，對援助團體來說有很大的幫助；這些網站包括Reuters AlertNet (www.alertnet.org) 和ReliefWeb (www.reliefweb.int)，這兩個網站都是我經常參考的網站。

MSF報告、新聞稿和內部文件都是極有價值的研究材料，不過我在這裡只列出最重要的項目。許多資料在MSF網站上可以查得到，包括www.msf.org、www.doctorswithoutborders.org和www.msf.ca。

導論：療癒人類

大衛・雷夫的評論：*A Bed for the Night: Humanitarianism in Crisis* (New York: Simon & Schuster, 2002), 83.

人道主義的黃金年代：Tony Vaux, *The Selfish Altruist: Relief Work in Famine and War* (London: Earthscan, 2001), 43ff.

第一章：站著就生產

海地的背景：Paul Farmer, *The Uses of Haiti*, third edition (Monroe, Maine: Common Courage Press, 2006).

MSF簡報文件：*A Perilous Journey: The obstacles to safe delivery for vulnerable women in Port-au-Prince* (May 2008).

第二章：比亞夫拉和大黃蜂

伯納・庫希內生平細節：Michael Ignatieff, *Empire Lite* (Toronto: Penguin Canada, 2003); "Charlemagne: Bernard Kouchner, Controversial Proconsul for Kosovo," *The Economist* (US), July 19, 1999, 48; Carol Devine et al., *Human Rights: The Essential Reference* (Phoenix: Oryx

Press, 1999); John Hanc, "Healing the World," *Runner's World*, December 1993, 36.

巴黎大環境對庫希內的影響：Renée C. Fox, "Medical Humanitarianism and Human Rights: Reflections on Doctors Without Borders and Doctors of the World," in Jonathan Mann et al., eds., *Health and Human Rights: A Reader* (New York: Routledge, 1999), 419.

關於MSF早期歷史方面最完整的資料，均沒有英文版本。Olivier Weber所著之*French Doctors: Les 25 ans d'épopée des hommes et des femmes qui ont inventé la médicine humanitaire* (Paris: Robert Laffont, 1995) 涵蓋了比亞夫拉戰役後二十五年的歷史資料，感謝Geneviève Séguin為我翻譯此書部分內容。Dorthe Ravn的*Læger Uden Grænser* (Frederiksberg, Denmark: Bogfabrikken Fakta, 1998) 同樣具高度參考價值，感謝Kurt Dahlgaard提供未曾出版的René Bühlmann英文譯本。另外我還參考了Anne Vallaeys, *Médecins Sans Frontières: la biographe* (Paris: Fayard, 2004)：Rony Brauman, "The Médecins Sans Frontières Experience," in Kevin Cahill, ed., *A Framework for Survival* (New York: Basic Books, 1993)：以及Patrick Aeberhard, "A Historical Survey of Humanitarian Action," *Health and Human Rights* 2, 1 (1996): 31–44。

庫希內對比亞夫拉的個人見解：二〇〇三年三月六日於哈佛大學公共衛生學院發表的演說詞 "From Doctors Without Borders to Patients Without Borders,"。另外我也參考了Alvin Powell,

"Kouchner Calls for Global Health Care," Harvard University Gazette, March 13, 2003.

人道干預的歷史：David Rieff, *A Bed for the Night: Humanitarianism in Crisis* (New York: Simon & Schuster, 2002); Hans Köchler, "Humanitarian Intervention in the Context of Modern Power Politics" (Vienna: International Progress Organization, 2001); Francis A. Boyle, "Humanitarian Intervention: A Joke and a Fraud," Doctor Irma M. Parhad Lecture, University of Calgary, 2001; Philippe Guillot, "France, Peacekeeping and Humanitarian Intervention," *International Peacekeeping*, spring 1994, 31.

伯納・庫希內與人道干預的發展：Tim Allen and David Styan, "The Right to Interfere? Bernard Kouchner and the New Humanitarianism," *Journal of International Development*, August 2000, 825–42; Mary Kaldor, "A Decade of Humanitarian Intervention: The Role of Global Civil Society," in *Global Civil Society Yearbook* 2001, Helmut Anheier et al., eds. (London: London School of Economics, 2001); Hugo Slim, "Military Intervention to Protect Human Rights: The Humanitarian Agency Perspective" (International Council on Human Rights Policy, 2001); Olivier Corten, "Humanitarian Intervention: A Controversial Right," *UNESCO Courier*, July/August 1999, 57–59. 我十分感謝倫敦政治經濟學院發展研究機構的 Tim Allen，為我提供歷史文本與參考觀點。

賀尼‧布赫曼對MSF在阿富汗和柬埔寨干預行動的評論：*Médecins Sans Frontières, World in Crisis: The Politics of Survival at the End of the 20th Century* (New York: Routledge, 1997).

傑克‧德米里安諾在日誌中述及蘇丹：Anke de Haan, Edith Lute and Roderick Bender, *Médecins Sans Frontières: 10 Years Emergency Aid Worldwide* (Amsterdam: MSF-Holland, 1995).

蘇丹的哈利和馬耶克：Peter Dalglish, *The Courage of Children* (Toronto: HarperCollins, 1998), 270–80.

法國公民熱切希望加入MSF工作：Ronald Koven, "Crisis Alert: Volunteer Medics Heal the World," *The World & I*, July 1989.

第三章：我們不需要另一位英雄

對MSF內部情形最詳盡的工作人員敘述文本，是Leanne Olson的*A Cruel Paradise: Journals of an International Relief Worker* (Toronto: Insomniac Press, 1999).

MSF志工的動機：Elliott Leyton and Greg Locke, *Touched by Fire: Doctors Without Borders in a Third World Crisis* (Toronto: McClelland & Stewart, 1998).

招募與培訓：Michael J. VanRooyen, "Emerging Issues and Future Needs in Humanitarian

Assistance," *Prehospital and Disaster Medicine*, October–December 2001, 216–22; Rachel T. Moresky et al., "Preparing International Relief Workers for Health Care in the Field: An Evaluation of Organizational Practices," *Prehospital and Disaster Medicine*, October–December 2001, 257–62.

麥可・麥林的評論：*Might Magazine*, March/April 1997, quoted at www.netnomad.com/might.html.

第四章：身處險地的醫師

凱倫・摩爾豪斯和程衛在合著的書籍中描述他們在安哥拉的工作情形：*No One Can Stop the Rain* (Toronto: Insomniac Press, 2005).

多明尼克・拉雷與急救醫療的歷史：M.K.H. Crumplin, "Surgery in the Napoleonic Wars," *Journal of the Royal College of Surgeons of Edinburgh*, June 2002, 566–78; Miguel A. Faria Jr., "Dominique-Jean Larrey: Napoleon's Surgeon from Egypt to Waterloo," *Journal of the Medical Association of Georgia*, September 1990, 693–95; Robert L. Pearce, "War and Medicine in the Nineteenth Century," *ADF Health (Journal of the Australian Defence Health Service)*, September 2002; Moshe Feinsod, "The Surgeon and the Emperor: A Humanitarian on the Battlefield," in

Aryeh Shmuelevitz, ed., *Napoleon and the French in Egypt and the Holy Land*, 1798–1801 (Istanbul: Isis Press, 1999).

第五章：黃色沙漠中

堪達哈與阿富汗東南部地區的背景：Christina Lamb, *The Sewing Circles of Herat* (Toronto: HarperCollins, 2002); Eliza Griswold, "Where the Taliban Roam," *Harper's*, September 2003, 57–65; Daniel Bergner, "Where the Enemy Is Everywhere and Nowhere," *New York Times Magazine*, July 20, 2003; Phil Zabriskie, "Undefeated: On the Afghanistan–Pakistan Border, the Taliban Are Regrouping, Bent on Spreading Terror," *Time* (Asia edition), July 21, 2003：聯合國難民署（UNHCR）的重要資料是www.unhcr.ch 上的 "Return to Afghanistan" 報告書。

流民的醫療需求：Médecins Sans Frontières, *Refugee Health: An Approach to Emergency Situations* (London: Macmillan, 1997); Rony Brauman, "Refugee Camps, Population Transfers, and NGOs," in Jonathan Moore, ed., *Hard Choices: Moral Dilemmas in Humanitarian Intervention* (Lanham, Md.: Rowman & Littlefield, 1998).

米爾衛斯醫院圍攻事件：Ellen Knickmeyer, "U.S., Afghan Forces Kill al-Qaida Holdouts," Associated Press, January 28, 2002; Michael Ware, "Dead Men Talking," *Time*, February 2, 2002.

阿富汗人道工作者遇襲事件：Mercy Corps, "A Lesson from Afghanistan: The Price of Unfinished Business," ReliefWeb, April 29, 2003; Françoise Chipaux, "The Taliban Are Back in Southeast Afghanistan," *Le Monde*, April 5, 2003; Todd Pitman, "Two Afghan Red Crescent Workers Killed; UNHCR Attacked," Associated Press, August 14, 2003; Sayed Salahuddin, "Four Aid Workers Killed in Afghan Ambush," Reuters AlertNet, September 10, 2003.

巴德吉斯五名工作人員遇害事件：MSF新聞稿 "MSF Shocked by Death of 5 Staff in Afghanistan," June 3, 2004; Stephen Graham, "Agency Halts Its Afghan Operation," Associated Press, June 4, 2004；Marianne Stigset, "Humanitarian Ideals Die with Aid Workers in Afghanistan," *Daily Star* (Lebanon), June 4, 2004；與MSF荷蘭分部Samuel Hauentein的訪談影片 *As It Happens*, CBC Radio (Toronto), June 3, 2004.

第六章：醜陋的事實

諾貝爾委員會新聞稿及頒獎演說詞：參見nobelprize.org網站。

裘・譚蓋的評論：一九九九年十一月六日於加州大學柏克萊分校發表的演說詞 "Controversies Around Humanitarian Interventions and the Authority to Intervene"。

大衛・雷夫對科索夫的評論：*A Bed for the Night: Humanitarianism in Crisis* (New York: Simon

& Schuster, 2002), 198：原文照載。

衣索比亞攻擊事件：MSF新聞稿 "MSF Team Attacked in Ethiopia: One Person Killed, One Badly Injured," February 8, 2000.

南亞海嘯之後的募款及救災行動：MSF內部報告書 *Six Months After the Asia Tsunami Disaster*, June 21, 2005。

心理保健專案：Kaz de Jong, Nathan Ford and Rolf Kleber, "Mental Health Care for Refugees from Kosovo: The Experience of Médecins Sans Frontières," *The Lancet*, May 8, 1999, 1,616–17; Kaz de Jong et al., "Psychological Trauma of the Civil War in Sri Lanka," *The Lancet*, April 27, 2002, 1517; Richard F. Mollica, "Mental Health and Psychological Effects of Mass Violence," in Jennifer Leaning, Susan M. Briggs and Lincoln Chen, eds., *Humanitarian Crises: The Medical and Public Health Response* (Cambridge, Mass.: Harvard University Press, 1999).

第七章：另一半的人如何死亡

詹姆士・歐賓斯基在盧安達的經歷：Sarah Scott, "Dr. Orbinsky's [sic] Long Road Home," *National Post* (Toronto), January 4, 2003. 另外也參考James Orbinski, An *Imperfect Offering* (Toronto: Doubleday, 2008)。

ＭＳＦ接受諾貝爾獎時的得獎演說：請參見nobelprize.org網站，另見Michael Schull, "MSF, the Nobel Peace Prize, and the Canadian Connection," *Peace Magazine*, winter 2000。

瘧疾的背景資料：Fiammetta Rocca, *The Miraculous Fever-Tree* (New York: HarperCollins, 2003); MSF Access to Essential Medicines (www.msfaccess.org); Medicines for Malaria Venture (www.mmv.org); Wellcome Trust (www.wellcome.ac.uk); UN Roll Back Malaria (www.rollbackmalaria.org; mosquito.who.int); World Health Organization (www.who.int); UNICEF (www.childinfo.org).

ＭＳＦ與青蒿素類複方療法：ＭＳＦ報告書 *ACT Now to Get Malaria Treatment That Works in Africa* (April 2003).

衣索比亞的爭議事件：衣索比亞聯邦衛生部（Ethiopian Federal Ministry of Health）發表之新聞稿 "The Malarial Situation in Africa," December 23, 2003，另外參考了從國際新聞通訊社協會（IPS-Inter Press Service）(www.ips.org) 及聯合國綜合區域資訊網（Integrated Regional Information Networks）(www.irinnews.com) 取得的報告。

人類免疫不全病毒／愛滋病毒的背景資料：Tony Barnett and Alan Whiteside, *AIDS in the Twenty-First Century* (Hampshire, UK, and New York: Palgrave Macmillan, 2002); Elizabeth Reid, "A Future, If One Is Still Alive: The Challenge of the HIV Epidemic," in Jonathan Moore, ed., *Hard Choices: Moral Dilemmas in Humanitarian Intervention* (Lanham, Md.: Rowman & Littlefield, 1998)，聯合國愛滋病規畫署（UNAIDS）(www.unaids.org)。

MSF與反轉錄病毒治療：MSF報告書 *AIDS: The Urgency to Treat* (December 2002)，二〇〇二年十二月Richard Bedell於多倫多發表的演說詞 "The Introduction of Antiretroviral Therapy in Resource-Poor Settings: Some Ethical Reflections"，UNAIDS內容概要說明書 "Access to HIV Treatment and Care," December 2003.

專利法與學名藥：Daryl Lindsey, "The AIDS-Drug Warrior," Salon.com, July 18, 2001，MSF報告書 *Fatal Imbalance: The Crisis in Research and Development for Drugs for Neglected Diseases* (September 2001)，MSF報告書 *Drug Patents Under the Spotlight* (May 2003)，世界貿易組織 (www.wto.int)。

炭疽病及其對學名藥議題的影響：Mike Godwin, "Prescription Panic: How the Anthrax Scare Challenged Drug Patents," *Reason*, February 2002; Gardiner Harris, "Bayer's Cipro Will Be Profitable, Even on Discount Deal with U.S.," *Wall Street Journal*, October 26, 2001; V. Sridhar, "Perilous Patent," *Frontline* (India) 18, 24 (November 24–December 7, 2001); Kavaljit Singh, "Anthrax, Drug Transnationals, and TRIPs," *Foreign Policy in Focus*, April 29, 2002.

加拿大進用學名藥的領先潛能：James Orbinski, "Access to Medicines and Global Health: Will

Canada Lead or Flounder?" *Canadian Medical Association Journal*, January 20, 2004, 224；David Morley, "We Led on AIDS. Why Hang Back Now?" Globe and Mail, October 24, 2003；MSF發布之新聞稿 "Bill C-9: How Canada Failed the International Community," April 29, 2004。

尼日的營養不良問題：Frederic Mousseau with Anuradha Mittal, *Sahel: A Prisoner of Starvation? A Case Study of the 2005 Food Crisis in Niger*, The Oakland Institute, October 2006；MSF報告書 *Malnutrition: How Much is Being Spent?* (November 2009)。

第八章：盡力演好支援角色

人道組織中的非醫療工作者：Carol Bergman, ed., *Another Day in Paradise: International Humanitarian Workers Tell Their Stories* (Maryknoll, NY: Orbis, 2003).

第九章：新冰箱症候群

弗瑞德・卡尼案例的詳細敘述，請參見美國公共電視網（PBS）拍攝之紀錄片*The Lost American*：www.pbs.org/wgbh/pages/frontline/ shows/cuny。

在車臣從事醫療援助：Khassan Baiev, *The Oath: A Surgeon Under Fire* (New York: Walker and

Company, 2003).

援助工作者喪命，Dennis King, "Paying the Ultimate Price: An Analysis of Aid-worker Fatalities," *Humanitarian Exchange*, August 5, 2002; Mani Sheik et al., "Deaths Among Humanitarian Workers," *British Medical Journal*, July 15, 2000, 166–68; Francisco Rey Marcos, "When the Red Cross Is the Target," Reuters AlertNet, November 18, 2003; Genevieve Butler, "Afghan Promises Held Ransom by Violence," Reuters AlertNet, December 12, 2003.

奧揚・厄克爾綁架案，引述自二〇〇三年八月十二日MSF瑞士分部報告書 "Arjan Erkel: Hostage in the Russian Federation since August 12, 2002" 中*NRC Handelsblad* 章節，Marie Jégo, "MSF accuse des officiels russes de maintenir en otage un de ses volontaires," *Le Monde*, March 10, 2004; Oksana Yablokova, "Mystery Shrouds Erkel's Release," *The Moscow Times*, April 13, 2004; Simon Ostrovsky, "Light is Shed on Erkel's Release," The Moscow Times, April 15, 2004，荷蘭外交事務部二〇〇四年五月二十八日發布之新聞稿 "Déclaration du ministère néerlandais des Affaires étrangères concernant la libération d'Arjan Erkel"，Natalie Nougayrède, "Les Pays-Bas ont versé une rançon pour la libération d'Arjan Erkel, otage dans le Caucase russe," *Le Monde*, May 29, 2004; Natalie Nougayrède and Jean-Pierre Stroobants, "La polémique monte entre le gouvernement néerlandais et MSF," *Le Monde*, May 30, 2004，Rowan Gillies的

訪談影片As it Happens, CBC Radio (Toronto), June 15, 2004.

援助工作要付出的心理代價：Piet van Gelder and Reinoud van den Berkhof, "Psychosocial Care for Humanitarian Aid Workers: The Médecins Sans Frontières Holland Experience," in Yael Danieli, ed., *Sharing the Front Line and the Back Hills* (New York: Baywood, 2002); Ruth Barron, "Psychological Trauma and Relief Workers," in Jennifer Leaning, Susan M. Briggs and Lincoln Chen, eds., *Humanitarian Crises: The Medical and Public Health Response* (Cambridge, Mass.: Harvard University Press, 1999).

二〇〇三年十一月發表在澳洲墨爾本非政府組織社會心理論壇（NGO Psychosocial Forum）的"The Stress of Humanitarian Work"一文，作者為Rob Gordon，經Amanda Allan與Colleen McFarlane編輯。

鮑威爾的評論：美國國務院"Remarks to the National Foreign Policy Conference for Leaders of Nongovernmental Organizations"，二〇〇一年十月二十六日於華盛頓特區發布。

布萊爾的評論：引述自Francisco Rey Marcos, "When the Red Cross Is the Target," Reuters AlertNet, November 18, 2003.

第十章：醫師阻止不了種族屠殺

ＭＳＦ成員在蘇丹遭逮捕：ＭＳＦ荷蘭分部報告書 "The Crushing Burden of Rape: Sexual Violence in Darfur," March 8, 2005; Human Rights Watch, "Darfur: Arrest War Criminals, Not Aid Workers," May 31, 2005.

大衛・雷夫對於ＭＳＦ在援助機構間的定位：*A Bed for the Night: Humanitarianism in Crisis* (New York: Simon & Schuster, 2002), 83, 187.

阿富汗難民與境內流民：聯合國綜合區域資訊網（IRIN）報告書 "Afghanistan: Focus on Chaman Border Crisis," May 7, 2002；IRIN報告書 "Afghanistan: Special Report on Displaced People in the South," July 21, 2003；聯合國難民署（UNHCR）報告書 "More than 2.3 Million Returnees since 2001," Afghanistan Humanitarian Update No. 68, August 15, 2003；IRIN發布之新聞稿 "Pakistan: Waiting Area Refugees Subjected to Negative Policies, Says MSF," August 27, 2003；UNCHR發布之新聞稿 "Afghan, Pakistani Governments Agree to Gradually Close Border Camps," August 28, 2003；UNCHR報告書 "UNHCR's Operation in Afghanistan: Donor Update on Afghanistan," September 8, 2003。

剛果民主共和國的故事：*Silence On Meurt: Témoignages* (Paris: L'Harmattan, 2002)，書中部分內容擷取出版為英文版之 *Quiet, We Are Dying* (Toronto: MSF, 2003)。

人道援助的本質愈來愈趨向技術面：David W. Robertson, Richard Bedell et al., "What Kind of Evidence Do We Need to Justify Humanitarian Medical Aid?" *The Lancet*, July 27, 2002, 330–33.

MSF在盧安達種族屠殺期間及過後的行動，在兩份內部文件中有詳細記載：*Genocide of Rwandan Tutsis, 1994, and Rwandan Refugee Camps in Zaire and Tanzania, 1994–1995*，這兩份文件均出自"Case Studies: Médecins Sans Frontières Speaks Out"系列。

揭露胡圖族圖謀國際援助以自肥的文件：Fiona Terry, *Condemned to Repeat? The Paradox of Humanitarian Action* (Ithaca and London: Cornell University Press, 2002), 156.

哥馬的霍亂與痢疾疫情、綠松石行動以及盧安達其他背景資料：William Shawcross, *Deliver Us from Evil: Peacekeepers, Warlords and a World of Endless Conflict* (New York: Simon & Schuster, 2000).

援助行動如何支撐了盧安達政權：Fiona Terry, *Condemned to Repeat?* 196；對MSF的長遠影響，2。Terry在書裡用了一整章描寫薩伊營地裡的情形。

大衛．雷夫決定撤出盧安達：*A Bed for the Night*, 187.

詹姆士．歐賓斯基領取諾貝爾獎時的得獎演說：nobelprize.org。

獲頒諾貝爾和平獎之後，大衛．雷夫的評論："Good Doctors: Humanitarianism at Century's

End," New Republic, November 8, 1999, 23.

對阿富汗地區空投食物的批判：MSF發布之新聞稿 "MSF Refuses Notion of Coalition Between Humanitarian Aid and Military," October 6, 2001.

鮑威爾的評論：美國國務院 "Remarks to the National Foreign Policy Conference for Leaders of Nongovernmental Organizations"，二〇〇一年十月二十六日於華盛頓特區發布。

大衛・莫利的評論：二〇〇三年二月十一日於多倫多大學發表的演說詞 "Humanitarianism in the 21st Century"。

伊拉克地區的援助組織：Rony Brauman and Pierre Salignon, "Iraq: In Search of a Humanitarian Crisis," in Fabrice Weissman, ed., *In the Shadow of "Just Wars": Violence, Politics and Humanitarian Action* (Ithaca and London: Cornell University Press, 2004) 271；另外也參考了Jack Epstein, "Charities at Odds with Pentagon: Many Turn Down Work in Iraq Because of U.S. Restrictions," *San Francisco Chronicle*, June 14, 2003.

援助組織內的潛在窒礙：Mary B. Anderson, "You Save My Life Today, But for What Tomorrow? Some Moral Dilemmas of Humanitarian Aid," in Jonathan Moore, ed., *Hard Choices: Moral Dilemmas in Humanitarian Intervention* (Lanham, Md.: Rowman & Littlefield, 1998).

中英對照表

人名、地名相關

三到五畫

土爾沙 Tulsa
大衛・克羅夫特 David Croft
大衛・莫利 David Morley
大衛・雷夫 David Rieff
中國海 China Sea
丹尼斯・金 Dennis King
丹妮爾・崔帕尼爾 Danielle Trépanier
太子港 Port au Prince
太陽城 Cité Soleil
巴米揚 Bamiyan
巴席爾 Omar Hassan al-Bashir
巴達赫尚 Badakshan
巴德吉斯 Badghis
巴薩耶夫 Shamil Basayev
戈那伊夫 Gonaïves
文森・伊查夫 Vicent Echave
文森・霍德 Vicent Hoedt
比亞夫拉 Biafra
毛羅・達斯加諾 Mauro D'Ascanio
加拉拉巴德 Jalalabad
加茲尼 Ghazni
加彭 Gabon
加薩走廊 Gaza Strip
北高加索 North Caucasus
北基伏 North Kivu
卡杜納 Kaduna
卡拉・佩魯佐 Carla Peruzzo
卡拉達卡 Kala Dhaka
卡洛斯・卡斯塔諾 Carlos Castaño
卡蜜拉・卡爾 Camilla Carr
卡蘿・迪凡 Carol Devine
卡蘿・邁柯麥可 Carol McCormack

古因巴　Cuimba
史帝芬・路易士　Stephen Lewis
史帝芬・寇特赫斯　Stéphane Courteheuse
史泰利阿塔基　Stariye Atagi
史賓波達克　Spin Boldak
史懷哲　Albert Schweitzer
尼可拉斯・德托倫第　Nicolas de Torrente
尼安札　Nyanza
布卡武　Bukavu
布尼亞　Bunia
布瓦蓋　Bouake
布呂歇爾　Gebhard von Blücher
布拉薩市　Brazzaville
布松布拉　Bujumbura
布萊恩・菲力普・穆勒　Brian Phillip Möller
布萊德・威爾森　Brad Wilson
布塔黑　Butare
布魯斯・法蘭克　Bruce Frank
弗瑞德・卡尼　Fred Cuny

札哈達西　Zhare Dasht
瓦烏　Wau
瓦烏尼亞　Vavuniya

六到九畫

伊莎貝兒・江森　Isabelle Jeanson
印古什　Ingushetia
吉佳利　Kigali
吉拉德・沙利特　Gilad Shalit
多明尼克・拉雷　Dominique Larrey
安大略省　Ontario
安卓・席特曼　Andrew Schechtman
安特比　Entebbe
安・塞克斯頓　Anne Sexton
安德烈・伯恩德　André Briend
米歇・普羅夫　Michel Plouffe
自由城　Freetown
艾吉・提奈　Egil Tynaes
艾曼達・亞倫　Amanda Allan

艾莎・葛文 Asha Gervan
艾雷茲 Erez
艾蜜莉・黎嫩道 Emily Linendoll
艾德里多・奧古斯都 Aderito Augusto
艾德麗安・卡特 Adrienne Carter
艾薇兒・貝諾 Avril Benoit
西貢 Saigon
伯納・庫希內 Bernard Kouchner
伯婷・凡吉賽爾 Bertien van Gijssel
克里斯・托格森 Kris Torgeson
克里斯・戴伊 Chris Day
克里奧 Creole
克勞德・莫哈瑞 Claude Malhuret
克麗斯汀・納多利 Christine Nadori
克麗絲塔・虎克 Christa Hook
杜伯曼堡 Tubmanburg
杜哈 Doha
沙本達 Shabunda
沙拉夫恩拉 Saraf Umra

沙林 La Saline
沙特 Jean-Paul Sartre
沙維爾・艾曼紐耶立 Xavier Emmanuelli
貝松市 Pétionville
貝斯米拉 Besmillah
貝魯特 Berut
車臣 Chechnya
里卡多・蒙奎 Ricardo Munguía
里亞茲・亞曼 Riaz Ahmad
亞里斯第德 Jean-Bertrand Aristide
亞美夏巴巴 Ahmed Shah Baba
亞塞拜然 Azerbaijan
亞維農 Avignon
亞齊 Aceh
佩卓角 Point Pedro
卑詩省 British Columbia
坦米爾 Tamil
奈洛比 Nairobi
姆班札剛果 Mbanza Congo

尚方斯華・何維爾 Jean-François Revel
尚哈維・布拉多 Jean-Hervé Bradol
尚馬利・金德曼斯 Jean-Marie Kindermans
帕特力克・亞貝哈德 Patrick Aeberhard
彼得・勞伯 Peter Lorber
彼得・達格利許 Peter Dalglish
彼得・德貝克 Peter de Bakker
拉木 Lamu
拉法葉・慕尼葉 Raphaël Meunier
拉韋朗 Charles-Louis-Alphonse Laveran
拉哥斯 Lagos
昆占巴 Cunjamba
明哥拉 Mingora
林亞青 Ya-Ching Lin
波布 Pol Pot
波爾多 Bordeaux
法格斯 Fargas
法索・亞曼 Fasil Ahmad
法蘭西斯・沙宏 Francis Charhon

肯尼・葛拉克 Kenny Gluck
金夏沙 Kinshasa
金特利 Gentilly
門格斯圖上校 Colonel Mengistu
阿什凱隆 Ashkelon
阿比尚 Abidjan
阿布古倫 Abu Gurun
芮妮・佛克斯 Renée Fox
信德 Sindh
保羅・佛曼 Paul Foreman
南基伍省 South Kivu
哈利 Harry
哈珊 Hassan
哈珀 Harper
奎托 Kuito
威廉・昆特 Willem Kwint
威靈頓公爵 Wellington
查爾斯頓 Charleston
洽曼 Chaman

派崔克・勒繆 Patrick Lemieux
洛伊・塞德斯全德 Lloyd Cederstrand
洛基丘吉歐 Lokichokio
珍・蓋茲 Jane Gates
胡利族 Huli
胡圖族 Hutu
范倫丁 Valentine
茅利塔尼亞 Mauritania
迪加波 Deghabur
迪蘭諾 Delano Jean

十到十四畫

倫克・德蘭吉 Rink de Lange
唐・德索夏 Tine Dusauchoit
哥馬 Goma
夏洛特鎮 Charlottetown
娜塔莉亞・艾斯坦米諾娃 Natalya Estemirova
娜歐蜜・蘇托瑞斯 Naomi Sutorius
席德・瑪布夏 Syeed Mahboob Shah
恩佐・山德斯 Ernso Sainduc
桑吉巴 Zanzibar
格洛斯尼 Grozny
泰德斯 Kebede Tadesse
海倫・德比 Hélène de Beir
烏歐瑪瑪 Awo Omamma
烏魯茲岡 Uruzgan
班・查普曼 Ben Chapman
班傑明・烏格比 Benjamin Ugbe
紐芬蘭 Newfoundland
納比・歐特克瑞特 Nabil al-Tikriti
納薩・阿里 Nasar Ali
馬丁・吉拉德 Martin Girard
馬丹 Mardan
馬卡赤卡拉 Makhachkala
馬汀・凡赫克 Maarten Van Herk
馬西米蘭諾・柯西（馬西・柯西） Massimiliano Cosci (Max Cosci)

馬利 Mali
馬汶加 Mavinga
馬拉迪 Maradi
馬耶克 Marijke
馬恩（鎮） Man
馬拿瓜 Managua
馬提庫魯 Maitikoulou
馬蒂斯桑 Martissant
馬蓋先 MacGyver
馬蘭哲 Malange
曼尼托巴 Manitoba
曼紐・維湯吉 Manuel Vitangui
基斯麥猶 Kismayu
密特朗 François Mitterrand
崔西・凱伯利 Tracy Cabrié
強・詹姆士 Jon James
捷克斯拉夫 Czechoslovakia
理查・安佐 Richard Heinzl
理查・貝德爾 Richard Bedell

莎賓 Sabine
莫妮卡・奧斯瓦德森 Monika Osvaldsson
莫妮卡・羅德利桂茲 Mónica Rodríguez
荷南・德瓦爾 Hernan del Valle
麥可・高登 Michael Golden
麥可・麥林 Michael Maren
麥可・渥瑞克 Michael Worek
麥可・蕭爾 Michael Schull
麥提亞斯・歐森 Mattias Ohlson
傑克・德米里安諾 Jacques de Milliano
凱文・費倫 Kevin Phelan
凱倫・摩爾豪斯 Karin Moorhouse
凱絲琳・波斯勒 Kathleen Bochsler
凱絲琳・菲爾瑟 Kathleen Fraser
凱薩 Cesar
喀土穆 Khartoum
喀什米爾 Kashmir
喀布爾 Kabul
喀坦加 Katanga

喬安娜 Johanna
喬治・索羅斯 George Soros
堪達哈 Kandahar
幾內亞 Guinea
斯里蘭卡 Sri Lanka
斯雷布列尼察 Srebrenica
斯德洛 Sderot
普吉島 Phuket
湯米・勞拉亞能 Tommi Laulajainen
程衛 Wei Cheng
萊斯莉・貝爾 Leslie Bell
萊斯莉・桑克斯 Leslie Shanks
萊諾・考夫勒 Lionel Koffler
費歐娜・泰瑞 Fiona Terry
賀尼・布赫曼 Rony Brauman
塞巴 Charbagh
塞拉達康達 Serra da Kanda
塔里 Tari
奧加登 Ogaden

奧揚・厄克爾 Arjan Erkel
奧斯丁・戴維斯 Austen Davis
奧斯陸市政廳 Oslo City Hall
愛德華王子島 Prince Edward Island
新南威爾斯 New South Wales
溫蒂・賴 Wendy Lai
獅子山 Sierra Leone
瑞奇・席瑞克 Rich Zereik
瑞秋・史朵 Rachel Stow
葛哈・施米德 Gerhard Schmid
裘安・劉 Joanne Liu
裘・譚蓋 Joelle Tanguy
詹姆士・歐賓斯基 James Orbinski
詹姆士・諾克斯 James Knox
運河街 Canal Street
達佛 Darfur
雷蒙・波萊爾 Raymond Borel
圖爾卡納 Turkana
漢米爾頓 Hamilton

瑪哈 Markha
瑪姬 Maggie
瑪莎・安德森 Martha Anderson
瑪莉亞艾蓮娜・歐多涅茲 Maria-Elena Ordoñez
瑪莉亞・德坎布拉 Maria DeCambra
瑪莉荷・威麥 Marie-Jo Ouimet
蒙羅維亞 Monrovia
蒲隆地 Burundi
蒲雷華 Réne Préval
蓋瑞・邁爾斯 Gary Myers
蓋碧・波爾 Gabby Pahl
赫拉特 Herat

十五到二十三畫

德馬斯街 Delmas
慕尼吉 Munigi
摩加迪蘇 Mogadishu
摩梭 Moso
摩頓・羅斯楚普 Morten Rostrup
撒哈拉以南非洲 sub-Saharan Africa
潔內 Djénane Jean-Charles
蓮恩・歐森 Leanne Olson
衛斯托波 Westdorpe
魯伊吉 Ruyigi
魯亨格里 Ruhengeri
穆罕默德基爾 Mohammed Kheil
穆罕默德・雅各 Mohammed Yaqub
穆薩 Mussa
諾曼・白求恩 Norman Bethune
鮑伯・蓋朵夫 Bob Geldof
鮑威爾 Colin Powell
薇若妮卡・賽班卡頓 Veronika Siebenkotten
賽巴斯提奧・威巴 Sebastiaõ Vemba
瓊・拜雅 Joan Baez
羅文・吉利斯 Rowan Grillies
羅納德・羅斯 Ronald Ross
麗芙・烏曼 Liv Ullmann

麗茲・沃克 Liz Walker
蘇珊・雪佛 Susan Shepherd
蘭巴雷內 Lambaréné
蘿拉・亞契 Laura Archer
蘿娜・邱 Lorna Chiu
蘿絲瑪莉・奢普頓 Rosemary Shipton

機構組織名

二到八畫

人道資訊單位 Humanitarian Information Unit
人權觀察組織 Human Rights Watch
丹麥援助阿富汗難民委員會 Danish Committee for Aid to Afghan Refugees
反飢餓行動 Action Contre la Faim
巴席爾之鷹 Eagles of al-Bashir
世界展望會 World Vision
世界貿易組織 World Trade Organization
世界衛生組織 World Health Organization
世界糧食計畫署 World Food Programme
伊斯蘭馬巴德 Islamabad
伊薩耶讓蒂 Isaie Jeanty
光環信託 Halo Trust
同儕支援網絡 peer support network
守望地球協會 Earthwatch
米爾衛斯醫院 Mir Wais Hospital
西安大略大學 University of Western Ontario
西普拉（藥廠） Cipla
兒童救助會 Save the Children
帕拉民兵 para
法國醫療援助 Sécours Médical Français
非政府組織 NGO

九畫到十三畫

俄羅斯聯邦安全局 FSB
拜耳公司 Bayer Corporation
紅新月會 Red Crescent Society
茱迪安（醫院） Jude Anne
退伍海外情報人員協會 Veterans of Foreign

Intelligence

國際刑事法庭　International Criminal Court

國際保健行動　Health Action International

國際拯救街童組織　Street Kids International

國際紅十字會　International Committee of the Red Cross

國際特赦組織　Amnesty International

國際援救委員會　International Rescue Committee

國際開發署　Agency for International Development

國際關懷組織　CARE

國際議會　International Council

產婦之家　Maternité Solidarité

麥克馬斯特大學　McMaster University

麥基爾大學　McGill University

無國界自由　Liberté Sans Frontière

無國界醫生　Médecins Sans Frontières

無國界醫生基金會　Fondation Médecins Sans Frontières

貴格會非政府組織　Quaker NGO

奧加登民族解放陣線　Ogaden National Liberation Front

聖三一創傷中心　Trinité Trauma Center

聖路易斯醫院　Saint-Louis Hospital

十四到十九畫

對抗愛滋、肺結核、瘧疾全球基金　Global Fund to Fight AIDS, Tuberculosis and Malaria

福音派聯盟難民基金會　Tearfund

綠色和平組織　Greenpeace

緊急干預醫療團　Groupe d'Intervention Médico-Chirurgical d'Urgence

蓋達組織　al-Qaeda

樂施會　Oxfam

歐洲共同體　European Community

歐盟執行委員會人道援助辦公室　European Commission's Humanitarian Aid Office

擊退瘧疾 Roll Back Malaria

營養工作隊 Nutrition Working Group

聯合國兒童基金會 UNICEF

聯合國駐海地穩定特派團 Mission des Nations Unies pour la stabilisation en Haïti

聯合國難民署 United Nations High Commissioner for Refugees (UNHCR)

醫前急救系統 Service d'Aide Médicale Urgente

關懷飢餓 Starved for Attention

醫學用語

三到七畫

上臂中圍 midupper arm circumference

口服電解質補充液 oral rehydration salts

大腸桿菌 E. coli

反轉錄病毒治療 antiretroviral treatment

可負擔瘧疾用藥計畫 Affordable Medicines Facility for malaria program

孕期轉盤 pregnancy wheel

生命力手環 Bracelet of Life

西尼羅病毒 West Nile virus

克魯肯伯格氏手術 Krukenberg procedure

免費產科照護 Soins Obstétriques Gratuits

利什曼原蟲病 leishmaniasis

即食治療性食品 ready-to-use therapeutic food

妊娠毒血症 preeclampsia

八到十畫

周效磺胺 sulfadoxine-pyrimethamine

昏睡病 sleeping sickness

治療性餵食中心 therapeutic feeding center

青蒿素類複方療法 artemisinin-based combination therapy

青蒿琥酯 artesunate

非洲人類錐蟲病 human African

trypanosomiasis
前置胎盤 placenta previa
奎寧 quinine
紅孩兒症 kwashiorkor
美爾奎寧 mefloquine
苯芴醇 lumefantrine
飛車 ambulance volante
氣性壞疽 gas gangrene
氨酚喹 amodiaquine
泰諾（止痛劑） Tylenol

十一畫到十九畫

基本藥物進用運動 Campaign for Access to Essential Medicines
創傷後壓力症候群 post-traumatic stress disorder
惡性瘧原蟲 Plasmodium falciparum
氯奎寧 chloroquine
痢疾桿菌 Shigella
結核病 tuberculosis
愛滋病 HIV
煩寧 Valium
補充性餵食中心 supplementary feeding center
瘧原蟲 Plasmodium parasite
蒿甲醚 artemether
豬流感 swine flu
遭忽視疾病用藥創始計畫 Drugs for Neglected Diseases Initiative
霍亂弧菌 Vibrio cholerae
靜脈留置針 IV needle
環丙沙星 ciprofloxacin
壞死性筋膜炎 necrotizing fasciitis

其他

二到六畫

丁卡族 Dinka
人類發展指數 Human Development Index
《日內瓦公約》 Geneva Conventions

《世界人權宣言》 Universal Declaration of Human Rights
《世界報》 *Le Monde*
以色列國防軍 Israel Defense Forces
卡拉什尼科夫（衝鋒槍） Kalashnikov
光明島號 L'Île de Lumière
同儕支援網絡 peer support network
安托諾夫（運輸機） Antonov
《安寢夜床》 *A Bed for the Night*

七到十畫

克倫地語 Kirundi
努爾族 Nuer
《赤子之勇》 *The Courage of Children*
《防止及懲治滅絕種族罪公約》 Convention on the Prevention and Punishment of the Crime of Genocide
帕拉民兵 para
帕施圖人 Pashtun
波萊丁諾戰役 Battle of Borodino
阿拉伯民兵團 Janjaweed
胡格諾派教徒 Huguenot
《英國醫學期刊》 British Medical Journal
倫杜族 Lendu
《時代雜誌》 Time
海光號 Hai Kong
《浩劫重生》 *Cast Away*
烏茲別克人 Uzbek
索馬利族 Somali

十一到十四畫

《張力》 *Tonus*
《現代啟示錄》 *Apocalypse Now*
《通往地獄之路》 *The Road to Hell*
《鹿特丹商報》 *NRC Handelsblad*
喀奇人 Kutchi
貿易相關之智慧財產權協定 Agreement on Trade-Related Aspects of Intellectual Property

十五畫到十九畫

照片來源

所有照片除以下標注外皆來自Dan Bortolotti。

Page **10** Joanna Ladomirska/MSF; **19** Julie Remy/MSF; **47** Benoit Finck/MSF; **56**, **59**, **63** MSF; **66** La Poste, France; **86** Susan Sandars/ MSF; **91** MSF; **99** Michael Goldfarb/MSF; **111**, **112** Wei Cheng; **115** Juan Carlos Tomasi/MSF; **122** Michael Goldfarb/MSF; **134** Sebastian Bolesch/Das Fotoarchiv; **139** Jean-Pierre Amigo; **148** Lloyd Cederstrand; **155** Juan Carlos Tomasi/MSF; **158** Roger Job; **160** Tom Stoddart; **163** Benoit Finck/MSF; **171** Raghu Venugopal/ MSF; **175** Roger Job; **183** Julie Damond/MSF; **187** Julie Damond/ MSF; **193** Michael Goldfarb/MSF; **195** Juan Carlos Tomasi/MSF; **198** Sophie Brucher/MSF; **207** Hans-Jurgen Burkard; **215** Roger Job; **223** MSF; **230** (photo/art) Laura Archer; **234** Alexander Merkushev/ AP Photos; **243** AFP/Getty Images; **262** Isabelle Merny/MSF; **267** Cyrille Noel/MSF; **271** Helen Patenburg/MSF; **282** Roger Job.

無國界醫生的世界

作　　者　柏托洛帝（Dan Bortolotti）
譯　　者　林欣頤
企畫選書　陳穎青
責任編輯　周宏瑋
協力編輯　張瑞芳
校　　對　魏秋綢、李鳳珠
美術編輯　謝宜欣
封面設計　張簡至真

總 編 輯　謝宜英
業務專員　林智萱
出 版 者　貓頭鷹出版
發 行 人　涂玉雲
發　　行　英屬蓋曼群島商家庭傳媒股份有限公司城邦分公司
　　　　　104台北市民生東路二段141號2樓
劃撥帳號　19863813／戶名　書虫股份有限公司
城邦讀書花園
www.cite.com.tw
香港發行所　城邦（香港）出版集團／電話：852-25086231／傳真：852-25789337
馬新發行所　城邦（馬新）出版集團／電話：603-90578822／傳真：603-90576622
印 製 廠　成陽印刷股份有限公司
初　　版　2012年4月
二　　版　2015年3月　　　二版四刷　2017年7月
定　　價　新台幣380元／港幣127元
ISBN　978-986-262-238-4

讀者意見信箱 owl@cph.com.tw
貓頭鷹出版部落格 http://www.owls.tw
歡迎上網訂購；大量團購請洽專線02-25007696轉2729

國家圖書館出版品預行編目（CIP）資料

無國界醫生的世界／柏托洛帝（Dan Bortolotti）著
；林欣頤譯. -- 二版.-- 臺北市：貓頭鷹出版：
家庭傳媒城邦分公司發行, 2015. 03
面； 公分
譯自：Hope in hell : inside the the world of Doctors
Without Borders

ISBN 978-986-262-238-4（平裝）

1.災害醫學

412.57 101004365